ALTERNATIV HEILEN

Herausgegeben von Gerhard Riemann

Ernst-Albert Meyer, Jahrgang 1943, bekleidete nach dem Pharmaziestudium Führungspositionen in Gesundheitsbehörden und der Pharmaindustrie. Heute arbeitet er als Apotheker, freier Medizinjournalist und Autor. Seine Spezialgebiete umfassen: Naturheilverfahren wie Phytotherapie, Homöopathie, Aromatherapie, Enzymtherapie usw. sowie Themen wie Medizin-, Pharmazie- und Kulturgeschichte.

Von Ernst-Albert Meyer ist außerdem erschienen:

Frauenkrankheiten natürlich heilen (Band 76110)

Originalausgabe Juli 1997

Umschlagillustration: Susannah zu Knyphausen
Satz: Ventura Publisher im Verlag
Druck und Bindung: Ebner Ulm
Printed in Germany
ISBN 3-426-76146-7

5 4 3 2 1

Ernst-Albert Meyer

Das Männer-Heilungsbuch

Männererkrankungen:
Diagnose und natürliche Behandlung

Knaur

Für meine Frau Kerstin

Hinweis
Die Lektüre dieses Buches ersetzt nicht den sachkundigen Rat, die fachlich fundierte Diagnose und die individuell angemessene Behandlung von Krankheiten.
Der Autor hält im Krankheitsfall eine fundierte Beratung und Behandlung durch einen Arzt oder Heilpraktiker für geboten. Eine Garantie für die Wirksamkeit und Unbedenklichkeit der in diesem Buch vorgestellten Informationen können im Einzelfall weder der Autor noch der Verlag übernehmen.

Inhalt

Vorwort

Männer – das ist erwiesen – sind »Schämerlinge«, wenn es um gesundheitliche Probleme geht.

Ihr Gesundheitsbewußtsein ist längst nicht so ausgeprägt wie das der Frauen.

Über Befindlichkeitsstörungen und Krankheiten sprechen sie nicht gern, und viele Männer zögern einen notwendig werdenden Arztbesuch bis zuletzt nach dem Motto hinaus: »Es wird schon wieder werden!«

Durch falsche Wertvorstellungen von der Männlichkeit sind Krankheiten wie Impotenz, Unfruchtbarkeit und Prostataleiden auch heute noch Tabuthemen.

Deshalb herrscht bei vielen Männern eine erschreckende Unwissenheit über ihren Körper und die spezifischen Krankheiten des »starken Geschlechts« vor.

Hier will das vorliegende Buch Abhilfe schaffen!

Es soll den Leser aufklären, ihm bei gesundheitlichen Problemen ein guter Freund und Ratgeber sein und dazu beitragen, ein neues Gesundheitsbewußtsein des Mannes zu schaffen.

In den einzelnen Kapiteln werden die wichtigsten Gesundheitsstörungen und Krankheiten des Mannes, ihre Ursachen und Folgen leicht verständlich beschrieben und Hinweise für eine Selbstbehandlung mit bewährten Mitteln der Naturmedizin gegeben. Oder, wo das nicht ratsam ist, an den Arzt verwiesen!

Einige Kapitel behandeln in verständlicher Weise aktuelle Naturheilverfahren und geben wichtige Anwendungs- und Dosierungshinweise.

Wenn Sie, lieber Leser, dieses Buch als nützliche Lektüre

oder Gesundheitslexikon annehmen oder es als Hilfe für die Selbstmedikation nutzen, so ist das Anliegen des Autors erfüllt.

Ernst-Albert Meyer
Gütersloh im Januar 1997

Allgemeiner Teil: Naturheilverfahren und ihre praktische Anwendung

Naturheilmittel in der Selbstmedikation

»Oh, wunderbare Kräfte sind es, weiß man sie gut zu pflegen, die Pflanzen, Kräuter, Stein in ihrem Innern hegen.«
William Shakespeare

Rund 80 Prozent der Deutschen – so das Ergebnis einer repräsentativen Umfrage – befürworten die Anwendung von Naturheilverfahren.
Dabei rangiert die Heilpflanzenkunde auf der Beliebtheitsskala ganz oben.

Warum Naturheilverfahren immer beliebter werden.

Die Gründe für diese Entwicklung sind in der zunehmenden Umweltverschmutzung, der unpersönlichen Apparatemedizin, den Grenzen und Nebenwirkungen synthetischer Arzneimittel und in einer allgemeinen Rückbesinnung auf die Werte der Natur, zu der auch der Mensch gehört, zu suchen.
Natürlich hat auch die Naturmedizin ihre Grenzen, und bei vielen Krankheiten sind synthetische Arzneimittel eine unverzichtbare Hilfe.

Was ist Selbstmedikation?

Aber gerade in der Selbstmedikation – der Selbstbehandlung mit rezeptfreien Arzneimitteln – gewinnen Naturheilmittel immer größere Bedeutung.
Auch viele Ärzte verordnen heute bei leichten Gesundheitsstörungen und bestimmten Krankheiten erst einmal Arzneimittel natürlichen Ursprungs.
Doch wer Naturheilmittel in der Selbstmedikation mit Erfolg anwenden will, bedarf einiger Fachkenntnisse. Dazu gehört das Wissen über die Wirkungsweise der einzelnen Naturheilverfahren, über ihre richtige Anwendung und Dosierung.
Hierbei wollen die folgenden Kapitel helfen!

Die Heilpflanzenkunde (Phytotherapie)

Wie die Volksmedizin entstand!

Die ältesten Arzneimittel des Menschen sind Pflanzen. Auf der Suche nach Nahrungsmitteln und durch die Notwendigkeit, Krankheiten zu bekämpfen, lernte der Mensch bei der Beobachtung von Tieren und per Zufall Pflanzen kennen, die Beschwerden lindern und Krankheiten heilen können. Die von Generation zu Generation weitergegebene Erfahrung und Überlieferung vertiefte dieses Heilpflanzenwissen und führte bei jedem Volk zu einer Volksmedizin, in der hauptsächlich Heilpflanzen Verwendung fanden.

Andere Einflüsse auf die Volksmedizin

Doch nicht immer waren heilende Eigenschaften der Grund für die Aufnahme von Pflanzen in den Schatz der Volksmedizin. Auch religiöse und mystische Gründe bewegten das einfache Volk, an die Heilkraft bestimmter Pflanzen zu glauben.

Die Signaturenlehre

Ein Beispiel dafür ist die Signaturenlehre, die sich schon in der Antike nachweisen läßt. Sie besagt, daß man aus dem Äußeren einer Pflanze, der Farbe der Blüten, der Form der Blätter und Wurzeln, aus ihrem Geschmack und Geruch auf ihre Heilwirkung schließen könne.

Die Phytotherapie ist die Mutter der modernen Pharmakologie. Das ist die Lehre von den Wirkungen der Arzneimittel am gesunden oder kranken Organismus.

Im Mittelalter erhielt die Signaturenlehre großen Auftrieb durch den berühmten Arzt Paracelsus (1493–1541). Er behauptete, Gott habe jegliches Gewächs gezeichnet, »zu dem, dazu es gut sei ...« So wurden Pflanzen mit gelben Blüten gegen Galle- und Leberleiden eingesetzt; besaßen sie rote Blüten, so waren sie gut fürs Blut, und Pflanzen mit herzförmigen Blättern galten als Herzmittel. Deshalb verdienen auch nicht alle der rund 400 in der deutschen Volksmedizin benutzten Pflanzen den Namen »Heilpflanze«, sondern es muß differenziert werden.

Die wissenschaftliche Prüfung der Heilpflanzen

»Um die Spreu vom Weizen zu trennen«, hat 1980 die obere deutsche Gesundheitsbehörde, das damalige Bundesgesundheitsamt (heutiger Name: Bundesinstitut für Arzneimittel und Medizinprodukte), eine Expertenkommission – die Kommission E – berufen. Sie sammelt alles über die einzelnen Heilpflanzen vorhandene Material wie wissenschaftliche Berichte, klinische Studien, Anwendungsbeobachtungen und Heilpflanzenbücher und prüft nach, ob für die Anwendung der einzelnen Heilpflanzen in der Volksmedizin ein wissenschaftlicher Nachweis vorhanden ist.

Heute werden Heilkräuter wissenschaftlich auf »Herz und Nieren« geprüft.

Ihre Ergebnisse veröffentlicht die Kommission E in sogenannten Aufbereitungsmonographien. Bei vielen Heilpflanzen wie Kamille, Pfefferminze, Johanniskraut u. a. konnte die Anwendung in der Volksmedizin wissenschaftlich bestätigt werden. Diese Pflanzen erhalten eine Positiv-Monographie.

Bis jetzt rund 300 Heilpflanzen von der Kommission E begutachtet.

Bei anderen Pflanzen hingegen läßt sich ein wissenschaftlicher Nachweis für die Anwendungsgebiete in der Volksmedizin nicht erbringen. So erging es den Heidelbeerblättern, denen die Volksmedizin blutzuckersenkende Eigenschaften nachsagt. Und bei einigen Heilpflanzen der Volksmedizin, wie z. B. dem Wurmfarn und dem Blauen Eisenhut, überwiegt die Gefahr gefährlicher Nebenwirkungen, so daß die Kommission E eine therapeutische Anwendung nicht empfehlen kann. Alle diese Pflanzen erhalten eine Negativ-Monographie. Bis jetzt hat die Kommission E rund 300 Monographien erarbeitet, die allgemein anerkannt sind und besondere Bedeutung für die Zulassung pflanzlicher Arzneimittel besitzen.

Leider werden die Untersuchungsergebnisse der Kommission E noch nicht überall beachtet. So gibt es auch heute noch Heilpflanzenbücher, in denen dem Leser Heilpflanzen mit nicht nachweisbaren Wirkungen oder gefährlichen Neben-

Heilpflanzenbücher kritisch lesen.

wirkungen empfohlen werden. Damit werden oft schwerkranken Menschen Hoffnungen gemacht, die unerfüllbar sind. Oder bei Pflanzen mit Nebenwirkungen kann es zu Gesundheitsschäden kommen.

Der Apotheker – Ihr Heilpflanzenexperte.

Sollten Sie diesbezüglich Fragen haben, dann sprechen Sie Ihren Apotheker an. Er kennt die Aufbereitungsmonographien der Kommission E und kann Sie kompetent beraten.

Von der Heilpflanze zum pflanzlichen Arzneimittel

Was sind Phytopharmaka?

Pflanzliche Arzneimittel (Phytopharmaka) sind Medikamente, die Pflanzen, Teile von Pflanzen (z. B. Blätter, Blüten, Wurzeln) oder Auszüge (z. B. Extrakte) aus diesen enthalten. Dabei kommen die Phytopharmaka genau wie die synthetischen Präparate in den üblichen Arzneiformen wie Tabletten, Kapseln, Dragees, Salben, Ampullen oder Tropfen in den Handel.

Die heilende Wirkung von Arzneipflanzen kommt nicht nur im Tee zur Entfaltung, die Wirkstoffe können auch als Tablette zugeführt werden.

Im Unterschied zu vielen synthetischen Arzneimitteln, die häufig nur einen Wirkstoff enthalten (Monopräparate), liegt bei Heilpflanzen und daraus hergestellten Phytopharmaka ein Gemisch von Wirkstoffen vor, wobei meist ein Stoff als Hauptwirkstoff wirkt, unterstützt von den sogenannten Begleitstoffen.

Warum der Auszug (Extrakt) oft besser hilft als die isolierten Wirkstoffe.

Hier ein Beispiel: Der aus den Roßkastaniensamen hergestellte Auszug (Extrakt) mit dem Hauptwirkstoff Aescin ist wirksam gegen Venenerkrankungen.
Dabei verhindert das Aescin, daß körpereigene Enzyme die Venenwände angreifen und zerstören. Außerdem dichtet Aescin durchlässige Venenwände ab. Damit können Eiweiße und Wasser nicht mehr aus den Venen ins Gewebe austreten und Wasseransammlungen (Ödeme) bilden. So nehmen die Beschwerden wie Schmerzen, schwere und geschwollene Beine deutlich ab.
Auf Grund dieses Wissens isolierten Wissenschaftler das

Aescin aus dem Extrakt, um es als Monopräparat gegen Venenerkrankungen einzusetzen. Doch die Wirkung war bedeutend schlechter.
Bei weiteren Untersuchungen erkannte man die Bedeutung der anderen Begleitstoffe im Roßkastanienextrakt: Sie verbessern die Löslichkeit des Extrakts, was seine Aufnahme in den Körper fördert, und die Begleitstoffe verengen außerdem die erweiterten Krampfadern. Damit kann gestautes Blut besser abfließen, einer Thrombose wird vorgebeugt und die Ödembildung reduziert. Die Begleitstoffe unterstützen also erheblich die therapeutischen Eigenschaften des Aescins.

Warum schwankt der Wirkstoffgehalt in Pflanzen?

Jeder, der einen Garten hat, weiß, daß die Konzentration der Pflanzeninhaltsstoffe von den verschiedensten Faktoren abhängt. So ist die Melisse im Garten, die einen sonnigen Standort hat und gute Boden- und Wasserverhältnisse, reich an ätherischem Öl, dem Melissenöl. Und ein aus den frischen Blättern gebrühter Tee ist ein Hochgenuß.
Doch ein paar Meter weiter, in Nachbars Garten, wächst die gleiche Melisse unter ungünstigen Bedingungen heran. Sie wird nur wenig Melissenöl bilden!
Das bedeutet für die Therapie, daß Phytopharmaka, die aus den gleichen Pflanzen, aber mit unterschiedlichen Wirkstoffgehalt hergestellt werden, notgedrungen auch eine unterschiedliche Wirkstoffkonzentration aufweisen. Und das führt zu erheblichen Unterschieden in den heilenden Eigenschaften.

Wildwachsende oder angebaute Heilpflanzen?

Werden wildwachsende Heilpflanzen zu Phytopharmaka verarbeitet, so sind große Schwankungen in der Konzentration der Inhaltsstoffe zu erwarten. Deshalb werden immer mehr Heilpflanzen heute in großen Kulturen angebaut, damit sie unter gleichen Bedingungen heranwachsen und so auch einen annähernd gleichen Wirkstoffgehalt aufweisen. Besonders bei Heilpflanzen, wo man die wirksamen Inhaltsstoffe noch nicht kennt, wie bei Baldrian und Johanniskraut, ist der Anbau in Kulturen besonders wichtig. Auch der Verarbeitungsprozeß von der Ernte über die Trocknung der Pflanzen bis zum fertigen Phytopharmakon muß unter einheitlichen, immer gleich bleibenden Bedingungen erfolgen, soll es nicht zu Wirkstoffschwankungen kommen.

Die Standardisierung

Beim Griff zur Aspirintablette weiß der Benutzer, daß er jedesmal genau 500 mg Wirkstoff (Acetylsalicylsäure) zu sich nimmt. Dieses Wissen ist sehr wichtig, denn bei vielen Krankheiten muß auf das Milligramm (1 mg = 0,001 g) präzis dosiert werden, wenn das Arzneimittel helfen soll. Diese Forderung der Medizin läßt sich bei Phytopharmaka, die Wirkstoffgemische darstellen, nur schwer realisieren.
Erst seit einigen Jahren werden pflanzliche Arzneimittel, wenn der Hauptwirkstoff bekannt ist, auf eine festgelegte Konzentration an Hauptwirkstoff eingestellt. Ein Verfahren, das – nicht korrekt – als Standardisierung bezeichnet wird. Somit enthält dann z. B. das pflanzliche Venenmittel *Perivar Rosskaven* in jeder Retardtablette mit Roßkastaniensamenextrakt exakt 50 mg Aescin und erlaubt ein genaues Dosieren. Dies garantiert eine gleichbleibende Wirksamkeit, die Voraussetzung für den Behandlungserfolg.

Warum standardisierte Phytopharmaka wertvoller sind.

Leider ist aus den verschiedensten Gründen bis jetzt nur ein Teil der pflanzlichen Arzneimittel standardisiert.

Hinweise für den Erwerb von Phytopharmaka:

1. Fragen Sie in der Apotheke nach einem *standardisiertem Arzneimittel*. Es kann zwar teurer sein, garantiert aber eine gleich bleibende Wirksamkeit.
2. Es gibt häufig das gleiche Phytopharmakon *mit Alkohol* (Tropfen) und *ohne* (Kapseln, Tabletten usw.). Fragen Sie danach!

3. Sind von einer Heilpflanze mehrere Phytopharmaka im Handel, dann entscheiden Sie sich für das *höchstdosierte*. Oft ist die Wirksamkeit besser oder Sie brauchen das Präparat nicht so oft einzunehmen.

Phytotherapie – pro und contra

Schulmedizin und »Heilpflanzenfans«.

Es gibt immer noch Ärzte, die die Phytotherapie für eine Scheintherapie (Plazebotherapie) halten und deshalb in ihrer Therapie synthetische Arzneimittel bevorzugen.
Ihnen gegenüber stehen die »Heilpflanzenfreunde«, die synthetische Arzneimittel ablehnen und glauben, jegliche Behandlung mit pflanzlichen Mitteln erfolgreich durchführen zu können.

Naturstoffe und Chemie.

Dabei besteht aus naturwissenschaftlicher Sicht zwischen einem synthetischen und einem pflanzlichen Arzneimittel kein Unterschied. Beide enthalten als Wirkstoffe chemische Verbindungen (Moleküle), die im Körper biologische Effekte (Heilwirkung) auslösen. Nur daß der eine Wirkstoff in der Retorte des Chemikers entstanden ist und der andere von einer Pflanze gebildet wird.

Warum pflanzliche Arzneimittel verträglicher sind.

Die Unterschiede liegen ganz woanders: Auf Grund der Erfahrungen in der Volksmedizin werden heute vorwiegend Phytopharmaka mit mild wirkenden Inhaltsstoffen verwendet. Sie zeigen meist nicht eine »Sofortwirkung«, sind dafür verträglicher und besitzen weniger Nebenwirkungen als synthetische Stoffe. Denn der Mensch verträgt auf Grund seiner Entwicklungsgeschichte pflanzliche Stoffe besser als chemische Substanzen, die in der Natur nicht vorkommen.

Einige Worte zum Heilkräutertee

Warum Heilkräutertees so beliebt sind.

Der Tee ist nicht nur die älteste, sondern auch beliebteste Zubereitungsform von Heilpflanzen.

Seine Ausgangsprodukte, getrocknete Blätter, Blüten, Früchte, Wurzeln u. a. stehen, unabhängig von der Jahreszeit, immer zur Verfügung und lassen sich auch gut aufbewahren.

Außerdem kann man einen Tee schnell und ohne großen Aufwand zubereiten.

Tee nicht immer optimal.

Doch ein Tee ist nicht immer die wirksamste Arzneiform! Beim Übergießen der zerkleinerten Pflanzenteile, wie z. B. Blätter oder Kraut, mit heißem Wasser werden nur die wasserlöslichen Pflanzeninhaltsstoffe (Wirkstoffe) ausgezogen (extrahiert) und gehen in das Teewasser über. Die fettlöslichen verbleiben in den Pflanzenteilen oder werden nur in geringen Mengen extrahiert.

Hier ein praktisches Beispiel: Jeder hat schon einmal Kamillentee getrunken. Die Kamille enthält wasserlösliche Inhaltsstoffe, die krampflösend wirken, und fettlösliche Inhaltsstoffe, die entzündungshemmende Eigenschaften besitzen.

Warum Kamillentee nur krampflösend wirkt.

Ein Kamillentee wirkt nur krampflösend, weil er nur die wasserlöslichen Inhaltsstoffe der Kamille beinhaltet. Wem es auf die krampflösenden und entzündungshemmenden Eigenschaften ankommt, weil er vielleicht eine schmerzhafte Magenschleimhautentzündung mit einer Kamillenrollkur behandeln will, muß auf ein Kamillenpräparat, das einen alkohol-wäßrigen Kamillenauszug enthält, zurückgreifen. Hier sind beide Gruppen von Inhaltsstoffen enthalten.

Kommt es auf die ätherischen Öle an, dann Pflanzen nur als Aufguß zubereiten.

Die meisten Heilpflanzen, die als Tee angewendet werden, enthalten ätherische Öle, die nur fettlöslich sind. Hierzu zählen Pfefferminze, Melisse, Salbei, Fenchel, Anis, Thymian. Für sie stellt der Tee keine optimale Arzneiform dar. Hier ist ein pflanzliches Arzneimittel wertvoller. Wird jedoch die

Anwendung als Tee – z. B. als Erste Hilfe zu Hause – notwendig, so darf er nur als Aufguß (s. u.) zubereitet werden. Um einen möglichst verlustarmen Übergang der Wirkstoffe von der Pflanze in den Tee zu erreichen, haben sich folgende, von der Art der Pflanzenteile und Inhaltsstoffe abhängige Zubereitungsarten herausgebildet:

Die richtige Teezubereitung ist für die Heilwirkung entscheidend.

Teezubereitungsform	Pflanzenteile	Dosierung	Zubereitungsart
Aufguß	Blätter Blüten Früchte Kraut	in der Regel 1 Eßlöffel zerkleinerte Pflanzenteile auf 1 Tasse Wasser	Pflanzenteile mit siedendem Wasser übergießen, 15 Minuten unter wiederholtem Umrühren ziehen lassen. Dann abseihen.
Abkochung	schwer ausziehbare Pflanzenteile wie Wurzeln und Rinden	s. o.	Pflanzenteile mit kaltem Wasser übergießen, erhitzen und 5 bis 10 Minuten kochen lassen. Dann abseihen.
Kaltwasserauszug	bei Pflanzen mit hitzeempfindlichen Inhaltsstoffen wie Hagebutten, Mistel und Schleimstoffen (Leinsamen)	s. o.	Pflanzenteile mit kaltem Wasser übergießen, 4 bis 6 Stunden unter wiederholtem Umrühren ziehen lassen. Dann kurz leicht erwärmen (nicht kochen) und anschließend abseihen.

Ein Heilpflanzentee soll bei akuten Beschwerden warm und in kleinen Schlucken getrunken werden. Sonst ist die Dosierung dreimal täglich 1 bis 2 Tassen Tee vor oder zwischen den Mahlzeiten.

Dosierungs- und Anwendungshinweise beachten.

Als Süßungsmittel ist – wenn nötig – Honig geeignet. Zum Abseihen nie ein Metall-, sondern ein Plastiksieb verwenden, da Metalle eine Inaktivierung der Pflanzeninhaltsstoffe auslösen können.

Wichtige Heilpflanzen mit einer Positiv-Monographie für den Mann				
Name der Heilpflanze	Verwendete Pflanzenteile	Anwendungsgebiete	Anwendung als Tee	als Phytopharmakon
Artischocke	Blätter	Verdauungsbeschwerden, cholesterinsenkend		x
Baldrian	Wurzel	Unruhezustände, nervöse Einschlafstörungen	x	x
Brennessel	Wurzel	Prostatahyperplasie im Stadium I und II	x	x
Curcuma (was eigentlich der lat. Ausdruck für »javanische Gelbwurz« ist)	Wurzel	Verdauungsbeschwerden		x
Efeu	Blätter	Katarrhe der Luftwege		x
Enzian	Wurzel	Verdauungsbeschwerden	x	x
Hopfen	Früchte	Unruhe, Angst, Schlafstörungen	x	x
Ingwer	Wurzel	Reisekrankheit		x
Isländisches Moos	»Blätter«	Reizhusten, Heiserkeit		x
Johanniskraut	Kraut	Stimmungsschwankungen, leichte bis mittelschwere Depressionen, nervöse Unruhe	x	x
Kamille	Blüten	Entzündungen der Haut und Schleimhäute, Krämpfe im Magen-Darm-Bereich	x	x

Wichtige Heilpflanzen mit einer Positiv-Monographie für den Mann				
Name der Heilpflanze	**Verwendete Pflanzenteile**	**Anwendungsgebiete**	**Anwendung als Tee**	**als Phytopharmakon**
Kava-Kava	Wurzel	Angst, Spannungs- und Unruhezustände		x
Kürbis	Samen	Prostatahyperplasie im Stadium I und II, Reizblase		x
Lein(samen)	Samen	Magenschleimhautentzündung (Gastritis)	x	x
Mariendistel	Samen	Lebererkrankungen		x
Melisse	Blätter	Nervöse Einschlafstörungen, funktionelle Magen-Darm-Beschwerden	x	x
Pfefferminze	Blätter	Krämpfe im Magen-Darm-Bereich sowie der Galle	x	x
Roßkastanie	Samen	Venenerkrankungen		x
Sägepalme	Früchte	Prostatahyperplasie im Stadium I und II		x
Teufelskralle	Wurzel	Unterstützend bei rheumatischen Beschwerden (Arthrosen)	x	x
Weißdorn	Blätter und Blüten	Herzleistungsschwäche im Stadium I und II		x
Wermut	Kraut	Verdauungsbeschwerden	x	

Die Enzymtherapie

Das griechische Wort »Enzym« taucht das erste Mal in medizinischen Schriften auf und bedeutet soviel wie »bei der Hefegärung«.

Wenn von Naturheilverfahren die Rede ist, wird die Enzymtherapie meist vergessen. Dabei gehört sie zu den ältesten Behandlungsmethoden des Menschen.
Schon in der Bibel wird sie erwähnt: Als der jüdische König Hiskija an einem Geschwür erkrankt, wird er durch das Auflegen eines Breies aus den enzymreichen Feigen geheilt.
Als natürliches Heilverfahren wird die Enzymtherapie heute vielseitig angewendet und auf Grund ihrer guten Verträglichkeit ist sie auch für die Selbstmedikation geeignet.

Enzyme bestimmen unser Leben

Ohne Enzyme kein Leben! Denn Enzyme sind an allen lebenswichtigen Stoffwechselvorgängen in unserem Körper beteiligt. Ohne ihre Tätigkeit in Magen und Darm könnten wir nicht aus der Nahrung die lebensnotwendige Energie gewinnen. Ein Prozeß, der als Verdauung bezeichnet wird.

Um Verletzungen vorzubeugen bzw. schneller auszuheilen, nehmen Sportler heute prophylaktisch Enzympräparate ein.

Enzyme schützen uns vor Krankheitserregern, lassen Wunden heilen und bei Verletzungen das Blut gerinnen.
Die Wirkung von zahlreichen Arzneimitteln beruht auf der Hemmung oder Aktivierung körpereigener Enzyme.
Für unsere Ernährung sind sie ebenfalls unentbehrlich: Die Enzyme bestimmter Mikroorganismen produzieren aus stärkereichen Ausgangsstoffen wie Weizen oder Kartoffeln alkoholhaltige Getränke wie Bier und Wein und aus Milch Käse.
Enzyme helfen auch dem Arzt bei seiner Tätigkeit. Da sich ihre Konzentration im Körper bei vielen Krankheiten verändert, kann der Arzt durch die Bestimmung einzelner En-

zyme im Blut des Patienten auf die Art der Erkrankung schließen. Die Enzymdiagnostik gehört heute zu den Routineuntersuchungen beim Arzt.
Manche Mikroorganismen produzieren Enzyme, die arzneilich genutzt werden. So produziert das Bakterium Streptococcus haemolyticus das Enzym Streptokinase, das – als Infusion angewendet – unzähligen Herzinfarktpatienten das Leben gerettet hat, indem es das Herzkranzgefäß verschließende Blutgerinnsel auflöst.
Daß uns Vitamine und Mineralstoffe leistungsfähig und gesund erhalten, weiß heute jeder. Doch kaum bekannt ist, wie sie das im Organismus erreichen: Viele Vitamine und Mineralstoffe entfalten im Körper ihre Wirksamkeit als Bestandteile (Coenzyme) von Enzymen oder dadurch, daß sie bestimmte Enzyme aktivieren.

Was sind Enzyme?

Enzyme sind Biokatalysatoren, d. h. es sind Stoffe, die wichtige Stoffwechselprozesse (biochemische Reaktionen) in unserem Körper erst ermöglichen und steuern.
Was ihre Aufgaben angeht, so kann man die Enzyme in zwei Gruppen einteilen:

Ein Enzym besteht aus zwei Bestandteilen, dem Apoenzym, dem eigentlichen Enzymkörper, und dem Coenzym, meist ein Metallion oder ein Vitamin.

- *Katabole Enzyme:* Das sind Enzyme, die Stoffe (Molekülkomplexe) im Körper abbauen und damit in ihre Einzelbestandteile zerlegen.
- *Anabole Enzyme:* So werden Enzyme bezeichnet, die aus einzelnen Bestandteilen Stoffe (Molekülkomplexe) aufbauen.

Jede unserer Körperzellen produziert eine Vielzahl von Enzymen. Der »Bauplan« für jedes Enzym ist im Zellkern, in den Trägern der Erbinformation, den Genen, gespeichert.

Rund 2500 Enzyme sind in unserem Körper tätig und jedes ist sozusagen ein Spezialist auf seinem Gebiet, d. h. jedes Enzym hat seine spezielle Aufgabe.

Wann brauchen wir Enzyme?

Bei der Erfüllung ihrer Aufgaben unterliegen die Enzyme »Verschleißerscheinungen«. Sie altern und büßen an Leistungsfähigkeit ein. Deshalb reicht die »Lebensdauer« einzelner Enzyme von einer halben Stunde bis zu mehreren Wochen.

Normalerweise produziert unser Körper alle benötigten Enzyme selbst und gleicht einen Enzymmangel rechtzeitig aus. Durch Erkrankungen von Organen können enzymproduzierende Zellen in ihrer Leistungsfähigkeit beeinträchtigt werden oder gar ausfallen. Um das Enzymdefizit auszugleichen und damit auch die Krankheitssymptome zu lindern, nimmt der Kranke die fehlenden Enzyme in Form eines Arzneimittels (z. B. das Enzym Pepsin bei Verdauungsschwäche des Magens) ein. Eine Behandlungsform, die als *Substitutionstherapie* (lat. substituere – ersetzen) bezeichnet wird.

Doch oft schwächen wir unsere Enzymproduktion schon durch

Im Alter läßt die körpereigene Enzymproduktion nach. Deshalb kann hier durch eine gesunde Ernährung viel erreicht werden. Zur Krankheitsprophylaxe kann auch die Einnahme eines Enzympräparates sinnvoll sein.

- ungesunde Ernährung (Vitamin- und Mineralstoffmangel)
- Genußgifte (Alkohol, Nikotin)
- zu wenig Bewegung
- zu viele Medikamente und
- zu viel Streß.

Mangelt es an Enzymen, verschlechtert sich die Wundheilung, unser Immunsystem verliert an »Schlagkraft«, Entzündungen treten auf – der Mensch wird anfälliger gegen

Krankheiten. Eine Gefahr, die mit zunehmendem Alter immer größer wird. Hier hat es sich bewährt, die fehlenden Enzyme in Form eines Enzympräparates dem Körper rechtzeitig zuzuführen, um so unserem Körper bei der Überwindung von gesundheitlichen Störungen und Krankheiten wirksam zu unterstützen.

Die Entzündung – ein wesentlicher Bestandteil vieler Krankheiten!

Jeder kennt die Symptome einer Entzündung: Rötung, Schwellung, Wärmeentwicklung, Schmerzen und Funktionsbeeinträchtigung des betroffenen Körperteils, z. B. bei einer Prellung.
Diese oft sehr unangenehmen Beschwerden sind die Folgen der Schädigung des Gewebes und zugleich der Bemühungen der Abwehrkräfte unseres Körpers (Immunsystem), den eingetretenen Schaden so schnell wie möglich zu beheben.
Deshalb müssen wir jede Entzündung vor allem als Abwehrreaktion unseres Körpers auf ein schädigendes Ereignis oder einen schädigenden Reiz verstehen.
Als Ursachen für eine Entzündung gelten:

- Mechanische Reize wie Reibung, Druck und Schlag
  (Folgen sind Schürfwunden, Prellung, Verstauchung)
- Strahlung, z. B. UV-Strahlen der Sonne
  (Folge ist der Sonnenbrand)
- Viren, Bakterien, Pilze
  (Folge ist die jeweilige Infektionskrankheit z. B. Grippe)
- Insektenstiche
  (Entzündungsreaktion durch das Insektengift)
- Chemikalien, Säuren und Laugen
  (Folge ist z. B. die Verätzung der Haut)
- Fremdkörper z. B. Holzsplitter in der Haut

- Autoimmunkrankheiten wie z. B. Diabetes mellitus und Multiple Sklerose
  (Sind die Folge eines biologischen Irrtums; das Immunsystem bekämpft körpereigene Materialien wie z. B. Eiweiße und Zellen)

Dabei kann eine Entzündung plötzlich auftreten (akut), wie z. B. bei einem Insektenstich, oder sich langsam entwickeln und lange anhalten (chronisch), wie z. B. bei manchen Formen von Rheuma und Gicht.

Proteolytische Enzyme – erfolgreiche Kämpfer gegen Entzündungen

Bei den bei vielen Erkrankungen auftretenden Entzündungen werden heute erfolgreich proteolytische (eiweißspaltende) Enzyme, die Proteasen, eingesetzt.
Die in modernen Enzympräparaten verwendete Kombination von pflanzlichen und tierischen Proteasen geht auf die umfangreichen Untersuchungen von Professor Wolf, den »Vater« der Enzymtherapie, und seiner Mitarbeiter zurück. Neben Enzymen, die von *Mensch* und *Tier* gebildet werden, wie *Chymotrypsin, Trypsin* und *Pankreatin,* werden auch die *pflanzlichen* Enzyme wie

Die Standardkombination aus Chymotrypsin, Trypsin, Pankreatin, Papain und Bromelain wird nach ihrem Entdecker, Prof. Wolf und dessen Mitarbeiterin, Helen Benitez, auch WoBe-Enzym genannt.

- *Papain* (wird aus dem Milchsaft unreifer Früchte des Melonenbaumes Carica papaya gewonnen) und
- *Bromelain* (stammt aus dem Preßsaft des Strunks der reifen Ananas) genutzt.

Die einzelnen Enzyme ergänzen sich hier in ihrer Wirkung, woraus ein breiteres Wirkungsspektrum resultiert, d. h. ein Kombinationspräparat besitzt eine Vielzahl von Anwendungsgebieten.

Bewährt hat sich auch der Zusatz des gefäßaktiven und entzündungshemmenden Naturstoffs Rutin.

Bei Entzündungen fungieren Enzyme als Art Müllabfuhr.

Enzymhaltige Arzneimittel *(Wobenzym N Dragees, Phlogenzym Filmtabletten)* spalten den Entzündungsprozeß unterhaltende Eiweißverbindungen wie Kinine und Prostaglandine und wirken so schmerzlindernd. Außerdem bauen sie ins Gewebe ausgetretene Eiweiße (Plasmaproteine und Immunkomplexe) ab, so daß die Wasseransammlungen (Ödeme) im entzündeten Gewebe zurückgehen. Das führt zur Abnahme der Schwellung und der Schmerzen. Außerdem stimulieren die Enzyme die Tätigkeit der sog. »Freßzellen« und somit die Vernichtung von Fremdkörpern und Mikroorganismen.

Die folgende Tabelle informiert über die vielseitigen Therapiemöglichkeiten mit eiweißspaltenden Enzymen. (Bitte beachten Sie, daß ernsthafte Erkrankungen nicht durch Selbstmedikation, sondern vom Therapeuten zu behandeln sind!)

Erkrankung	Wirkung der Enzyme	Enzympräparat
Autoimmunkrankheiten wie Weichteilrheumatismus, Arthrosen, chronische Polyarthritis, Morbus Bechterew, Multiple Sklerose	Abbau von Immunkomplexen, Verhinderung ihrer Neubildung. Dadurch Verringerung der Angriffe des Immunsystems auf körpereigene Substanzen, z. B. die Gelenke, was zur Beschwerdelinderung führt	*Mulsal N Dragees* *Phlogenzym Filmtabletten*
Infektionskrankheiten wie Erkältung und Bronchitis	abschwellend, durchblutend	*Wobenzym N Dragees*
Infektionskrankheiten der Nasennebenhöhlen, der Harn- und Geschlechtsorgane (Prostatitis)	abschwellend, durchblutend, krankmachende Immunkomplexe werden abgebaut	*Phlogenzym Filmtabletten* *Wobenzym N Dragees*
Prellungen, Verstauchungen, Zerrungen, Prophylaxe und Therapie von Sportverletzungen	entzündungswidrig, abschwellend, schmerzlindernd	*Phlogenzym Filmtabletten* *Wobenzym N Dragees*

Erkrankung	Wirkung der Enzyme	Enzympräparat
Venenerkrankungen wie chronische Veneninsuffizienz, Thrombosen	Durchblutungsförderung, Abbau von Ödemen, Linderung der Beschwerden	*Wobenzym N Dragees*
Lokale Behandlung von Geschwüren (z. B. offene Beine), Wunden, Verbrennungen und Narben	Infektionsschutz, abschwellend, schmerzstillend	*Wobe-Mugos E Salbe* *Wobenzym N Salbe*
Nach Operationen und Zahnextraktionen	Infektionsschutz, Förderung der Wundheilung	*Phlogenzym Filmtabletten*
Verletzungen der Haut durch Verbrennungen, Schürf-, Riß- und Schnittwunden	Infektionsschutz, Förderung der Wundheilung, abschwellend, schmerzstillend	*Wobenzym N Dragees*
Krebs	Stärkung des Immunsystems	*Wobe-Mugos E Tabletten* *Wobe-Mugos TH Klistiertabletten*

Enzyme – natürlich und gut verträglich

Enzyme sind Naturstoffe! Deshalb ist die Therapie mit Enzympräparaten – auch wenn mehrere Dragees täglich eingenommen werden müssen – gut verträglich. Damit verläuft auch eine Langzeitbehandlung mit diesen Naturarzneimitteln, z. B. bei Rheuma, ohne Probleme.
Durch die Enzymwirkung kann lediglich eine harmlose Veränderung des Stuhls in Beschaffenheit, Farbe und Geruch auftreten.
Unverträglichkeiten mit anderen gleichzeitig eingenommenen Arzneimitteln sind nicht bekannt!
Jedoch sollte bei Schwangerschaft und Stillzeit, bei Blutgerinnungsstörungen, Leberschäden und Dialysepatienten vor der Anwendung der Arzt gefragt werden! Bei bekannter Eiweißallergie dürfen Enzympräparate nicht zur Anwendung kommen.

Die Homöopathie

Im Jahr 1996 feierte die Homöopathie ihren 200. Geburtstag. Doch bis heute stehen sich die Anhänger und Gegner dieses Naturheilverfahrens unversöhnlich gegenüber.
Was für die Anhänger der Homöopathie in der Praxis als zigmillionenfach bewiesen gilt, wird von der Schulmedizin bis heute nicht anerkannt: die Wirksamkeit homöopathischer Arzneimittel.
Doch auch in Deutschland beziehen immer mehr Ärzte homöopathische Medikamente in ihre Therapie ein und erwerben in einer Zusatzqualifizierung Fachkenntnisse der Lehre Samuel Hahnemanns.

Nach Untersuchungen halten 72 Prozent der Deutschen etwas von der Homöopathie (76% Frauen, 68% Männer).

Samuel Hahnemann, ein Revolutionär in der Medizin

Im Jahr 1796 – gilt heute als das Geburtsjahr der Homöopathie – veröffentlichte der deutsche Arzt Samuel Hahnemann einen Beitrag in »Hufelands Journal«, einer damals bekannten Ärztezeitschrift. Sein Titel: »Versuch über ein neues Prinzip zur Auffindung der Heilkräfte der Arzneisubstanzen nebst einigen Blicken auf die bisherigen.« Dieser Publikation war 1790 der berühmte, aber umstrittene Chinarindenversuch Hahnemanns vorausgegangen.
Als Hahnemann (1755–1843) ein medizinisches Fachbuch aus dem Englischen ins Deutsche übersetzte, kamen ihm Zweifel an den Aussagen des Autors zur Wirkung von Chinarinde bei Wechselfieber (Malaria), einer damals weit verbreiteten Krankheit.
Hahnemann beschloß dies im Selbstversuch zu überprüfen, nahm über sechs Tage selbst Chinarinde ein und

Hahnemann beherrschte perfekt Englisch, Französisch und Italienisch und war auf Grund seiner Fachkenntnisse ein gefragter Übersetzer medizinischer Fachliteratur.

glaubte, davon die Symptome des Wechselfiebers zu bekommen.

Dieses Phänomen wurde zum Grundstein der Lehre Hahnemanns, zusammengefaßt im Leitsatz der Homöopathie »Similia similibus curentur« (Ähnliches wird durch Ähnliches geheilt).

Wegen seiner neuen Lehre wurden Hahnemann und seine Familie über viele Jahre mit Diskriminierungen und Gerichtsprozessen verfolgt; sie lebten oft in bitterer Armut.

Ungeachtet dessen wie man heute zur Homöopathie steht, muß man die Lehre Hahnemanns als revolutionäre Leistung in der Medizingeschichte einstufen. Wagte es Hahnemann mit seiner Homöopathie, die zweitausend Jahre alte, zum Dogma erstarrte »Säftelehre« (Humoralpathologie), die keinen Fortschritt in der Medizin zuließ, von ihrem Sockel zu stürzen. Denn noch im 18. Jahrhundert wurden die Kranken ausnahmslos entsprechend dem Therapiekonzept der Säftelehre mit meist wirkungslosen Behandlungsmethoden, wie dem Aderlaß, sowie mit Brech- und Abführmitteln gequält.

Was will die Homöopathie?

Die Homöopathie versteht sich als ganzheitliches und sanftes Heilverfahren, das die Selbstheilungskräfte des Kranken aktiviert und den Körper in die Lage versetzt, die Krankheit selbst zu überwinden.

Im Gegensatz zur Schulmedizin, die Hahnemann als Allopathie bezeichnete, beschränkt die Homöopathie den Begriff Krankheit nicht nur auf die Krankheitssymptome, sondern für sie ist Krankheit ein den ganzen Menschen erfassender Komplex aus körperlichen, seelischen und geistigen Störungen.

Es ist daher das Ziel der homöopathischen Therapie, den ganzen Menschen und nicht nur die aktuelle Krankheit zu behandeln.

Die Wirkungsweise homöopathischer Arzneimittel

Hahnemann hatte – obwohl er gesund war – Chinarinde, ein Malariamittel, eingenommen und davon die typischen Malariasymptome wie Schüttelfrost, Fieber und Schweißausbrüche bekommen.

Die Homöopathie heilt die Krankheit mit einer Arznei, die beim Gesunden eine ähnliche Krankheit hervorrufen würde.

Nach ganz ähnlichen Erfahrungen mit anderen Mitteln schlußfolgerte Hahnemann, daß ein Arzneimittel dann bei einer bestimmten Krankheit hilfreich ist, wenn es beim Gesunden die gleichen Beschwerden auslöst, an denen auch der Kranke leidet.

Hahnemann formulierte es so: »… wähle um sanft, schnell und dauerhaft zu heilen, in jedem Krankheitsfalle eine Arznei, welche ein ähnliches Leiden für sich erregen kann, als sie heilen soll.«

Dabei geht die Homöopathie davon aus, daß die Krankheitssymptome nicht die zu bekämpfende Krankheit sind, sondern eine Funktionsstörung des Organismus darstellen, ausgelöst durch eine Schwächung der natürlichen Selbstheilungskräfte.

Homöopathische Arzneimittel wirken auf der energetischen Ebene. Sie sollen im Organismus als Reiz wirken und den Körper veranlassen, seine Abwehrkräfte zu mobilisieren, um so selbst mit der Krankheit fertig zu werden.

Homöopathische Arzneimittel besitzen meist keine Gebrauchsinformation und enthalten somit keine Angaben über Anwendungsgebiete und Dosierung. Lassen Sie sich hier von Ihrem Apotheker beraten.

Deshalb sind in der Homöopathie auch keine stark wirkenden Arzneimittel in hohen Dosen notwendig. Für die homöopathische Reizwirkung sind ganz geringe Konzentrationen (homöopathische Verdünnungen) ausreichend, was auch die gute Verträglichkeit und das Fehlen von Nebenwirkungen bei homöopathischen Medikamenten erklärt.

Ein Beispiel soll die Unterschiede zwischen Homöopathie und Allopathie (Schulmedizin) deutlich machen: Jeder ist schon einmal von einem Insekt gestochen worden und kennt die danach auftretenden Beschwerden wie Schwellung und Rötung der Haut sowie Juckreiz.

Der Arzt behandelt diese Hautveränderungen mit einem Gel oder Tabletten (Antiallergikum), die den Juckreiz lindern und Hautschwellung und -rötung abklingen lassen.
Ganz anders die Homöopathie! Hier wird das Präparat *Apis mellifica D4* eingenommen, das einen verdünnten alkoholischen Auszug aus der Honigbiene enthält.
Man kann seine Wirkung folgendermaßen erklären: Durch die zusätzliche Einnahme des Bienengiftes – in geringer Konzentration als homöopathisches Medikament – werden die Beschwerden des Insektenstiches verstärkt. Das löst eine Aktivierung der Selbstheilungskräfte im Organismus aus, was zur schnellen Abnahme der Beschwerden führt.

Oft verschwindet die Erstreaktion schon nach einigen Minuten oder einer Stunde.

Deshalb kommt es auch häufig zu Beginn der Einnahme eines homöopathischen Mittels zu einer kurzzeitigen Verschlimmerung der Beschwerden (Erstreaktion). Doch das ist das Zeichen dafür, daß das richtige (wirksame) Medikament gegen die entsprechende Krankheit gefunden wurde.

Wann homöopathische Arzneimittel nicht helfen

Über die Möglichkeiten und Grenzen dieses Naturheilverfahrens wird viel diskutiert. Doch es gibt eine klare Abgrenzung: Homöopathische Arzneimittel können dort nicht wirken, wo die Selbstheilungskräfte des Organismus zu stark geschwächt oder nicht mehr vorhanden sind, so daß eine Aktivierung durch homöopathische Reize nicht mehr möglich ist.
Deshalb ist eine Anwendung der Homöopathie bei schweren Infektionskrankheiten wie z. B. AIDS, Geschlechtskrankheiten, Tuberkulose und Gehirnhautentzündung, bei Krebs, bei Erkrankungen der Hormondrüsen wie z. B. Diabetes und bei schweren Geisteskrankheiten nicht sinnvoll.
Eine Mobilisierung der Selbstheilungskräfte ist auch dann nicht mehr gegeben, wenn schwere Schädigungen oder Zer-

störungen von Organen wie z. B. bei einer Leberzirrhose vorliegen.
Homöopathische Arzneimittel sind nicht angebracht bei akuten Notfällen, lebensbedrohlichen Zuständen und operationsbedürftigen Befunden.
Durch die Einnahme bestimmter Arzneimittel wie z. B. Antibiotika, Immunsuppressiva (Arzneimittel, die das körpereigene Immunsystem unterdrücken, was z. B. bei Organtransplantationen notwendig ist) und Kortikoiden (bei Rheuma, Asthma und Allergien) kann die Reaktionsfähigkeit des Organismus so blockiert sein, daß Homöopathie ihre Wirkung nicht entfalten kann.

Homöopathische Arzneiformen

Homöopathische Arzneimittel werden in Deutschland nur von Apotheken abgegeben. Die bekanntesten Arzneiformen sind:

- *Dilutionen* (Flüssigkeiten): Alkoholhaltige Zubereitungen (ca. 45% Äthanol), die aus den Urtinkturen durch stufenweises Verschütteln mit Alkohol hergestellt werden.
- *Triturationen* (Verreibungen): Pulver, in denen der Arzneistoff aufs feinste mit Milchzucker verrieben wurde.
- *Tabulettae* (Tabletten): Werden aus Pulvern durch maschinelles Pressen gefertigt.
- *Globuli* (Streukügelchen): Mit homöopathischen Arzneistofflösungen getränkte Kügelchen aus Milchzucker.

Tabletten und Globuli gehören nur in die Hand des Patienten. Nur er darf sie berühren, andere Personen sollten einen Löffel benutzen.

Ausgangsmaterialien für homöopathische Präparate sind entsprechend dem Homöopathischen Arzneibuch frische Pflanzen, gesunde Tiere und Mineralstoffe.
Dabei werden die Homöopathika – was für den Verbraucher

oft ein Problem ist – mit lateinischen Namen bezeichnet, z. B. *Rhus toxicodendron* (Giftsumach), *Belladonna* (Tollkirsche), *Bufo* (Kröte), *Lachesis* (Schlangengift) und *Silicea* (Kieselsäure).

Die Potenzierung

Um eine individuelle Behandlung zu ermöglichen, gibt es jedes homöopathische Arzneimittel in einer Vielzahl verschiedener Konzentrationen, den Potenzen. Erkennbar an einem »D« verbunden mit einer Zahl, z. B. Arnica D4. Dabei wird immer von einer Urtinktur ausgegangen, die im Dezimalsystem – also 1:10 – stufenweise immer weiter mit Alkohol verdünnt wird. Ein Prozeß, den man als Potenzieren bezeichnet.
Heute gibt es ca. 2500 verschiedene homöopathische Arzneimittel, jedes in einer Vielzahl von Potenzen.
Hier die Verdünnungsreihe:

Die unterschiedlichen Potenzen sind notwendig, damit entsprechend dem Gesamtzustand des Patienten, seiner Krankheit und dem Krankheitsverlauf individuell behandelt werden kann.

Potenz

D1	1 Teil	+	9 Teile Verdünnungsmittel	=	10 %
D2	1 Teil D1	+	9 Teile Verdünnungsmittel	=	1 %
D3	1 Teil D2	+	9 Teile Verdünnungsmittel	=	0,1 %
D4	1 Teil D3	+	9 Teile Verdünnungsmittel	=	0,01 %
D5	1 Teil D4	+	9 Teile Verdünnungsmittel	=	0,001 %

usw.

In anderen Ländern – z. B. in Frankreich – werden die Homöopathika sogar im Centesimalsystem, also im Verhältnis 1:100 verdünnt. Erkennbar an der Etikettierung wie z. B. C6.
Beim Dezimalsystem werden die Potenzierungen

D1	bis	D5	als niedere	Potenzen,
D6	bis	D12	als mittlere	Potenzen und
D13	bis	D100	als höhere	Potenzen bezeichnet.

Aus Erfahrung gilt für die Auswahl der richtigen Potenz: Je gröber die gesundheitliche Störung ist, desto tiefer ist die Potenz zu wählen, d. h. bei akuten Erkrankungen wie z. B. Erkältung, Prellung, Insektenstich wirken am besten niedere und teilweise auch mittlere Potenzen wie z. B. D4 und D6. Um so höhere Potenzen kommen zur Anwendung, je feiner das Beschwerdenbild ist, wenn der Krankheitszustand schon chronisch geworden ist, wie z. B. bei Rheuma, Magen- und Darmleiden, oder wenn die Krankheit seelische Ursachen hat oder funktionell bedingt ist.

Höhere Potenzen wirken auch spezifischer; das geeignete Mittel ist also um so sorgfältiger auszuwählen.

Die Kritik der Schulmedizin an der Homöopathie

Jeder weiß, daß der Behandlungserfolg eines Arzneimittels auf meß- bzw. wägbaren Arzneistoffmengen beruht. So ist allgemein bekannt, daß eine Aspirintablette, die 0,5 Gramm Wirkstoff Acetylsalicylsäure enthält, bei Kopfschmerzen, Erkältung und rheumatischen Beschwerden hilft. Wenn wir die obige Verdünnungsreihe homöopathischer Arzneimittel betrachten, so ist bei D24 der Punkt erreicht, wo das homöopathische Präparat gar kein Molekül Wirkstoff mehr enthält. D. h. in *Silicea D24* ist kein Molekül Kieselsäure mehr enthalten, sondern nur noch verdünnter Alkohol.

Deshalb stellt die Medizin die Frage, wo Potenzen ab D24 noch spezifische heilende Eigenschaften besitzen können? Oder ob hier nicht nur die Einbildung des Kranken hilft – medizinischer Ausdruck dafür ist »Placebo« – nach dem Motto »Glaube versetzt Berge!«?

Potenzen ab D24 – wirken sie nur im Kopf des Patienten oder verabreichen sie einen energetischen Schub?

Hahnemann hat im Alter, als er in Paris lebte und arbeitete, nur noch mit hohen Potenzen behandelt und dabei beachtliche Therapieerfolge erzielt!

Dabei erklärt Hahnemann die Wirksamkeit der Hochpotenzen folgendermaßen: Die homöopathischen Arzneimittel werden nach einem bestimmten, von Hahnemann festge-

Sie haben die richtige Potenz gewählt, wenn es Ihnen nach jeder Gabe besser geht und Sie das homöopathische Mittel immer seltener brauchen.

legten pharmazeutischen Verfahren hergestellt. Durch das während des stufenweisen Verdünnens kräftige Schütteln der Flüssigkeiten oder das Verrühren beim Tabletten- oder Pulverherstellen (Potenzieren) entstehen zusätzliche dynamische Heilkräfte, die sich als spezifische Energie und Information in den Verdünnungsmitteln (Alkohol bzw. Milchzucker) speichern und statt des ursprünglichen Arzneistoffs die spezifische Wirkung auslösen.
Damit sind nach Hahnemann die Hochpotenzen, obwohl sie keine Arzneistoffe mehr enthalten, viel wirksamer als die niederen Potenzen, die ja noch aus meßbaren Arzneistoffmengen bestehen. Eine Behauptung, die die Medizin schlechthin als Scharlatanerie bezeichnet.
Dem hält die Homöopathie entgegen, daß die homöopathischen Arzneimittel im bioenergetischen Feld des Menschen als Reiz wirken. Und da sind geringste, nicht meßbare Arzneistoffmengen bzw. Energien ausreichend.

Die richtige Anwendung

Die Dosierung der Homöopathie ist abhängig von der Art der Erkrankung und der damit zum Einsatz kommenden Potenz:

- Bei niederen Potenzen empfiehlt sich in den ersten 2 Tagen bis zur Besserung eine stündliche Einnahme von 5 bis 10 Tropfen oder 1 bis 2 Tabletten oder 5 bis 10 Globuli oder 1 Messerspitze Trituratio.
  Nach einer Besserung auf täglich 5 bis 10 Tropfen oder die entsprechenden Mengen der anderen Arzneiformen reduzieren!
- Bei mittleren Potenzen 1–2mal täglich 5 bis 10 Tropfen oder die entsprechende Mengen der anderen Arzneiformen einnehmen!

- Höhere Potenzen werden bei chronischen Krankheiten in größeren Abständen (Wochen, Monate) eingenommen. Hier 5 Tropfen, 1 Tablette oder 2 Globuli einnehmen!

Die günstigsten Einnahmezeiten sind:

- früh: nüchtern, gleich nach dem Aufstehen
- mittags: eine halbe Stunde vor der Mahlzeit
- abends: unmittelbar vor dem Schlafengehen

Homöopathische Arzneimittel werden unverdünnt auf die Zunge gebracht und sollten dort verbleiben. So können sie ihre Wirkung am besten entfalten.
Unmittelbar vor und nach der Einnahme keine Speisen und Getränke zu sich nehmen!

Was in der Homöopathie entscheidend ist

Während der Arzt sich bei der Auswahl des Arzneimittels fast ausschließlich nach den Krankheitssymptomen (Beschwerden) richtet, ist in der Homöopathie noch einiges mehr zu beachten, soll es zum gewünschten Heilerfolg kommen.
Dies ist wichtig, da es – oberflächlich betrachtet – in der Homöopathie gegen eine Krankheit eine Vielzahl von Präparaten gibt.
Neben den Krankheitssymptomen – in der Homöopathie Leitsymptome genannt – sind folgende weitere Faktoren zu berücksichtigen, die zum richtigen Homöopathikum führen:

1. *Modalitäten:* Welche äußeren Umstände liegen vor, unter denen sich die Beschwerden verbessern oder verschlechtern. Zu beachten sind: Wärme oder Kälte, Ruhe

oder Bewegung, Tag oder Nacht, Berührung, Nahrungsaufnahme usw.

Berücksichtigen Sie – vor allem in der Selbstmedikation – nicht nur Ihre »Leitsymptome«.

2. *Auslösende Ursachen:* Hier ist z. B. nach Schreck, Kälte, Ärger, Durchnässung, Verletzungen, bestimmten Genußmitteln usw. zu fragen.
3. *Geistig-seelische Merkmale* und die *vorherrschende Stimmungslage:* z. B. optimistisch oder depressiv usw.
4. *Konstitutionelle Faktoren:* z. B. schlank, zierlich, dick, blasser Typ usw.

Die verschiedenen Richtungen der Homöopathie

Sind Sie ein Anfänger in der Homöopathie, dann versuchen Sie es zuerst mit einem Komplexmittel!

Hahnemann, der »Vater der Homöopathie«, therapierte jede Krankheit nur mit einem homöopathischen Mittel (Monopräparat), das er vorwiegend in hohen Potenzen einsetzte. Dabei behandelte er nicht die Krankheit, sondern den kranken Menschen als Ganzes. Diese Richtung wird als »klassische Homöopathie« bezeichnet.

Daneben existiert die »naturwissenschaftlich-kritische Homöopathie«, die auch viele Ärzte in ihre Therapie einbeziehen. Hier kommen niedere Potenzen mit noch meßbaren Arzneistoffmengen zur Anwendung.

Nicht der klassischen Homöopathie entspricht die Anwendung von Komplexmitteln. Ein Komplexmittel enthält mehrere Arzneistoffe in niederen Potenzen, die alle gegen ein Symptom bzw. gegen eine Krankheit, z. B. Erkältung, wirken.

Obwohl nicht im Sinne Hahnemanns, leisten die homöopathischen Komplexmittel oft wertvolle Hilfe und sind gerade den Verbrauchern für die Selbstmedikation zu empfehlen, die mit der Homöopathie nicht so vertraut sind.

Und nicht zu vergessen ...

Mancher, der nach einem Besuch beim Heilpraktiker oder im Rahmen der Selbstmedikation homöopathische Arzneimittel einnimmt, wundert sich, daß kein Heilerfolg eintritt. Das kommt vor, wenn einige für die homöopathische Therapie wichtige Dinge aus Unwissenheit nicht beachtet werden:

Wie hat Samuel Hahnemann seinen Anhängern immer wieder geraten? »Macht's nach, aber macht's genau nach!«

1. Hier ist zum einen die Lagerung der Präparate zu nennen. Homöopathika mit ihren energetischen Eigenschaften sind strahlenempfindlich. Meiden Sie deshalb die Lagerung in der Nähe energetischer Felder wie z. B. Fernseher, Kühlschrank, Lautsprecherboxen usw.
2. Alkohol, Tabak, Kaffee und starke Gewürze (ätherische Öle) beeinträchtigen die Wirksamkeit homöopathischer Arzneimittel. Reduzieren Sie deren Genuß oder verzichten Sie während der Behandlung ganz darauf.
3. Ganz wichtig ist es, alles, was Pfefferminzöl enthält, wie z. B. Hustenbonbons, Hustensäfte, Pfefferminztee, Kaugummis und Husteneinreibungen, zu meiden. Pfefferminzöl und das darin enthaltene Menthol heben die Wirkung homöopathischer Medikamente auf, so daß eine Therapie sinnlos wird.
4. Und wenn auch alle diese Dinge berücksichtigt werden, so wird meist eines vergessen: die Zahnpasta!
   Fast alle Zahnpasten enthalten Pfefferminzöl und damit auch Menthol. Hier empfiehlt sich eine pfefferminz- und mentholfreie Zahnpasta *(Elmex mentholfrei)* aus der Apotheke. *Elmex mentholfrei* wurde in Zusammenarbeit mit Homöopathen für die homöopathische Therapie entwickelt. Sie ist geruchs- und geschmacksarm und durch ihren Wirkstoff Aminfluorid eine vollwertige Zahnpasta.

Die Original Doktor-Bach-Blütentherapie

Bach wollte eine »einfachere, natürliche Heilmethode« entwickeln, die besonders für die Selbstmedikation geeignet ist.

Im Jahr 1936 beendete Dr. Edward Bach die letzten Versuchsserien für sein neues Naturheilverfahren, die später nach ihm benannte Original Bach-Blütentherapie. Sechs Jahre lang hatte sich der englische Arzt in der ländlichen Stille von Wales mit der menschlichen Psyche und ihrer Beeinflussung durch bestimmte Pflanzen – den Bach-Blüten – beschäftigt.

Die weltweit verwendeten Bach-Blüten-Konzentrate sind in Deutschland erst seit 1994 durch die Aufhebung der Verschreibungspflicht für jeden Verbraucher zugänglich und erfreuen sich auch hier wachsender Beliebtheit.

Das Menschenbild des Dr. Bach

Durch seelische Konflikte ausgelöste organische Beschwerden werden heute in der Medizin als psychosomatische Krankheiten bezeichnet.

Aus seiner langjährigen Erfahrung als praktischer Arzt wußte Dr. Bach, daß psychische Probleme oder auch eine negative innere Einstellung organische Krankheiten auslösen können.

Dabei sah Bach in Krankheiten nichts Negatives oder gar eine Bestrafung des Menschen für seine Sünden, wie es jahrhundertelang die Kirche gepredigt hatte. Für Bach stellt jede Krankheit ein »Korrektiv« (ein fehlerausgleichendes bzw. -minderndes Mittel) dar. Er versteht jede Erkrankung des Menschen als Hinweis der Seele oder der Vorsehung dafür, daß der Mensch von dem von der Vorsehung bzw. von Gott vorgegebenen Lebensweg abgewichen ist. Damit soll Krankheit als Zeichen der Vorsehung den Menschen »vor größeren Irrtümern« bewahren und ihn auf den von der Vor-

sehung vorgegebenen Lebensweg zurückführen. Bach versteht unter Seele oder »Höherem Selbst« den unsterblichen Anteil des Menschen, der ihn mit Gott verbindet.
Die Seele kennt auch den Lebensweg jedes Menschen und hat damit die Funktion eines »inneren Kompasses«.
Von der Seele unterscheidet Bach die Persönlichkeit des Menschen. Sie umfaßt seinen sterblichen Anteil, seinen physischen Körper, seinen Gefühls- und Mentalkörper. Die Persönlichkeit eines Menschen wird von seiner Umwelt als Charakter wahrgenommen.
Voraussetzung für ein Leben des Menschen in Glück, Freude und Gesundheit ist, daß der durch die Seele festgelegte Lebensweg durch die Persönlichkeit des Menschen verwirklicht wird. Doch dazu müssen Seele und Persönlichkeit harmonisch zusammenarbeiten.

Die 38 negativen Verhaltensmuster des Menschen

Wird dieser Einklang gestört, kommt es zur Disharmonie zwischen Seele und Persönlichkeit. Sie verursacht eine Reduzierung und Verzerrung der normalen Schwingungen im bioenergetischen Feld des Menschen.
Diese Abnahme der Schwingungsfrequenz äußert sich als »Defekte« oder Charakterschwächen der Persönlichkeit, die für Bach die wirklichen Krankheiten darstellen. Bach schreibt: »Die eigentlichen Grundkrankheiten des Menschen sind Charakterschwächen wie Stolz, Grausamkeit, Haß, Egoismus, Unwissenheit, Unsicherheit und Habgier«, die zu negativen Verhaltensmustern wie Depression, Angst, Verzweiflung, Trauer, Neid, Intoleranz, Pessimismus, Zorn und Mangel an Selbstvertrauen führen.
Bach erkannte insgesamt 38 mögliche negative seelische Verhaltensmuster beim Menschen, die, wenn sie länger bestehen, auch organische Krankheiten auslösen können.

Das Therapiekonzept des Dr. Bach

.Für jedes negative Verhaltensmuster des Menschen findet Bach eine heilende Blüte.

Die Bach-Blüten sind keine Heilpflanzen im herkömmlichen Sinn.

Die Bach-Blütentherapie wird von der Schulmedizin abgelehnt, da ein Wirksamkeitsnachweis mit naturwissenschaftlichen Verfahren nicht zu erbringen ist.

Dr. Bach legte zwei Herstellungsverfahren fest, nach denen die 39 in Apotheken erhältlichen Bach-Blüten-Konzentrate gewonnen werden.

Bach fand nach jahrelangem Forschen, verbunden mit unzähligen Selbstversuchen, 38 Bach-Blüten (einschließlich *Rock Water,* dem heilkräftigen Quellwasser), in denen er eine hohe (positive) Schwingungsenergie verspürte.

Dabei kann jede Bach-Blüte durch ihr spezifisches hohes Energieniveau, ein durch die Senkung der Schwingungsfrequenz verursachtes negatives Verhaltensmuster beseitigen und damit heilen.

Hier ein Beispiel: Das durch eine zu niedrige Schwingung ausgelöste negative Verhaltensmuster »mangelndes Selbstvertrauen« wird durch die spezifische Schwingungsenergie von *Larch* (Lärche) überdeckt, so daß die negativen Schwingungen des mangelnden Selbstvertrauens »hinwegschmelzen wie Schnee an der Sonne«.

Die Bach-Blüten lösen die blockierten Schaltstellen zwischen dem seelischen Wollen und dem von der Persönlichkeit oft falsch gesteuerten Handeln und stellen damit die innere Harmonie wieder her.

Die einzelnen Bach-Blüten werden auch heute noch von wildwachsenden Pflanzen an den Standorten in Wales gesammelt, die persönlich von Dr. Bach festgelegt wurden. Die häufig fachlich nicht korrekte Behandlung dieses Themas in den Massenmedien hat bei vielen Verbrauchern zu dem Schluß geführt, mit Bach-Blüten auch organische Krankheiten erfolgreich behandeln zu können. Das ist falsch und nicht im Sinne Bachs!

Dennoch ist eine Anwendung der Bach-Blüten bei den organischen Krankheiten sinnvoll, die durch psychische Probleme ausgelöst bzw. beeinflußt werden.

So gibt es für die Hautkrankheit Neurodermitis keine Bach-Blüte. Zu einer Verschlimmerung, einem Schub, kommt es jedoch immer, wenn die Kranken besonders Streß ausgesetzt sind. Deshalb kann die Anwendung der Bach-Blüten *Olive* (seelische und körperliche Erschöpfung) und *Vervain* (übertriebenes Engagement ohne Rücksicht auf die eigene Leistungsfähigkeit) Neurodermitisbeschwerden lindern bzw. einem Schub vorbeugen.

Je nach Bedarf kann man ein oder mehrere Bach-Blüten-Konzentrate einnehmen.

Auch Asthmaanfälle haben häufig ihre Ursache in verschiedenen seelischen Problemen. Ist z. B. oft Ärger der Auslöser für einen Asthmaanfall, ist ein Versuch mit *Impatiens* (ungeduldig, leicht reizbar, überschießende Reaktionen) zu empfehlen.

Die Bach-Blüten sind als Importe aus England unter der Bezeichnung Bach-Blüten-Konzentrate (stock bottles, Bach Original Flower Concentrates) in Apotheken erhältlich.

Die richtige Anwendung und Dosierung der Bach-Blüten-Konzentrate

- Die *Wasserglasmethode* – schnelle Hilfe im Akut-Fall! Bei Bedarf werden aus einer oder mehreren der ausgewählten Konzentratflaschen jeweils 2 Tropfen in ein mit Leitungswasser – oder besser noch mit einem stillen Mineralwasser – gefülltes Glas gegeben.
  Dieses Glas wird im Verlauf von 15 Minuten in kleinen Schlucken getrunken. Tritt keine Linderung der Beschwerden ein, kann die Prozedur wiederholt werden.
  Steht im Akut-Fall kein Wasser zur Verfügung, so können die 2 Tropfen auch direkt auf die Zunge gegeben werden.
- Die *Einnahmeflasche* – für die längere, regelmäßige Anwendung!
  Für eine Langzeittherapie sollte man sich seine Rezeptur (Einnahmeflasche) wie folgt selbst zubereiten: Eine Tropf- oder Pipettenflasche (in der Regel 30 Milliliter) füllt man mit einer Mischung aus einem Viertel bis zu 45prozentigen Alkohol und drei Vierteln stillem Mineralwasser.

Bach-Blüten sollen rechtzeitig psychische Probleme aushellen, bevor diese körperliche Beschwerden verursachen.

Nebenwirkungen sind bei Bach-Blüten-Konzentraten (auch wenn eine falsche Blüte ausgewählt wurde) nicht zu befürchten.

In diese Mischung gibt man jeweils 3 Tropfen aus den ausgewählten Konzentratflaschen (1 Tropfen auf 10 ml). Der Alkohol dient nur der Konservierung. Er kann bei Kindern und Alkoholikern weggelassen oder durch Obstessig ersetzt werden.
Aus der Einnahmeflasche gibt man 4mal täglich 4 Tropfen auf die Zunge, und zwar zu folgenden Zeiten:

- morgens sofort nach dem Aufstehen auf nüchternen Magen
- mittags zwischen 12.00 und 13.00 Uhr
- nachmittags zwischen 14.00 und 18.00 Uhr und
- abends vor dem Schlafengehen.

Dabei sollte die Einnahme mindestens 20 Minuten vor den Mahlzeiten erfolgen.

Am häufigsten benutzt – Nr. 39, *Rescue* (die Notfall- oder Erste-Hilfe-Tropfen).

Zur örtlichen Anwendung bei Hautverletzungen ist Rescue auch als Creme (Rescue Cream) erhältlich.

Weltweit bewährt sich täglich *Rescue,* das Bach-Blüten-Konzentrat Nr. 39, das für Streß- und Notfallsituationen gedacht ist und schon vielen Menschen in extremen Situationen spürbare Hilfe gebracht hat.
Dabei muß auf eines hingewiesen werden: *Rescue* ist nicht als Ersatz für eine medizinische Notfallbehandlung geeignet, sondern soll das in extremen Situationen (z. B. Unfall, Hiobsbotschaft, Streit, Schock) außer Kontrolle geratene seelische Gleichgewicht stabilisieren. Durch dieses Bach-Blüten-Konzentrat kommt es zu einer Reharmonisierung des bioenergetischen Feldes, so daß *Rescue* als »Überbrückungshilfe« den Betroffenen seelische Kraft gibt, mit ihrer außergewöhnlichen Situation besser fertig zu werden.

Die Anwendung von *Rescue* ist in folgenden Situationen hilfreich:

- *Verletzungen:* Als Ergänzung zur medizinischen Versorgung bei Prellungen, Verstauchungen, Tierbissen, Unfällen, Insektenstichen, Verbrennungen usw.
- *Seelische Belastungen:* Zur Unterstützung bei emotional belastenden Ereignissen wie z. B. Ärger, Streit, Unglücksbotschaften und Todesnachrichten.
- *Streßsituationen:* Zur besseren Bewältigung von Streß- und Bewährungssituationen wie z. B. Prüfungen, Zahnarztbesuche, Bewerbungsgespräche und Angstsituationen (Flugangst, chirurgische Eingriffe).

Auch in der Kinderheilkunde und Tiermedizin werden Bach-Blüten-Konzentrate mit Erfolg eingesetzt.

Rescue ist nicht für eine Daueranwendung vorgesehen! Die Anwendung erfolgt nach der Wasserglasmethode. In Akut-Situationen kann man 4 Tropfen *Rescue* auch unverdünnt aus der Konzentratflasche auf Zunge, Lippen, Schläfen oder die Herzregion geben.

Tabelle über die Anwendungsgebiete der 39 Bach-Blüten-Konzentrate

Nummer und Name des Konzentrats	Anwendungsgebiete
1. *Agrimony* (Odermennig)	Bei verborgenen Sorgen, quälenden Gedanken und innerer Unruhe
2. *Aspen* (Zitterpappel)	Bei unerklärlichen Ängsten und Vorahnungen
3. *Beech* (Rotbuche)	Bei intoleranter, überkritischer Haltung, wenig Mitgefühl und Einfühlungsvermögen
4. *Centaury* (Tausendgüldenkraut)	Bei Willensschwäche, »Man kann nicht nein sagen!«
5. *Cerato* (Bleiwurz)	Bei Unsicherheit, fehlender Urteilskraft und zu wenig Selbstvertrauen

Nummer und Name des Konzentrats	Anwendungsgebiete
6. *Cherry Plum* (Kirschpflaume)	Bei Angst vor seelischen »Kurzschlußhandlungen« und unbeherrschten Temperamentsausbrüchen
7. *Chestnut Bud* (Knospe der Roßkastanie)	Für die, die nur schwer aus ihren Erfahrungen und Fehlern lernen.
8. *Chicory* (Wegwarte)	Bei besitzergreifender Persönlichkeitshaltung, die gerne bestimmt und sich überall einmischt.
9. *Clematis* (Weiße Waldrebe)	Für geistesabwesende Tagträumer, die wenig Interesse an aktuellen Dingen zeigen.
10. *Crab Apple* (Holzapfel)	Man fühlt sich innerlich oder äußerlich beschmutzt und unrein. Überstarkes Reinheits- und Ordnungsideal
11. *Elm* (Ulme)	Für pflichtbewußte Menschen, die aber trotzdem das Gefühl haben, ihrer Aufgabe oder Verantwortung nicht gewachsen zu sein.
12. *Gentian* (Herbstenzian)	Bei Pessimismus, Zweifel und Mutlosigkeit
13. *Gorse* (Stechginster)	Bei Zuständen großer Hoffnungslosigkeit
14. *Heather* (Schottisches Heidekraut)	Für redselige, »ich-bezogene« Menschen
15. *Holly* (Stechpalme)	Bei Neid, Eifersucht, Rachegefühlen, Mißtrauen und Jähzorn
16. *Honeysuckle* (Geißblatt)	Für Menschen, die geistig in der Vergangenheit und in Erinnerungen leben.
17. *Hornbeam* (Weißbuche)	Für Menschen, die glauben, nicht genug Kraft für den Alltag zu haben. Bei mentaler Erschöpfung
18. *Impatiens* (Drüsentragendes Springkraut)	Für leicht reizbare und ungeduldige Menschen mit überschießenden Reaktionen
19. *Larch* (Lärche)	Bei mangelndem Selbstbewußtsein und Versagensängsten

Nummer und Name des Konzentrats	Anwendungsgebiete
20. *Mimulus* (Gefleckte Gauklerblume)	Bei Schüchternheit und vielen kleinen Ängsten
21. *Mustard* (Wilder Senf)	Bei Niedergeschlagenheit und großer Trauer, für die es keinen erkennbaren Grund gibt.
22. *Oak* (Eiche)	Für niedergeschlagene Menschen, die trotzdem die Hoffnung nicht aufgeben.
23. *Olive* (Olive)	Für seelisch und körperlich völlig Erschöpfte, »Alles ist zuviel!«
24. *Pine* (Kiefer)	Bei Selbstvorwürfen und Schuldgefühlen
25. *Red Chestnut* (Rote Kastanie)	Für Menschen, die sich zu sehr um andere sorgen und ängstigen.
26. *Rock Rose* (Gelbes Sonnenröschen)	Bei extremen Angstzuständen und innerer Panik
27. *Rock Water* (Wasser aus heilkräftigen Quellen)	Man hat zu starre bzw. zu strenge Ansichten und ist zu hart gegen sich selbst.
28. *Scleranthus* (Einjähriger Knäuel)	Bei innerer Unausgeglichenheit, Unschlüssigkeit und ständigem Stimmungs- und Meinungswechsel
29. *Star of Bethlehem* (Doldiger Milchstern)	Wenn eine körperliche oder seelische Erschütterung nicht verkraftet wurde. Der »Seelentröster«
30. *Sweet Chestnut* (Edelkastanie)	Bei innerer Ausweglosigkeit und Verzweiflung. Man glaubt, die Grenze dessen, was man ertragen kann, ist erreicht.
31. *Vervain* (Eisenkraut)	Bei übertriebenem Engagement, Übereifer und Fanatismus ohne Rücksicht auf die eigene Leistungsfähigkeit.
32. *Vine* (Weinrebe)	Für starke, ehrgeizige Persönlichkeiten, die immer ihren Willen durchsetzen wollen.
33. *Walnut* (Walnuß)	Bei Wankelmütigkeit und leichter Beeinflußbarkeit in Phasen des Neubeginns

Nummer und Name des Konzentrats	Anwendungsgebiete
34. *Water Violet* (Sumpfwasserfeder)	Für stille, eigenständige Menschen, die manchmal zu stolz und unnahbar erscheinen.
35. *White Chestnut* (Weiße Roßkastanie)	Bei ständig quälenden Gedanken und inneren Selbstgesprächen
36. *Wild Oat* (Waldtrespe)	Bei Unsicherheit und Unzufriedenheit, weil man seine Orientierung im Leben nicht findet.
37. *Wild Rose* (Heckenrose)	Bei Apathie, Resignation und innerer Selbstaufgabe
38. *Willow* (Gelbe Weide)	Bei Verbitterung und Groll. Man fühlt sich als »Opfer des Schicksals«.
39. *Rescue* (Erste-Hilfe-Tropfen) Besteht aus den Bach-Blüten: – Star of Bethlehem – Rock Rose – Impatiens – Cherry Plum – Clematis	Man ist durch ein schockierendes Erlebnis aus dem inneren Gleichgewicht geraten. Bei innerer Anspannung, weil Aufregendes bevorsteht.

Vitamine

Vor Jahren sah man die Bedeutung der Vitamine nur darin, durch eine vitaminreiche Ernährung oder durch Vitaminpräparate den sogenannten Vitaminmangelkrankheiten (Hypovitaminosen) vorzubeugen.
Heute werden Vitamine zusätzlich zielgerichtet zur Vorbeugung und Behandlung von Krankheiten eingesetzt, eine Therapiemöglichkeit, die immer größere Bedeutung gewinnt. Deshalb sollen die Vitamine – obwohl sie kein eigenständiges Naturheilverfahren darstellen – in diesem Kapitel vorgestellt werden.

Der Begriff »Vitamin« kommt aus dem Lateinischen, von »vita«, das Leben.

Was sind Vitamine?

Vitamine sind lebensnotwendige organische Verbindungen, die vom Körper in kleinen Mengen für wichtige Funktionen benötigt werden. Der Mensch kann sie – im Gegensatz zu Pflanzen und vielen Tieren – nicht oder nur in unzureichenden Mengen selbst herstellen. Deshalb muß er seinen Vitaminbedarf regelmäßig durch die Nahrung decken.
Vitamine haben im Stoffwechsel des Körpers katalytische oder steuernde Funktionen. Als Bestandteile von Enzymen (Koenzyme) besitzen viele von ihnen entscheidende Bedeutung im Kohlenhydrat-, Eiweiß-, Fett- und Mineralstoffwechsel.
Man unterscheidet:

- wasserlösliche Vitamine (B_1, B_2, B_6, B_{12}, Folsäure, Pantothensäure, Nicotinamid, Biotin und C) und
- fettlösliche Vitamine (A, D, E und K)

Die wasserlöslichen Vitamine – Ausnahme B_{12} – werden leicht vom Körper aufgenommen. Bei der Aufnahme der fettlöslichen Vitamine ist die Mitwirkung von Nahrungsfetten und Gallensäuren notwendig. Deshalb fettlösliche Vitamine zu den Mahlzeiten einnehmen.

Eine Übersicht über die einzelnen Vitamine, ihre Bedeutung im Organismus und ihre Nahrungsquellen vermittelt folgende Tabelle:

Vitamin	Bedeutung für	Nahrungsquellen
A	Augen (Sehen im Dunkeln), Haut, Schleimhäute	Leber, Karotten, Fisch, Feldsalat
B_1	Nerven, Energiegewinnung	Mageres Schweinefleisch, Weizenkeime, Haferflocken, ungeschälter Reis
B_2	Haut, Energiegewinnung	Leber, Milch, Käse, Vollkornprodukte, Brokkoli, Hefe
B_6	Nerven, Eiweißstoffwechsel, rote Blutkörperchen	Geflügel, Fisch, Naturreis, Avocados, Bananen
B_{12}	Blutbildung, Wachstum	Leber, Fleisch, Milch, Fisch
Folsäure	Blutbildung, Entwicklung des Nervensystems, Wachstum	Wirsing, Endiviensalat, Pilze, Sojasprossen, Leber
Pantothensäure	Stoffwechsel	In fast allen Lebensmitteln, besonders in Hefe, Leber, Fisch, Sonnenblumenkernen
Nicotinamid	Energiegewinnung, Nerven	Geflügel, Innereien, Fisch, Pilze, Hefe
C	Bindegewebe, Abwehrkräfte, Knochen, Eisenaufnahme in den Körper	Sanddorn, Hagebutten, Schwarze Johannisbeeren, Petersilie, Kiwi, Kartoffeln
D	Knochen, Zähne	Fisch, Pilze, Hefe
E	Schutz der Zellen, Muskeln	Pflanzenöle, Sojabohnen, Nüsse, Eier
Biotin	Energiegewinnung, Bildung von Fettsäuren	Leber, Milch, Eier
K	Blutgerinnung	Geflügel, Rindfleisch, Rosenkohl, Spinat

Warum schwankt unser Vitaminbedarf?

Der Vitaminbedarf des gesunden Menschen unterliegt individuellen Schwankungen. Dabei spielen Alter, Geschlecht und Körpergröße ebenso eine Rolle wie Streß, Sport, Medikamenteneinnahme und der Konsum von Genußmitteln wie Alkohol und Zigaretten. Diese Faktoren verursachen einen unterschiedlichen, aber gesteigerten Vitaminverbrauch im Körper.

Die folgende Tabelle (Empfehlungen der Deutschen Gesellschaft für Ernährung) gibt einen Überblick über den täglichen Vitaminbedarf des gesunden Mannes (Alter 25 bis 50 Jahre), der keinen außergewöhnlichen Belastungen ausgesetzt ist. Bei zusätzlichen belastenden Faktoren kommt es bisweilen zu einer erheblichen Steigerung des Vitaminbedarfs.

Die hier genannten Mengen benötigt der Körper für einen reibungslosen Ablauf wichtiger vitaminabhängiger Stoffwechselprozesse und damit zur Vorbeugung von Vitaminmangelkrankheiten (Hypovitaminosen).

Vitamin	Vitaminzufuhr pro Tag	Mögliche Mangelerscheinungen
A	1 Milligramm	Nachtblindheit, Haut- und Schleimhautschäden
B_1	1,3 Milligramm	Appetitlosigkeit, Verstopfung, Kopfschmerzen, Gedächtnisstörungen, in schweren Fällen Beriberi-Krankheit
B_2	1,7 Milligramm	Hautentzündungen, Einrisse in Lippen und Mundwinkeln, brennende Augen, Lichtempfindlichkeit
B_6	1,8 Milligramm	Trockene Haut, Muskelschwäche, Nervenstörungen
B_{12}	3 Mikrogramm	Blutarmut, Zungenbrennen, Widerwillen gegen Fleisch

Laut einer ADAC-Studie leiden 20 Prozent aller Autofahrer an Nachtblindheit.

Sehstörungen und verschlechtertes Dämmerungssehen sind Anzeichen eines Vitamin-A-Mangels.

Auch Bildschirmarbeit und häufiges Fernsehen erhöhen den Vitamin-A-Bedarf.

Da es bei Überdosierung von Vitamin A zu Nebenwirkungen kommen kann, nehmen Sie statt des Vitamin-A-Präparates ein Betacarotin-Präparat ein. Der Körper stellt aus Betacarotin nur so viel Vitamin A her, wie er benötigt. So umgehen Sie das Risiko einer Vitamin-A-Überdosierung.

Biotin wird auch von Darmbakterien gebildet. Einen Teil davon kann der Körper nutzen.

Vitamin	Vitaminzufuhr pro Tag	Mögliche Mangelerscheinungen
Folsäure	300 Mikrogramm als Gesamtfolat	Blutarmut, Schleimhautveränderungen, Verdauungsprobleme, Hypercholesterinämie
Pantothensäure	6 Milligramm	Hautveränderungen, Infektionsanfälligkeit, Nervenstörungen, Durchfall
Nicotinamid	18 Milligramm	Haut- und Schleimhautveränderungen, Schlafstörungen, Appetit- und Gewichtsverlust, Schwindel
C	75 Milligramm	Schleimhautentzündungen, Ausfall der Zähne, Blutungen (Skorbut), Infektionsanfälligkeit, verzögerte Wundheilung
D	5 Mikrogramm	Knochenerweichung (Osteomalazie), Muskelkrämpfe
E	12 Milligramm	Störungen des Muskelstoffwechsels
Biotin	keine Empfehlung	Hautentzündungen, Haarausfall, Appetitlosigkeit
K	1,5 Milligramm	Erhöhte Blutungsneigung, Zahnfleisch- und Nasenbluten
1 Milligramm = 1 tausendstel Gramm 1 Mikrogramm = 1 millionstel Gramm		

Vitaminmangel – ein umstrittenes Problem

Auf Grund des vitaminreichen Obst- und Gemüseangebotes erhebt sich die Frage, ob ausgesprochene Vitaminmangelkrankheiten in Europa noch eine Rolle spielen. Damit ist das Problem verbunden, ob denn eine Einnahme von Vitaminpräparaten zur Vermeidung von Vitamindefiziten überhaupt eine sinnvolle Maßnahme in unseren Breiten darstellt.

In anderen Erdteilen besitzen Vitaminmangelkrankheiten

noch große Bedeutung, wie jüngste Meldungen aus afrikanischen Flüchtlingscamps über das Auftreten der Nicotinamid-Mangelerkrankung Pellagra beweisen. Diese Erkrankung ist durch Veränderung der Haut, der Schleimhaut und Störungen im Nervensystem gekennzeichnet.

Immer wieder wird das Problem diskutiert, ob unser Obst und Gemüse wirklich so vitaminreich sind. Denn Vitamine sind empfindlich: Licht, Hitze (Kochen) und Luftsauerstoff greifen sie an und führen zu ihrer Veränderung oder gar Zerstörung.

Wird dann noch mit reichlich Wasser gekocht, werden die wasserlöslichen Vitamine regelrecht aus der Nahrung herausgezogen und dann mit dem Kochwasser weggegossen. So liegt der Vitamin-C-Verlust während des Kochens bei 20 bis 80 Prozent, für die Vitamine E und B_2 bei 50 und für Folsäure sogar bei bis zu 90 Prozent.

Auch die Lagerung – z. T. bedingt durch den Transport aus Übersee – führt zu Vitamin-Einbußen. Wer im Februar oder März Äpfel kauft, kann sicher sein, daß sie – durch die monatelange Lagerung bedingt – kein Vitamin C mehr enthalten.

Leider können wir uns nicht von verfeinerten und damit vitaminarmen Nahrungsmitteln wie feinem, weißem Mehl und geschältem Reis trennen.

Viele essen und trinken nur das, was ihnen schmeckt und ernähren sich damit einseitig, was der Körper durch einen Mangel an bestimmten Vitaminen büßen muß.

Trotzdem sind ausgesprochene Vitaminmangelkrankheiten bei uns selten!

Häufiger sind schon leichte Vitamindefizite, die sich an der Grenze zum Vitaminmangel bewegen. Sie treten als erstes Stadium eines Vitaminmangels auf, wenn die Vitaminspeicher im Körper erschöpft sind und der Vitaminspiegel im Blut sinkt.

Nur selten werden diese unspezifischen, das Wohlbefinden

Haushaltstips für die Erhaltung der Vitamine:

- Obst und Gemüse nicht auf Vorrat kaufen, sondern nur für den sofortigen Verbrauch. Wenn unumgänglich, dann kühl und dunkel lagern.
- Vor dem Säubern nicht zerkleinern. Wegen der wasserlöslichen Vitamine nur kurz waschen.

beeinträchtigenden Symptome, mit einem leichten Vitamindefizit in Verbindung gebracht.
Und trotzdem sollten Sie, wenn folgende Beschwerden auftreten, an das erste Stadium eines Vitaminmangels denken:

- verminderte körperliche und geistige Leistungsfähigkeit
- erhöhte Ermüdbarkeit, Erregbarkeit und Nervosität
- erhöhte Infektanfälligkeit
- Haut- und Schleimhautveränderungen
- Veränderungen im Blutbild

- Sanfte Garmethoden bevorzugen.

- Kochwasser wegen der wasserlöslichen Vitamine nicht verwerfen, sondern weiterverwenden, z. B. zur Saucenzubereitung.

- Unter der Schale sitzen die meisten Vitamine. Deshalb nicht alles Obst schälen, sondern nur gut reinigen.

- Speisen, die nicht sofort verzehrt werden, tiefgefrieren (schont die Vitamine).

Auf einen erhöhten Vitaminbedarf achten

Trotz der Möglichkeit, sich mit Obst und Gemüse vitaminreich zu ernähren, gibt es Personengruppen, bei denen die Gefahr einer Unterversorgung besteht. Entweder weil sie einen erhöhten Vitaminbedarf aufweisen oder sie die in der Nahrung enthaltenen Vitamine nicht umfassend verwerten können. Hier die wichtigsten für den Mann relevanten Risikogruppen für eine Unterversorgung:

- *Senioren:* Obwohl kein veränderter Vitaminbedarf besteht, kommt es häufig zu einer Unterversorgung. Mit der Abnahme der Verdauungsleistungen im Alter ist auch eine verminderte Aufnahme von Vitaminen aus der Nahrung verbunden. Außerdem wird ein Vitaminmangel durch eine Reduzierung der Nahrungsaufnahme im Alter, Erkrankungen im Magen-Darm-Bereich, einseitige Ernährung und Medikamenteneinnahme begünstigt. (Besondere Risiko-Vitamine: A, C, B_2, B_6, D)
- *Sportler:* Durch sportliche Betätigung entsteht ein gesteigerter Bedarf, da Vitamine vermehrt verbraucht und auch verstärkt mit dem Schweiß ausgeschieden werden, wie z. B. Vitamin C.

(Besondere Risiko-Vitamine: C, E, Provitamin A (Betacarotin)

- *Alkoholiker:* Regelmäßiger reichlicher Alkoholgenuß und besonders -mißbrauch beeinträchtigen den Vitaminstatus. Alkohol verschlechtert die Aufnahme von Vitaminen aus der Nahrung in den Körper und wirkt sich negativ auf den Vitaminstoffwechsel aus.
  (Besondere Risiko-Vitamine: A, B_1, B_6, B_{12}, Folsäure und Nicotinamid)
- *Kranke:* Viele Erkrankungen führen zu einer beträchtlichen Steigerung des Vitaminbedarfs. Zu erwähnen sind Erkrankungen im Magen-Darm-Bereich, die die Vitaminaufnahme in den Körper erschweren.
  Aber auch die längere Einnahme von Medikamenten löst durch Wechselwirkungen zwischen Arzneimitteln und Vitaminen einen Vitaminmangel aus. Dafür bekannt sind Schmerz- und Rheumamittel, Antibiotika, Medikamente für Magen- und Darmerkrankungen (z. B. Antazida), Abführmittel, Schlafmittel und Psychopharmaka.
  (Besondere Risiko-Vitamine: alle B-Vitamine, E, C und Provitamin A [Betacarotin] und Folsäure)
- *Zigarettenraucher:* Wer stark raucht, braucht mehr Vitamine als Nichtraucher, um die schädlichen Begleitstoffe im Rauch zu neutralisieren. So liegt der Vitamin-Bedarf des Rauchers 40 bis 60 Prozent über dem des Nichtrauchers.
  Pfeifen- und Zigarrenraucher sind nicht vom Vitaminmangel betroffen, da deren Rauch alkalisch ist, weniger inhaliert wird und somit weniger Schadstoffe über die Lunge in den Körper gelangen.
  (Besondere Risiko-Vitamine: C, E, Provitamin A (Betacarotin)
- *Streß:* Akute Infektionen, größere Operationen, Verbrennungen, aber auch körperliche und geistige Anstrengungen, die über das normale Maß hinausgehen, führen im

– Das Warmhalten von Speisen gilt als »Vitaminkiller«.

– Tiefkühlkost hat die wenigsten Vitaminverluste. Tiefgefrorenes nicht langsam, sondern möglichst schnell erhitzen z. B. in der Mikrowelle.

– Luftsauerstoff zerstört Vitamine. Deshalb als Schutz über das Gemüse gleich nach dem Zerkleinern etwas Zitronensaft träufeln.

Organismus zu Streß. Er ist mit einem erhöhten Vitaminverbrauch und damit -bedarf verbunden.
(Besondere Risiko-Vitamine: C, E, Provitamin A (Betacarotin)

Die unterschiedliche Speicherkapazität für Vitamine im Körper beeinflußt auch ihren Bedarf. Hier einige Speicherkapazitäten:

- Vitamin B_{12} 3 bis 5 Jahre
- Vitamin B_1 1 bis 2 Wochen
- Vitamin B_2, B_6 und K 2 bis 6 Wochen
- Vitamin A 1 Jahr
- Folsäure, Vitamin C, Nicotinamid 3 bis 4 Monate.

Untersuchungen zeigen, daß die hier aufgeführten Risikogruppen ihren gesteigerten Vitaminbedarf nicht mit der Nahrung abdecken können. Hier ist die Einnahme eines Vitaminpräparates sinnvoll!

Freie Radikale – Ursachen für Krankheiten und Altern

In jüngster Zeit erreichen uns öfters Meldungen über sogenannte Freie Radikale, die die Wissenschaft für das Entstehen einer ganzen Reihe von Krankheiten und sogar für den Prozeß des Alterns verantwortlich macht.
Was sind Freie Radikale? Es sind chemisch äußerst aggressive Verbindungen, die praktisch überall entstehen:

1. Unser Körper produziert laufend Freie Radikale bei normalen Stoffwechselprozessen, an denen Sauerstoff – wie z. B. bei der Atmung – beteiligt ist. Auch bei der Vernichtung von Krankheitserregern (Bakterien, Pilzen und Viren) in unserem Körper durch spezielle Freßzellen (Phagozyten) kommt es zur Bildung Freier Radikale.
2. Außerdem lösen Streß, ungesunde Lebensweise, Luftverschmutzung (Autoabgase, Smog), bestimmte Arzneimittel sowie Schwermetalle, Alkohol, Nikotin und die UV-Strahlung der Sonne eine verstärkte Bildung von Freien Radikalen im Körper aus.

Im Normalfall verfügen wir über ein spezielles Schutzsystem, das die Freien Radikale abfängt und unschädlich macht, bevor sie ihr zerstörerisches Werk beginnen können. Dieses Schutzsystem besteht aus Enzymen (z. B. die selenhaltige Glutathionperoxidase) und den Vitaminen E und C sowie dem Betacarotin (Provitamin A).

Wenn unser Körper die Kontrolle verliert

Leider ist unser Schutzsystem häufig überfordert und kann dann mit der vermehrten Anzahl Freier Radikale nicht fertig werden. Unser Körper verliert damit die Kontrolle über die Freien Radikale.

Vor allem, wenn der durch die Freien Radikale bedingte Mehrbedarf an den Vitaminen E, C und Betacarotin nicht gedeckt wird. Jetzt greifen die Freien Radikale körpereigene Zellen und Zellbestandteile an, verändern oder zerstören sie. Die Aggressivität der Freien Radikale ist durch die Tatsache bedingt, daß ihnen ein Elektron fehlt. Bevorzugt stürzen sich die Freien Radikale auf die in den Zellwänden (Membranen) befindlichen ungesättigten Fettsäuren. Ihnen entreißen sie ein Elektron, ein Prozeß, der in der Chemie als Oxidation bezeichnet wird und zu einer Kettenreaktion führt. Überschreitet der Grad der Zerstörung ein bestimmtes Maß, sterben die betroffenen Zellen ab.

Die Wirkung der Freien Radikale kennen wir alle: Wenn z. B. ein aufgeschnittener Apfel sich an der Schnittstelle braun färbt oder wenn fetthaltige Lebensmittel ranzig werden.

In Abhängigkeit vom Angriffsort können die Freien Radikale verschiedene Krankheiten verursachen. Greifen sie z. B. die Zellkerne an, kommt es zu Veränderungen der Erbanlagen (Gene), was zu Krebserkrankung führen kann.

Free Radical Diseases und die antioxidativen Vitamine

Die durch Freie Radikale ausgelösten Krankheiten werden heute in der Medizin als »Free Radical Diseases« bezeichnet.

Dazu gehören folgende meist im Alter auftretende Prozesse und Krankheiten:

- Krebs
- Rheumatische Erkrankungen
- Grauer Star (Katarakt)
- Parkinsonsche Krankheit
- Alzheimer-Krankheit
- Diabetes
- Arteriosklerose und ihre Folgekrankheiten wie
  Bluthochdruck
  Schlaganfall
  Herzinfarkt und
  nachlassende geistige Fähigkeiten (Altersdemenz)
- Alterserscheinungen (z. B. Hautalterung durch Wasserverlust der Haut und Faltenbildung)
- Störungen des Immunsystems

Antioxidative Vitamine wie die Vitamine C, E und das Betacarotin sowie das Selen sind besonders zur Krankheitsvorbeugung und nicht so sehr zur Therapie geeignet.

Wissenschaftliche Untersuchungen belegen heute eindeutig einen Zusammenhang zwischen einer niedrigen Konzentration der antioxidativen Vitamine E, C und Betacarotin sowie des Spurenelements Selen im Körper und dem Auftreten der Free Radical Diseases. So ist bei Rheumatikern eine zu niedrige Konzentration an Vitamin E in ihren kranken Gelenken nachweisbar.
Daraus läßt sich schlußfolgern, daß man durch regelmäßige Gaben der antioxidativen Vitamine und des Selens dem Entstehen dieser Krankheiten vorbeugen bzw. eine Linderung der Beschwerden erreichen kann. Vorausgesetzt, diese Naturstoffe werden in höherer Dosierung als Arzneimittel über viele Jahre hinweg eingenommen.
Das Wissen über die Wirkung der Radikalfänger-Vitamine ist verhältnismäßig jung und vieles noch offen. Weltweit laufen z. Z. große klinische Studien mit dem Ziel, einen statistisch gesicherten Nachweis über die Wirksamkeit dieser

Vitamine und des Selens zu erbringen. Tatsache ist, daß jedes der antioxidativen Vitamine eine bestimmte Aufgabe beim Schutz der Zellen vor Freien Radikalen übernimmt.
Vitamin E lagert sich in die Wände der Zellen ein und schützt die ungesättigten Fettsäuren vor der Oxidation. Das geschieht, in dem es an Stelle der Fettsäuren ein Elektron an die Freien Radikale abgibt.
Dabei besitzt natürliches Vitamin E eine größere Wirksamkeit als synthetisch erzeugtes Vitamin E.
Vitamin C recycelt durch Freie Radikale verbrauchtes Vitamin E und fängt selbst im wäßrigen Teil der Zellen Freie Radikale ab. Betacarotin befindet sich zwischen den Zellen und kann Freie Radikale bzw. Vorstufen bereits dort neutralisieren.
Wissenschaftlich gesicherte Einnahmeempfehlungen für die antioxidativen Vitamine und Selen existieren noch nicht. Fragen nach Nebenwirkungen oder den Auswirkungen bei Überdosierung sind hier nicht akut, da diese Naturstoffe auch in größeren Mengen gut verträglich sind.
Nach dem derzeitigen Wissensstand und unter Berücksichtigung zusätzlich belastender Faktoren wie Streß, Alkohol, Nikotin und Umweltbelastungen u. a. sind z. Z. folgende Dosisbereiche zu empfehlen:

Vitamin C:	täglich 500 mg
Vitamin E:	täglich 400 mg
Betacarotin:	täglich 15 mg
Selen:	täglich 50 Mikrogramm

Die Frage, ob durch die regelmäßige Einnahme dieser Naturstoffe eine Verlängerung des menschlichen Lebens möglich ist, bleibt noch offen.
Trotzdem wäre uns schon sehr geholfen, wenn die Anwendung dieser Vitamine und des Selens zu einer Reduzierung der typischen Alterskrankheiten bzw. zu einer Linderung ih-

rer Beschwerden führen würde mit dem Ziel, im Alter eine höhere Lebensqualität zu erreichen.

Vitamine als Arzneimittel

Doch nicht nur die antioxidativen Vitamine finden in zunehmendem Maße als Arzneimittel Verwendung. Auch andere Vitamine werden – besonders in der Selbstmedikation – mit Erfolg bei gesundheitlichen Störungen und Krankheiten eingesetzt.
Die folgende Tabelle bietet eine Übersicht über die Anwendung wichtiger Vitamine als Arzneimittel bei gesundheitlichen Störungen und Krankheiten:

Vitamin	Anwendungsgebiete	Präparate-Empfehlung
C	Free Radical Diseases, erhöhte Infektanfälligkeit, verzögerte Wundheilung	*Cetebe Kapseln*
E	Free Radical Diseases, erfahrungsgemäß bei Fruchtbarkeitsstörungen, Schaufensterkrankheit, Muskelbeschwerden, äußerlich z. B. in Kosmetika zur Hautpflege	*Natürliches Vitamin E 400 I.E Kapseln Warnke Gesundheitsprodukte*
Betacarotin	Free Radical Diseases, senkt die Lichtempfindlichkeit der Haut (Schutz vor Sonnenbrand)	*Beta-Carotin 15 mg Kapseln Warnke Gesundheitsprodukte*
Kombination B_1 und B_6	Bei schmerzhaften Nervenerkrankungen wie Neuralgien, Ischias und Bandscheibenbeschwerden	*Neurobion N forte Dragees*
Biotin	Bei Haut-, Haar- und Nägelproblemen	*Biotin 300 Mikrogramm Tabletten Wernke Gesundheitsprodukte*
Folsäure in Kombination mit B_6 und B_{12}	Zur Prophylaxe und Therapie der Arteriosklerose	*Medyn Filmtabletten*
Pantothensäure	Bei Haut- und Haarproblemen, Halsschmerzen, Magenschleimhautentzündung, nervlich bedingten Empfindungsstörungen an Händen, Beinen wie Kribbeln und Wadenkrämpfe, äußerlich bei Sonnenbrand, Verbrennungen und zur Hautpflege	*Panthenol 100 mg Jenapharm Tabletten* *Panthenol-Spray*
Vitamin D (Cholecalciferol)	Bei Osteoporose (Knochenschwund)	*Dekristol 400 Tabletten*

Mineralstoffe

Ob als Baustoffe für Knochen und Zähne oder als Katalysatoren im Stoffwechsel unseres Körpers – Mineralstoffe sind lebensnotwendig. Sie liefern zwar keine energiespendenden Kalorien, aber trotzdem ist jede Körperzelle auf sie angewiesen.

Führen trotz des reichen Nahrungsgehalts immer wieder zu Versorgungslücken …

Mineralstoffe halten uns gesund und leistungsfähig, eine Tatsache, die oft unterschätzt wird. Deshalb sollen die wichtigsten hier vorgestellt werden.

Was sind Mineralstoffe?

Mineralstoffe sind in der Natur vorkommende anorganische Substanzen. Sie sind für uns lebensnotwendig (essentiell), weil sie an fast allen Lebensvorgängen im Körper entscheidend beteiligt sind.

Da wir die Mineralstoffe nicht selbst produzieren können, müssen wir unseren Bedarf – genau wie bei den Vitaminen – über die Nahrung decken. Dabei ist eine regelmäßige Aufnahme wichtig, da die Mineralstoffe bei der Erfüllung ihrer Aufgaben über den Schweiß, Urin und Stuhl unserem Körper verlorengehen.

Mineralstoffe liefern keine Energie wie Kohlenhydrate, Fette und Eiweiß; sie erfüllen zahlreiche Aufgaben als Bau- oder Reglerstoffe.

Entsprechend ihrer Gesamtkonzentration im Körper und unserem Tagesbedarf unterscheiden wir an Mineralstoffen:

- die *Mengenelemente* Calcium, Magnesium, Kalium, Natrium, Chlor, Phosphor und Schwefel und
- die *Spurenelemente* Eisen, Jod, Fluor, Zink, Selen, Kobalt, Chrom, Kupfer, Molybdän, Mangan, Nickel, Silicium, Zinn, Lithium und Vanadium.

Neben diesen wichtigen Spurenelementen existieren noch andere, nicht lebensnotwendige wie Aluminium, Brom, Gold und Silber und solche, die akut oder chronisch sogar giftig sind. Blei, Quecksilber und Cadmium sind toxische Spurenelemente, die uns als Schadstoffe in Lebensmitteln, in der Umwelt und am Arbeitsplatz belasten.
Während unser Tagesbedarf an den einzelnen Mengenelementen über 100 Milligramm liegt, benötigen wir von den essentiellen Spurenelementen täglich nur Mengen unter 100 Milligramm.

Die Aufgaben der Mineralstoffe im Körper

Zu den bedeutsamsten Aufgaben der Mineralstoffe im Körper gehören:

- Die Regulation des Wasserhaushaltes und der Nierenfunktion und damit die Aufrechterhaltung des osmotischen Drucks in den Körperzellen
- Die Erregungsleitung von Herz- und Muskelzellen
- Die Aufrechterhaltung von Puffersystemen, die der Stabilisierung des Säure-Basen-Gleichgewichts im Körper dienen
- Die Steuerung wichtiger Stoffwechselprozesse durch Aktivierung einer Vielzahl von Enzymen
- Die Verbesserung der Immunabwehr des Körpers
- Als Bausteine die Stabilisierung von Knochen, Zähnen und Bindegewebe

Für bestimmte Hormone, aber auch für die roten Blutkörperchen, sind Mineralstoffe lebenswichtig.

Eine Übersicht über wichtige Mineralstoffe, ihre biologische Funktion und ihre Nahrungsquellen gibt folgende Tabelle:

Mineralstoff	Biologische Funktion	Nahrungsquellen
Calcium	Bestandteil von Knochen und Zähnen, Erregungsleitung, Blutgerinnung, Immunabwehr	Milch, Käse, Joghurt, Quark, Grünkohl, Spinat, Brokkoli
Magnesium	Aktiviert über 300 Enzyme, Baustein von Knochen und Zähnen, Erregungsleitung, Muskelfunktion und Nervenreizbarkeit, »Schutzschild« gegen Streß	Weizenvollkornbrot, Sojabohnen, Spinat, Naturreis, Fleisch, Kartoffeln
Kalium	Muskelfunktion, Erregungsleitung, Regulation des Wasserhaushaltes	Weiße Bohnen, Linsen, getrocknete Aprikosen, Bananen, Kartoffeln, Spinat, Milch
Natrium	Muskelfunktion, Erregungsleitung, Regulation des Wasserhaushaltes	Kochsalzhaltige Lebensmittel
Chlor	Regulation des Wasserhaushaltes, Bildung von Magensalzsäure	Kochsalz
Phosphor	Bestandteil von Knochen und Zähnen, wichtig für den Energiestoffwechsel	In fast allen Lebensmitteln
Eisen	Bestandteil des Blutfarbstoffs Hämoglobin und damit unerläßlich für den Sauerstofftransport im Organismus	Schweineleber, Roggenvollkornbrot, Spinat, Linsen, Huhn
Jod	Bestandteil der Schilddrüsenhormone, die wichtige Stoffwechselprozesse regulieren	Seefische, Milch, Eier, jodiertes Speisesalz
Fluor	Bestandteil von Knochen und Zähnen	Seefische, schwarzer Tee
Zink	Bestandteil von Enzymen, wichtig für die Tätigkeit des Immunsystems und die Gesunderhaltung der Haut, unentbehrlich für Wachstum und Fortpflanzung, Bestandteil des Hormons Insulin	Leber, Fleisch, Weizenvollkorn, Grünkohl, Linsen, Milch, Käse, Nüsse
Selen	Bestandteil des wichtigen »Radikalfänger-Enyzms« Glutathionperoxidase, wichtig für die Produktion der Schilddrüsenhormone	Seefische, Niere, Leber, Weizenvollkornbrot, Naturreis, Nüsse

Ist unsere Mineralstoffversorgung gesichert?

Durch die in Europa mögliche gesunde Ernährung sind wir mit Mineralstoffen auf alle Fälle besser versorgt als mit Vitaminen. Dazu trägt auch die Tatsache bei, daß sich Mineralstoffe unter der Einwirkung von Licht, Luft und Wärme nicht verändern oder zersetzen und damit die Lagerung und Speisenzubereitung besser als die Vitamine überstehen.
Zu beachten ist aber, daß Mineralstoffe wasserlöslich sind und mit dem Wasch- oder Kochwasser aus den Lebensmitteln entfernt werden. Deshalb Obst und Gemüse nur kurz waschen und das Kochwasser weiter verwenden!
Außerdem existieren einige Faktoren, die unsere Versorgung mit Mineralstoffen beeinträchtigen und die es zu berücksichtigen gilt:

Die heute so modernen Ernährungsweisen wie »Fast Food« oder Cola decken auf alle Fälle nicht den Bedarf an Vitaminen und Mineralstoffen ab.

- *Kalium:* Die Einnahme von Abführmitteln führt zu verstärkten Kaliumverlusten, was auf die Dauer Störungen im Wasserhaushalt, der Herz- und Muskeltätigkeit auslöst. Die Kaliumausscheidung wird ebenfalls durch langanhaltendes Erbrechen, Durchfallerkrankungen und großem Schweißverlust verstärkt.
  Auch die bei Bluthochdruck häufig verordneten harntreibenden Arzneimittel (Diuretika) steigern die Kaliumausscheidung.
- *Magnesium:* Die Ausscheidung wird durch Schwitzen beträchtlich erhöht.
- *Calcium:* Um Calcium aus der Nahrung oder einem Calciumpräparat in den Körper aufnehmen und speichern zu können, muß Vitamin D_3 (Cholecalciferol) anwesend sein.
- *Eisen:* Die relativ schlechte Eisenaufnahme aus der Nahrung oder einem Eisenpräparat verbessert sich in Gegenwart von Vitamin C. Deshalb gleichzeitig auf Vitamin-

C-haltige Kost achten oder ein Eisenpräparat mit Orangensaft einnehmen!
Generell ist die Eisenaufnahme aus Fleisch besser als aus pflanzlicher Kost. Schwarzer Tee und Kaffee verschlechtern die Eisenresorption aus der Nahrung. Deshalb diese Getränke beim Essen meiden!

Die folgende Tabelle gibt einen Überblick über den täglichen Mineralstoffbedarf eines gesunden Mannes (Alter 25 bis 50 Jahre) ohne Berücksichtigung besonderer Risikofaktoren. Außerdem sind mögliche Mangelerscheinungen aufgeführt:

Mineralstoff	Mineralstoffzufuhr pro Tag	Mögliche Mangelerscheinungen
Calcium	800 bis 1000 Milligramm	Erhöhte Anfälligkeit gegen Allergien, im Alter Osteoporose (Knochenschwund), Tetanie (Auftreten von schweren Muskelkrämpfen)
Magnesium	350 Milligramm	Muskelkrämpfe, Herzbeschwerden, erhöhte Streßanfälligkeit
Kalium	2 bis 3 Gramm	Störungen im Wasserhaushalt, Herzbeschwerden
Natrium	550 Milligramm	Störungen im Wasserhaushalt, Übelkeit, Schwindel, Muskelkrämpfe
Eisen	10 Milligramm	Abgeschlagenheit, Erschöpfung, erhöhte Anfälligkeit gegen Infektionskrankheiten, Blutarmut (Anämie)
Jod	200 Mikrogramm	Entwicklungsstörungen, Kropfbildung, Antriebsarmut
Fluor	1,5 bis 4 Milligramm	Karies
Zink	15 Milligramm	Wachstumsstörungen, Haarausfall (Alopezie), Hautveränderungen, verzögerte Wundheilung, Antriebsarmut, Appetitmangel, Fruchtbarkeitsstörungen, Impotenz
Selen	20 bis 100 Mikrogramm	Erhöhte Anfälligkeit gegen Infektionskrankheiten

Deutschland gilt als Jodmangelgebiet, wobei der Jodmangel von Norden nach Süden zunimmt. Ursache ist, daß der Jodgehalt der Böden und damit der unserer tierischen und pflanzlichen Lebensmittel gering ist.

Jod ist Bestandteil der Schilddrüsenhormone, die für unsere körperliche und geistige Entwicklung eine große Bedeutung besitzen. Deshalb sollte man lebenslang auf eine ausreichende Jodversorgung achten! Bei Jodmangel vergrößert sich die Schilddrüse, es kann ein Kropf entstehen.

Die einfachste Möglichkeit, unseren Körper täglich mit dem benötigten Jod zu versorgen, besteht im Gebrauch von jodiertem Speisesalz.

Auch wer es beim Essen gern scharf liebt, braucht keine Sorge zu haben, mit dem jodierten Speisesalz zu viel Jod zu sich zu nehmen und damit schädliche Nebenwirkungen zu verursachen.

Aus Furcht vor Bluthochdruck wurde in Deutschland eine regelrechte Kampagne gegen das Kochsalz gestartet. Heute weiß man, daß nur rund 20 Prozent der Bluthochdruckkranken empfindlich auf Kochsalz reagieren (Ursache ist ein genetischer Defekt).

Zu den Personengruppen, bei denen ein Mehrbedarf an Mineralstoffen vorliegt, zählen:

- *Sportler:* Das Problem des Mineralstoffverlustes betrifft nicht nur Leistungssportler, sondern auch Gesundheits- und Breitensportler, wenn auch in unterschiedlichem Maße. Mineralstoffverluste an Magnesium, Kalium und Natrium werden hier vor allem durch das Schwitzen verursacht. Außerdem wurde ein Mangel an Eisen und Zink festgestellt.
- *Alkoholiker:* Hier besteht ein erhöhter Bedarf an Magnesium sowie an Zink und Selen.
- *Senioren:* Der im Alter gesteigerte Calciumabbau aus den Knochen verursacht eine Erhöhung der Calciumbedarfes.

Wird er nicht gedeckt, kommt es zur Osteoporose (Knochenschwund).

- *Menschen, die eine Diät (Fastenkur) durchführen:* Hier wird, in der guten Absicht, abnehmen zu wollen, oft vergessen, daß eine Diät nicht nur zur Vitamin-, sondern auch zu einer Mineralstoffunterversorgung (besonders Magnesium und Kalium) führen kann.
  Wer sich zu einer Fastenkur entschließt, sollte wenigstens ein salzreiches Mineralwasser trinken!

Mineralstoffe als Arzneimittel

Hochdosiert werden Mineralstoffe heute als Arzneimittel zur Prophylaxe und Therapie von Mineralstoffmangelerkrankungen und -zuständen eingesetzt.
Die folgende Tabelle gibt eine Übersicht über die Anwendung wichtiger Mineralstoffe als Arzneimittel.

Mineralstoff	Anwendungsgebiete	Präparate-Empfehlung
Calcium	Osteoporose, Allergien	*Calcium-dura Filmtabletten*
Magnesium	Prophylaxe des Herzinfarkts, Prophylaxe und Therapie der durch Magnesiummangel und Streß bedingten Herzbeschwerden, Arteriosklerose	*Magnesium Tonil Kapseln* (enthalten die Kombination von Magnesium und Vitamin E)
Zink	Zur Stärkung des Immunsystems, Wundheilungsstörungen, Haarausfall, Potenzstörungen, Unfruchtbarkeit, Hauterkrankungen	*Unizink 50 Filmtabletten*
Jod	Prophylaxe und Therapie des Jodmangels	*Jodminerase 100 Tabletten*
Eisen	Anämien, durch Eisenmangel bedingte Zustände wie schnelle Ermüdbarkeit, Konzentrationsschwäche, Schwindel, Kopfschmerzen	*Rulofer N – Kapseln*
Selen	Selenmangelzustände, Prophylaxe der »Free Radical Diseases«	*Selen 50 Mikrogramm Tabletten Warnke Gesundheitsprodukte*

Spezieller Teil: Männerkrankheiten, Beschwerden und ihre natürlichen Behandlungsmöglichkeiten

Arteriosklerose – Der Tod auf Raten

»Der Mensch stirbt nicht, er bringt sich um!« Dieser sarkastische Spruch enthält viel Wahrheit. Denn durch unsere ungesunde Lebensweise verursachen wir viele Erkrankungen selbst, verringern so die Lebensqualität und verkürzen unser Leben.

Dies gilt besonders für die Arterienverkalkung (Arteriosklerose), der Hauptursache gefürchteter Durchblutungsstörungen. Abhängig vom Erkrankungsgrad reichen die Beschwerden von kalten, leicht bläulich verfärbten Fingern und Kribbeln in Armen und Beinen bis hin zu Herzinfarkt und Schlaganfall.

Doch leider tun die meisten nichts gegen die sich über Jahrzehnte entwickelnde Krankheit, bis es dann zu spät ist!

Was ist Arteriosklerose?

Arteriosklerose – eine Krankheit mit Progredienz.

Die Arteriosklerose ist eine sich langsam entwickelnde, sich ständig verschlimmernde Krankheit, die irgendwann mit der Katastrophe – dem Schlaganfall oder Herzinfarkt – endet.

Im Verlauf von Jahren lagern sich an den Wänden der Arterien (sauerstoffreiche Blutgefäße) Beläge ab, die nach und nach die Blutgefäße zusetzen und Durchblutungsstörungen in den betroffenen Organen verursachen. Besonders gefährdet sind Herz, Gehirn, Beine und Nieren.

Die sich verschlechternde Durchblutung führt zu Störungen in der Versorgung dieser Organe mit Sauerstoff und Glukose. Dies löst Funktionseinschränkungen in den betroffenen Organen aus.

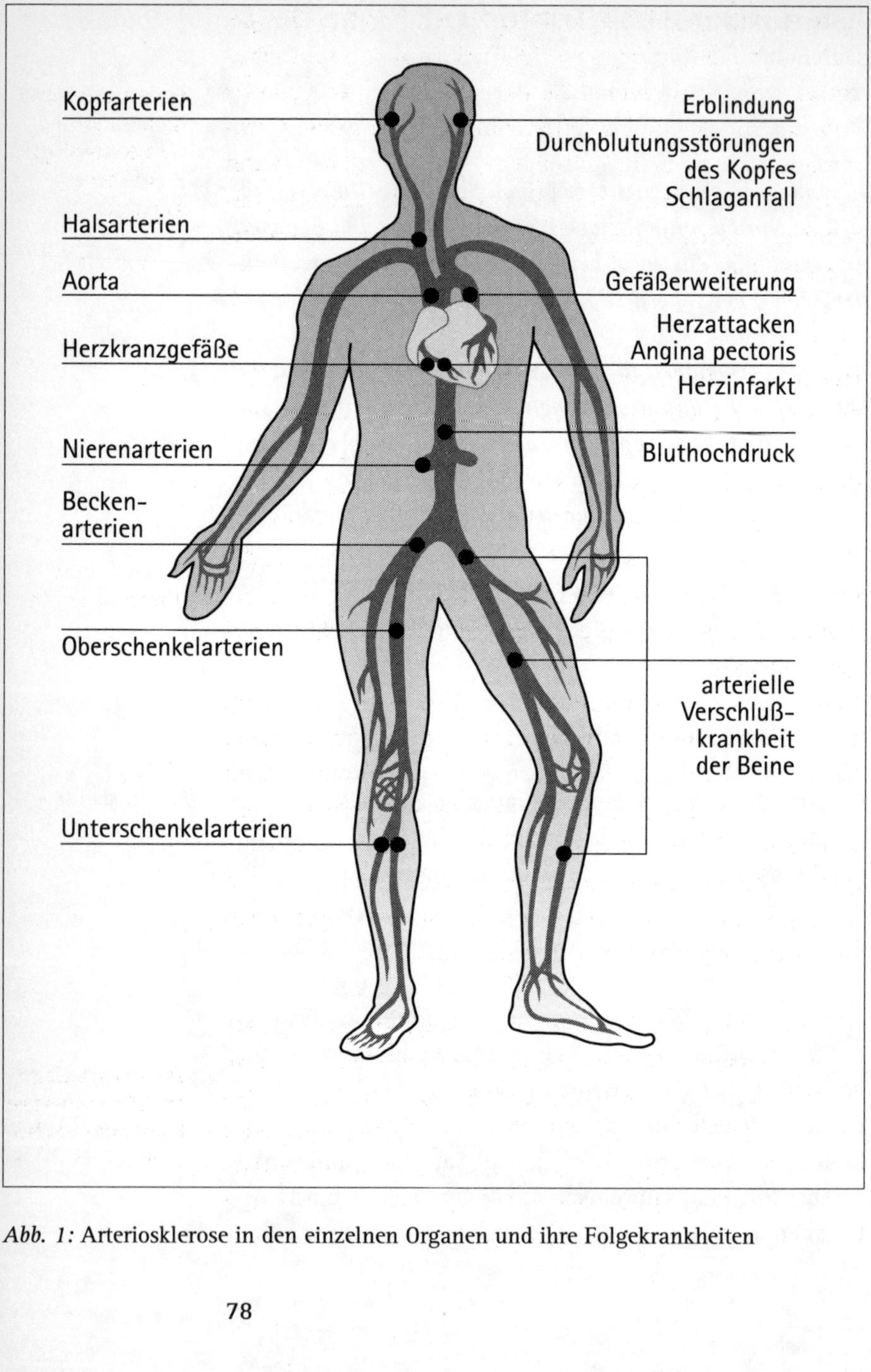

Abb. 1: Arteriosklerose in den einzelnen Organen und ihre Folgekrankheiten

Erste Anzeichen sind häufig kalte Finger, Hände und Füße. Durchblutungsstörungen im Gehirn äußern sich in Abhängigkeit vom Schweregrad als Drehschwindel, mangelndes Konzentrationsvermögen, Gedächtnisschwierigkeiten, Ohrensausen und Schlafstörungen. Zeichen ganz akuter Durchblutungsstörungen sind Sprach-, Seh- oder Hörstörungen, Verwirrtheit, Hinfallen ohne Grund oder Lähmungen einzelner Glieder.

Die Arteriosklerose ist die Ursache für altersbedingte Hirnleistungsstörungen.

Hypercholesterinämie – das Vorstadium der Arteriosklerose

Cholesterin – ein lebenswichtiger Stoff – kommt in unserem gesamten Körper vor. Wir benötigen Cholesterin als Baustein für die Zellwände (Membranen), für die Produktion von Steroidhormonen (Kortikoide, Sexualhormone), Vitamin D (Cholecalciferol) und die für die Verdauung wichtigen Gallensäuren.

Cholesterin ist lebensnotwendig.

Dabei deckt der Organismus seinen Bedarf an Cholesterin durch Eigenproduktion in der Leber und aus der Nahrung. Um es im Blut transportieren zu können, wird Cholesterin zusammen mit Eiweißen und Fetten (Triglyceride) in kugelförmigen Gebilden, den Lipoproteinen, »verpackt«. Dabei gibt es mehrere Arten von Lipoproteinen, abhängig von den unterschiedlichen Mengen ihrer Bestandteile. Hier sollen nur zwei Lipoproteine erwähnt werden:

1. *LDL (Low Density Lipoproteins):* Auch »böses Cholesterin« genannt, denn es enthält viel Cholesterin. Als LDL wird das Cholesterin von der Leber mit dem Blut zu den Körperzellen transportiert, was den Cholesterinspiegel im Blut erhöht. LDL gilt zusammen mit anderen Blutfetten (Triglyceriden), wenn es bestimmte Werte im Blut überschreitet, als Ursache der Arteriosklerose.

Die Transportform des Cholesterins im Körper ist entscheidend.

2. *HDL (High Density Lipoproteins):* Auch »gutes Cholesterin« genannt, denn es enthält wenig Cholesterin. Als HDL wird das Cholesterin mit dem Blut von den Körperzellen zur Leber transportiert, wodurch der Cholesterinspiegel im Blut gesenkt wird. Dabei nehmen die HDL auch an den Arterienwänden abgelagertes Cholesterin auf und entfernen es so aus den Arterien. Deshalb senkt ein hoher HDL-Spiegel im Blut das Risiko, an einer Arteriosklerose zu erkranken.

In Deutschland kennen bereits 58 Prozent der Erwachsenen ihren Cholesterinspiegel.

Von einer Hypercholesterinämie spricht der Arzt bei einer abnormen Erhöhung der LDL-Werte im Blut bei gleichzeitiger Erniedrigung des HDL-Spiegels.
Damit ist die Hypercholesterinämie die Ursache jeder Arteriosklerose!

Streben Sie durch eine gesunde Lebensweise einen Gesamtcholesterinwert unter 200 mg pro 100 ml Blut an.

Folgende Cholesterinwerte unseres Blutes sind wichtig:

Normalbereich	Risikobereich	Behandlungsbedürftige Hypercholesterinämie
unter 200 mg Gesamtcholesterin pro 100 ml Blut	200 bis 240 mg Gesamtcholesterin pro 100 ml Blut	über 240 mg Gesamtcholesterin pro 100 ml Blut

Bei Menschen ohne weitere Risikofaktoren besteht auch bei Gesamtcholesterinwerten im Risikobereich nur eine geringe Gefahr, an einer Arteriosklerose zu erkranken.

Außer dem gemessenen Gesamtcholesterinwert beurteilt der Arzt auch die Zusammensetzung des Cholesterins. Dabei sollte der Anteil der HDL mindestens 15 Prozent betragen. Wenn also der Cholesteringehalt im kritischen Bereich (z. B. bei 240 mg pro 100 ml Blut) liegt und noch dazu der HDL-Wert niedrig ist (beim Mann unter 35 mg pro 100 ml Blut), sollten Sie auf jeden Fall mit Ihrem Arzt darüber sprechen. Liegen die Cholesterinwerte des Blutes im Risikobereich und sind Risikofaktoren wie z. B. Rauchen vorhanden, sind häufig schon hier diätetische und therapeutische Maßnahmen notwendig.

Warum sind besonders Männer gefährdet?

Tatsache ist, daß die Cholesterinwerte bei Männern oft höher sind als die der Frauen. Damit erkranken Männer bedeutend häufiger an einer Hypercholesterinämie, die zur Arteriosklerose führt, als Frauen.

Sind Männer von Natur aus benachteiligt?

Das liegt nicht daran, daß sich vielleicht Frauen gesünder ernähren oder mehr Sport treiben als Männer. Der Grund sind die Sexualhormone! Während das männliche Sexualhormon Testosteron die HDL-Werte im Blut senkt, fördern die Östrogene der Frau die HDL-Konzentration im Blut und erniedrigen den LDL-Spiegel. Diese Schutzfunktion der Östrogene hält aber nur so lange an, wie die Frau im gebärfähigen Alter ist. Nach dem Erlöschen der Produktion der Sexualhormone, also ab den Wechseljahren der Frau, ist das Arteriosklerose-Risiko für beide Geschlechter gleich groß.

Wie es zu den krankhaften Gefäßveränderungen kommt

Im Laufe der Jahre kommt es an der Innenwand der Arterien (Intima) zu Verschleißerscheinungen. Es bilden sich kleine Risse und Löcher. An diesen Miniverletzungen lagern sich bevorzugt die LDL an.

Wenn LDL und Freie Radikale zusammentreffen.

Sind Freie Radikale im Blut vorhanden, greifen sie die LDL an, indem sie sie oxidieren. Dieser Vorgang lockt die Freßzellen (Makrophagen) unseres Immunsystems an. Sie nehmen die oxidierten LDL auf, »überfressen« sich aber daran, werden zu sogenannten Schaumzellen, die absterben und sich nicht mehr von der Gefäßwand lösen können. Die Tätigkeit der Freßzellen leitet erst richtig den Vorgang der Arteriosklerose ein!

Denn jetzt lagern sich verstärkt Blutplättchen (Thrombozyten), Gewebshormone, abgestorbene Muskelzellen, Kalksalze und Fibrin ab und bilden einen fettartigen Belag, der nach und nach die Arterien zusetzt und den Blutstrom in diesen Gefäßen immer mehr verringert.

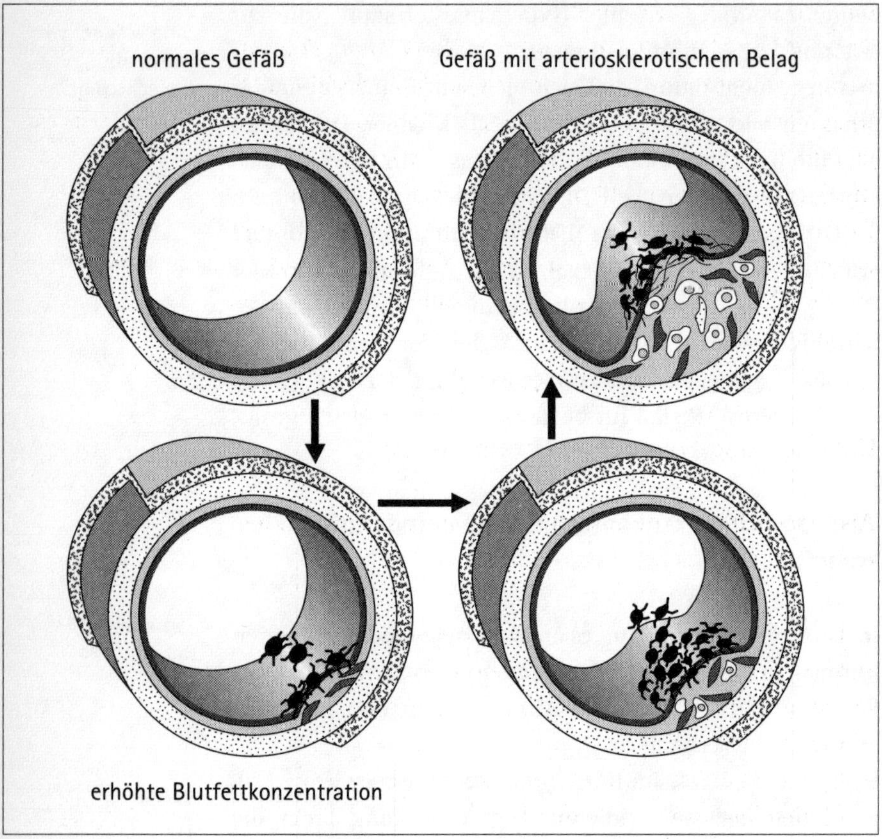

Abb. 2: Die Entstehung arteriosklerotischer Gefäßverengungen

Doch neben Cholesterin und Freien Radikalen hat die Wissenschaft jetzt noch eine andere Verbindung entdeckt, die große Bedeutung für die Arteriosklerose-Entstehung besitzt: die Aminosäure Homocystein, ein Zwischenprodukt im Stoffwechsel der Körperzellen.

Homocystein – der »Gefäßkiller«

Da bei vielen Männern ein Mangel an dem Vitamin Folsäure nachweisbar ist, kann ihr Körper das Homocystein nicht weiter abbauen. Es kommt zu einer erhöhten Konzentration im Blut. Das Homocystein schädigt jetzt die Innenwand (Intima) der Arterien und fördert die Oxidation von LDL.

Nicht nur auf Cholesterin, sondern auch auf Homocystein achten.

Experten schätzen heute, daß von einem erhöhten Homocysteinblutspiegel ein dreimal höheres Herz-Kreislauf-Risiko ausgeht als von einer erhöhten Cholesterinkonzentration.

Ursachen und Folgen der Arteriosklerose

Als Ursachen der Arteriosklerose und ihrer Folgekrankheiten gelten im wesentlichen:

- Ungesunde Ernährung (zu viel und zu fettreich)
- Bewegungsmangel (zu wenig körperliche Ausarbeitung und Sport)
- Übergewicht
- Hypercholesterinämie
- Bluthochdruck (Hypertonie)
- Alkohol
- Nikotin
- Streß
- Diabetes mellitus (Zuckerkrankheit)

Die Lebensweise ändern!

Fast alle diese Risikofaktoren werden durch eine Gemeinsamkeit vereint: dem Entstehen und Wirken Freier Radikale im Organismus. Je nachdem, welche Arterien betroffen sind, entstehen unterschiedliche Folgekrankheiten. Sie führen in den Industriestaaten die Statistik bei den Todesursachen an:

- Herzinfarkt
- Schlaganfall
- Angina pectoris (»Herzenge«)
- Herzinsuffizienz (Herzmuskelschwäche)
- Nierenversagen
- Arterielle Verschlußkrankheit (»Schaufensterkrankheit«, Claudicatio intermittens)

Wie kann man vorbeugen?

Die wichtigsten Regeln, um gesund zu bleiben:

1. Regelmäßige Gewichtskontrolle!
2. Bei Übergewicht den Kaloriengehalt der Nahrungsmittel berechnen und die Energiezufuhr einschränken!
3. Mehr Obst und Gemüse und weniger Fleisch essen!
4. Vollkornprodukte bevorzugen!
5. Stark cholesterinhaltige Lebensmittel meiden!
6. Stark fetthaltige Lebensmittel meiden!
7. Süßspeisen, Torten, Zuckerwaren, Schokolade und süße Getränke vom Speiseplan streichen!
8. Alkoholkonsum reduzieren!
9. Am besten das Rauchen aufgeben!
10. Regelmäßig den Körper bewegen, z. B. laufen statt fahren, Treppen steigen statt mit dem Fahrstuhl fahren!

Das Tückische an der Arteriosklerose ist, daß man sie nicht spürt. Begünstigt durch die Risikofaktoren, entwickelt sie sich über viele Jahre hinweg, ohne daß sich Beschwerden zeigen!
Auch wenn es in der Werbung manchmal anders dargestellt wird, so ist bis jetzt eine Therapie im Sinne einer Auflösung

der arteriosklerotischen Gefäßwandablagerungen nicht möglich.
Alle Behandlungsmaßnahmen versuchen, das Fortschreiten der Arteriosklerose aufzuhalten und die Fließeigenschaften des Blutes zu verbessern.
Deshalb besitzen alle Maßnahmen größte Bedeutung, die
1. der Vorbeugung der Arteriosklerose dienen und
2. ein Fortschreiten dieser Krankheit verhindern.

Deshalb sollten alle Männer ab 40 Jahren regelmäßig ihren Cholesterinspiegel kontrollieren lassen.
Die schon erwähnten Risikofaktoren sind zu beseitigen oder zu reduzieren. Doch das ist, wie die Praxis zeigt, leichter gesagt als getan. Menschliche Unvernunft feiert hier Triumphe: Trotz erhöhter Cholesterinwerte wird weiter geraucht, getrunken und nur das gegessen, was schmeckt. Und das in reichlichem Maße. Dabei ist schon durch eine Umstellung der Ernährung auf gesunde Kost eine Senkung des Gesamtcholesterins um 15 bis 20 Prozent möglich.
Die wichtigsten nichtmedikamentösen Maßnahmen sind:

- eine gesunde Ernährung mit vollwertiger gemischter Kost (sie sollte mindestens 35 g Ballaststoffe pro Tag enthalten)
- eine Gewichtsnormalisierung
- regelmäßige sportliche Betätigung
- Reduzierung von Alkohol und Nikotin
- Abbau von Streß

Um seinen Cholesterinspiegel im Normalbereich unter 200 mg Gesamtcholesterin pro 100 ml Blut zu halten, ist eine Aufnahme von maximal 300 mg Cholesterin pro Tag mit der Nahrung erlaubt.
Die folgende Tabelle will bei der Auswahl der geeigneten Nahrungsmittel behilflich sein:

1. Ausgewählte Nahrungsmittel mit hohem Cholesteringehalt pro 100 g Nahrungsmittel		
Nahrungsmittelgruppe	**Nahrungsmittel**	**Cholesteringehalt in Milligramm**
Milch und Milchprodukte	Schlagsahne	110
	Saure Sahne	35
	Schmand	80
	Crème fraiche	130
	Brie (50% Fett)	100
	Gouda (45% Fett)	115
	Tilsiter (45% Fett)	95
Eier	Eigelb mittelgroß	315
Fette und Öle	Butter	240
	Schweineschmalz	90
	Mayonnaise (80% Fett)	140
Fisch	Krabben	140
	Austern	265
	Miesmuscheln	150
	Bückling	90
	Aal, geräuchert	165
Fleisch	Hühnerleber	560
	Hühnerherzen	170
	Kalbsnieren	370
	Rinderleber	320
	Schinken	90
	Kamm	100
Fleisch- und Wurstwaren	Mettwurst (Braunschweiger)	85
	Jagdwurst	85
	Leberwurst, mager	85
	Speck	90
	Bratwurst	100
	Schinken	110
	Leberpastete	145
Teigwaren	Eiernudeln	95
	Blätterteiggebäck	70
	Sachertorte	160
Milch und Milchprodukte	Trinkmilch (3,5% Fett)	11
	Buttermilch	4
	Joghurt, fettarm (1,5% Fett)	5

2. Ausgewählte Nahrungsmittel mit niedrigem Cholesteringehalt pro 100 g Nahrungsmittel		
Nahrungsmittelgruppe	**Nahrungsmittel**	**Cholesteringehalt in Milligramm**
Milch und Milchprodukte	Speisequark, mager	1
	Camembert (30% Fett)	37
	Limburger (20% Fett)	30
	Harzer	6
Eier	Eiweiß	0
Fette und Öle	Margarine	7
	Sonnenblumenöl	5
	Olivenöl	1
Fisch	Makrele	70
	Scholle	50
	Seelachs	35
	Forelle	55
	Lachs	35
	Seezunge	55
	Heilbutt	50
	Rotbarsch	35
	Bismarckhering	60
Fleisch	Ente	70
	Gans	75
	Hühnerkeule	70
	Putenbrust	60
	Lamm	70
	Kalbskotelett	70
	Rinderfilet	70
	Muskelfleisch ohne Fett	70
	Schweinefilet	60
	Schweineschnitzel	70
	Schweinekotelett	70
Fleisch- und Wurstwaren	Corned beef	70
	Frankfurter Würstchen	65
	Tartar	70
Teigwaren	Vollkornnudeln und Nudeln ohne	0
	Eier	0
	Brot (Schwarzbrot, Weißbrot und Vollkornbrot)	0
	Obstkuchen	45

Bevorzugen Sie diese Lebensmittel.

Behandlungsmöglichkeiten

Phytotherapie

Warum erst zerkleinerter Knoblauch riecht.

1. Knoblauch gilt seit altersher als Mittel gegen Arteriosklerose und Alterserscheinungen. Dabei entsteht bei der Zerkleinerung der Knoblauchzehe aus der geruchlosen Aminosäure Allin durch das Enzym Allinase das Allicin. Allicin ist für den typischen Knoblauchgeruch und die Wirksamkeit verantwortlich.

   Knoblauchwirkungen wissenschaftlich nachgewiesen.

   Die Knoblauchinhaltsstoffe hemmen die körpereigene Cholesterinproduktion in der Leber, was bei regelmäßiger Anwendung zu einer Senkung des Gesamtcholesterins im Blut bis zu 23 Prozent führen kann (Senkung der LDL um 16 Prozent).

   Darüber hinaus verbessern die Knoblauchinhaltsstoffe die Fließeigenschaften des Blutes, so daß es arteriosklerotisch verengte Blutgefäße leichter passieren kann. Hinzu kommen schwach blutdrucksenkende und gefäßerweiternde Eigenschaften, die eine Arteriosklerose günstig beeinflussen.

   Ein arteriosklerotischer Effekt ist aber nur bei der täglichen Einnahme von mindestens 4 g frischer Knoblauchzwiebel über einen längeren Zeitraum (3 bis 6 Monate) zu erwarten.

   Doch das ist meist wegen der Geruchsbelästigung der Mitmenschen nicht realisierbar. Deshalb entscheiden sich viele Verbraucher heute für ein geruchsarmes Knoblauchpräparat *(Xund N Knoblauch Filmtabletten).* Es enthält das Knoblauchzwiebelöl mit allen wirksamen Inhaltsstoffen in ausreichender Dosierung.

   Xund N Knoblauch Filmtabletten sind gut verträglich und deshalb für eine Langzeitbehandlung geeignet.

Ginkgo – die älteste Pflanze auf unserer Erde

2. Ein aufwendig hergestellter Auszug (Spezialextrakt) aus den Blättern des Gingkobaumes *(Isoginkgo Filmtabletten)* wird heute erfolgreich bei arteriosklerotisch beding-

ter Leistungsschwäche des Gehirns mit den Symptomen Gedächtnis- und Konzentrationsschwäche, Schwindel, Ohrensausen, Kopfschmerzen und Stimmungslabilität mit Ängstlichkeit eingesetzt.

Aber auch bei peripheren arteriellen Durchblutungsstörungen wie der »Schaufensterkrankheit« lindern *Isoginkgo Filmtabletten* die Beschwerden und ermöglichen die Zurücklegung längerer Wegstrecken.

Voraussetzung ist die regelmäßige Einnahme von *Isoginkgo Filmtabletten* über einen längeren Zeitraum.

Die Inhaltsstoffe der Ginkgoblätter verbessern die Fließeigenschaften des Blutes. So kommt es trotz der Arteriosklerose zu einer Verbesserung der Versorgung der Gewebe mit Sauerstoff und Glucose. Außerdem wird die Verwertung dieser wichtigen Stoffe im Gewebe effektiver. Gleichzeitig bewirken die Inhaltsstoffe eine Erweiterung der Arterien und das Abfangen Freier Radikale.

Homöopathie

Ein Komplexmittel *(Jsoskleran-Tabletten)* wird bei arteriosklerotisch bedingten Durchblutungsstörungen der Herzkranzgefäße und im Gehirn angewendet. Jsoskleran-Tabletten können auch zur Vorbeugung arteriosklerotischer Gefäßveränderungen eingesetzt werden.

Vitamine

1. Da Freie Radikale eine wichtige Rolle bei der Entstehung und dem Fortschreiten der Arteriosklerose spielen, ist die Langzeit-Anwendung der antioxidativen Vitamine
   - Vitamin E *(Natürliches Vitamin E 400 I.E. Kapseln Warnke Gesundheitsprodukte)*
   - Vitamin C *(Cetebe Kapseln)*
   - Betacarotin *(Beta-Carotin 15 mg Kapseln Warnke Gesundheitsprodukte)* sinnvoll.
2. Bei jedem zweiten bis vierten Patienten mit Schlagan-

fall, Schaufensterkrankheit, chronischer Niereninsuffizienz oder Herzinfarkt ist ein erhöhter Homocysteinspiegel nachweisbar. Ursache dafür ist ein Mangel an Folsäure.

Folsäure senkt erhöhte Homocysteinwerte!

Da Folsäure wasserlöslich, hitze- und lichtempfindlich ist, kann die Versorgung durch Salate und Gemüse meist nicht gedeckt werden.

Wie groß die Arteriosklerosegefahr durch einen erhöhten Homocysteinspiegel ist, beweist die Tatsache, daß ab 1998 in den USA Grundnahrungsmittel mit Folsäure angereichert werden.

Bis es einmal bei uns soweit ist, empfiehlt es sich, Folsäure als Vitaminpräparat *(Medyn Filmtabletten)* regelmäßig einzunehmen.

Medyn Filmtabletten enthalten Folsäure in Kombination mit den Vitaminen B_6 und B_{12}. Sie unterstützen die Folsäure beim Abbau des Homocysteins.

Wichtig für einen Therapieerfolg ist die langfristige Einnahme von *Medyn Filmtabletten*, was bei der ausgezeichneten Verträglichkeit dieses Vitaminpräparates problemlos ist.

Mineralstoffe

1. Erst seit einiger Zeit ist aus wissenschaftlichen Studien bekannt, daß Vitamin-E-Mangel auf einem Magnesium-Mangel beruhen kann.

   Ist der Körper mit Magnesium unterversorgt, verkürzt sich die Lebensdauer der roten Blutkörperchen (Erythrozyten). Dabei wird verstärkt Eisen freigesetzt, was die Bildung Freier Radikale fördert. Um diese Freien Radikale unschädlich zu machen, werden erhöhte Mengen an Vitamin E verbraucht, was einen Vitamin-E-Mangel im Körper verursachen kann.

   Deshalb ist sowohl zur Vorbeugung als auch zur Behandlung der Arteriosklerose und ihrer Folgeerkrankun-

gen die Einnahme einer Kombination von Magnesium und Vitamin E *(Magnesium Tonil Kapseln)* zu empfehlen.
Außerdem beeinflußt eine hohe Magnesiumkonzentration im Körper günstig erhöhte Cholesterinwerte, ein weiteres Argument für die Anwendung von *Magnesium Tonil Kapseln* als »Gefäßschutz«.

2. Leider sind viele Böden durch eine Überdüngung ausgesprochen selenarm. Damit ist die für den Körper wichtige Versorgung mit Selen über die Nahrungskette unsicher. Selen hat als Bestandteil des Enzyms Glutathionperoxidase große Bedeutung bei der schnellen Neutralisation Freier Radikale.
Um die kontinuierliche Versorgung des Organismus mit diesem Spurenelement zu sichern, ist die Einnahme eines Selenpräparates *(Selen 50 Mikrogramm Tabletten Warnke Gesundheitsprodukte)* sinnvoll.

Herzerkrankungen und Schlaganfall – Vorbeugen ist besser als Heilen

Herz-Kreislauf-Erkrankungen waren auch 1995 mit 55 Prozent aller Sterbefälle nach wie vor die häufigste Todesursache in Deutschland.
Etwa 250 000 Menschen erleiden jährlich einen akuten Herzinfarkt, den rund 90 000 Erkrankte nicht überleben. Dabei ist das Risiko, eine Herzkrankheit zu entwickeln, bei Männern viermal größer als bei Frauen, und die Gefahr daran zu sterben, ist für Männer doppelt so groß.
Hierbei gilt die Faustregel: Je älter ein Mensch ist, desto größer ist sein Risiko, einen Herzinfarkt nicht zu überleben.

Im Normalfall wartungsfrei

Unser etwa 400 g schweres Herz ist nur wenig größer als eine Faust. Es stellt ein Hohlorgan mit einem Herzmuskel (Myokard) dar. Das Blut fließt aus dem Körper in die zwei rechten Herzkammern, die es in die Lunge pumpen, wo es mit Sauerstoff angereichert wird. Von dort aus gelangt es in die zwei linken Herzkammern, die es durch die größte Arterie, die Aorta, in den Körper pumpen.
Um die Herztätigkeit zu gewährleisten, verbraucht der Herzmuskel 10 bis 20 Prozent der gesamten Körperenergie. Er gewinnt sie durch den Abbau von energiereichen Substanzen wie Glukose, Milchsäure und Fettsäuren, wobei er viel Sauerstoff benötigt.
Beachtlich, was unser »Motor« dafür leistet: Er schlägt etwa 100 000mal pro Tag und bewegt dabei in einer Minute 5 Liter Blut. Und das ohne Pause ein Leben lang!

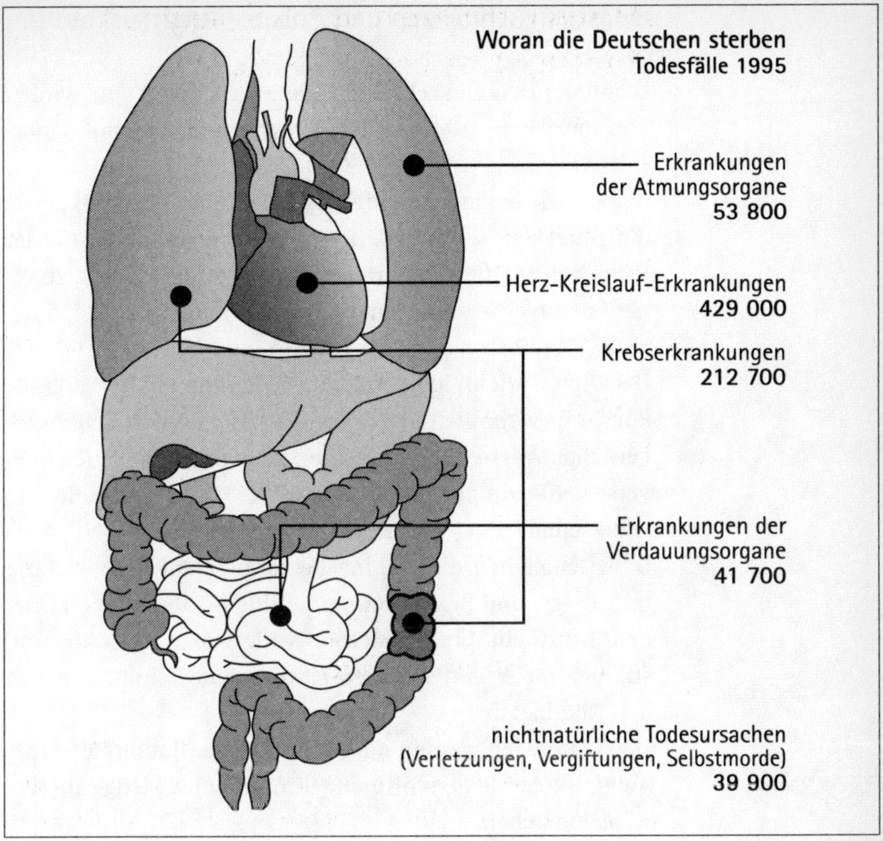

Abb. 3: Die häufigsten Todesursachen in Deutschland

Bei starker körperlicher Beanspruchung kann das Herz seine Leistung sogar auf bis das Fünffache steigern.
Obwohl unser Herz seine lebenslange Tätigkeit im Normalfall zuverlässig und »wartungsfrei« ausübt, tun wir vieles, was ihm schadet, zu Herzkrankheiten führt und unser Leben verkürzt!

Belastungsschmerzen und Angst – Angina pectoris

Damit der Herzmuskel seine Tätigkeit erfüllen kann, wird er von speziellen Arterien, den Herzkranzgefäßen, mit Sauerstoff versorgt.

Bildet sich in den Herzkranzgefäßen eine Arteriosklerose (Koronarsklerose), dann kommt es zu einer Behinderung der Durchblutung der Herzkranzgefäße. Sie führt häufig zu einer unzureichenden Sauerstoffversorgung des Herzmuskels.

Der Arzt spricht hier von einer »koronaren Herzerkrankung«. Bei erhöhten Leistungen des Herzens, z. B. bei körperlichen Anstrengungen, kann die mangelnde Sauerstoffversorgung ein plötzliches Gefühl der »Brustenge« oder des »Herzschmerzes« (Angina pectoris) auslösen.

Dabei entstehen die Angina-pectoris-Schmerzen – häufig mit Angst- und Beklemmungsgefühlen verbunden – hinter dem Brustbein, breiten sich über die ganze Brust aus und strahlen meist in den linken Arm, in eine Schulter oder in den Oberbauch aus.

Die Schmerzen werden durch Stoffwechselprodukte verursacht, die bei Sauerstoffmangel in größerer Menge im Gewebe entstehen.

Nach 5 bis 30 Minuten verschwinden die Beschwerden wieder, wenn der Betroffene sich ausruht.

Die Angina pectoris ist vorwiegend eine Männerkrankheit!

Die stabile oder belastungsabhängige Angina pectoris wird, außer durch körperliche Aktivitäten, auch durch Streß, Aufregung, ausgiebige Mahlzeiten und extremen Temperaturwechsel ausgelöst.

Eine andere Form, die instabile Angina pectoris, kann aber auch in Ruhe oder sogar während des Schlafens entstehen.

Eine Angina pectoris muß vom Arzt behandelt werden! Für den Angina-pectoris-Anfall sollte der Kranke immer den vom Arzt verordneten Spray griffbereit haben.

Kommt oft am Morgen – der Herzinfarkt

Die Ursache für einen Herzinfarkt ist meist ein Blutgerinnsel, das ein Herzkranzgefäß verstopft. Dies ist um so leichter möglich, wenn die Herzkranzgefäße ohnehin schon arteriosklerotisch verengt sind.

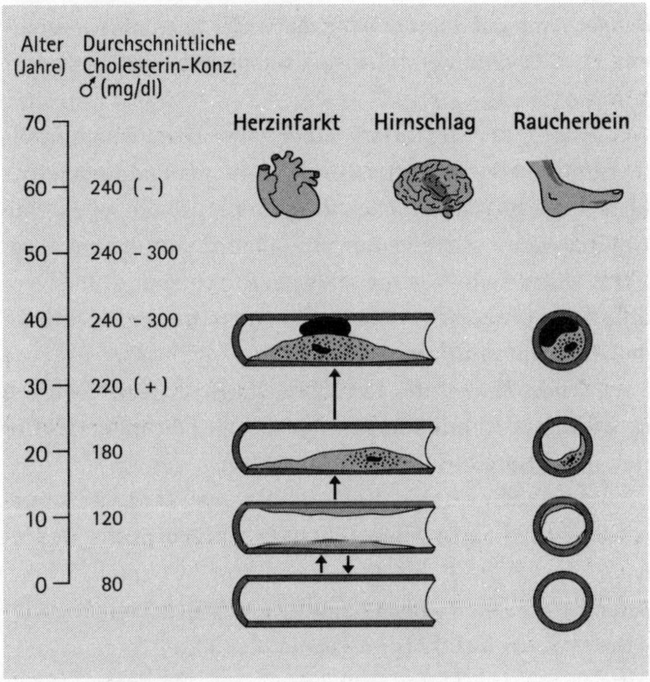

Abb. 4: Langsame Entwicklung einer Arteriosklerose im Laufe des Lebens beim Mann

Durch die Verstopfung des Herzkranzgefäßes erhält ein Teil des Herzmuskels keinen Sauerstoff mehr und stirbt ab. Die häufigste Todesursache dabei ist der plötzliche Herztod, auch Herzschlag genannt. Er ist meist die Folge des »Kammerflimmerns«.

Dabei beginnt das Herz, um den Leistungsausfall auszugleichen, rasend schnell, bis 500mal in der Minute, zu schlagen. Doch es wird kein Blut mehr befördert, und der Kreislauf bricht völlig zusammen.

Bekannt sind auch leichtere Formen des Herzinfarkts, die unter Umständen gar nicht als Infarkt vom Betroffenen erkannt werden. Man spricht hier vom »stummen« Infarkt, der – wenn überhaupt – erst bei einer späteren Untersuchung, z. B. durch ein Elektrokardiogramm (EKG), erkannt wird.

Wichtig ist in jedem Fall, immer die Telefonnummer des Ärztlichen Notdienstes bereit zu haben.

Auch wenn der Herzinfarkt unerwartet und schlagartig – meist morgens – auftritt, ist er doch nur der Endpunkt einer über Jahre fortschreitenden Arteriosklerose. Dabei ist eine Angina pectoris häufig nur eine Station auf diesem Weg. Doch leider sind hier viele Männer leichtsinnig und verdrängen auftretende Herzbeschwerden in der Hoffnung, daß sie ja nur vorübergehend sind!

Hier einige Zahlen der traurigen Statistik, geordnet nach dem Lebensalter aus dem Jahr 1993, wobei die Mehrzahl der Herzinfarkttoten in Deutschland Männer waren:

Alter bis	34 Jahre	258 Tote
Alter	35 bis 44 Jahre	1 297 Tote
Alter	45 bis 49 Jahre	1 439 Tote
Alter	50 bis 54 Jahre	3 164 Tote
Alter	55 bis 59 Jahre	5 247 Tote
Alter	60 bis 64 Jahre	8 012 Tote
Alter	65 bis 69 Jahre	10 732 Tote
Alter	70 bis 74 Jahre	13 512 Tote
Alter	75 bis 79 Jahre	13 009 Tote
Alter	80 bis 84 Jahre	17 677 Tote
Alter	85 und älter	14 711 Tote

Kommt es in den frühen Morgenstunden zum Herzinfarkt, dann alarmieren die Erkrankten oft nicht sofort den Arzt,

weil sie die Schmerzen nicht richtig einordnen können oder für einen Angina-pectoris-Anfall halten. Deshalb warten sie lieber, bis ihr Arzt die Praxis öffnet.
Dabei ist die ärztliche Hilfe besonders in den ersten Stunden nach dem Infarkt für das Überleben von größter Wichtigkeit! Alarmieren Sie sofort bei folgenden Beschwerden den Arzt und warten Sie nicht ab, ob vielleicht die Schmerzen von allein nachlassen:

- Plötzlich auftretender, heftiger Schmerz und Druck hinter dem Brustbein mit »schraubstockartigen« Beengungsgefühlen. (Länger anhaltend und heftiger als bei Angina pectoris)
- Ausstrahlen des Schmerzes in die linke oder rechte Schulter, den linken Arm, Unterkiefer, Hals und Oberbauch
- Todesangst
- Kalter Schweiß
- Blässe, fahle Gesichtsfarbe
- Unregelmäßiger Puls
- Nitroglycerin-Präparate (Spray, Kapseln), die bei Angina pectoris schnell helfen, wirken auch nach 20 oder 30 Minuten nicht.

Bis zum Eintreffen des Notarztes können folgende Maßnahmen lebensrettend sein:

Das sollten alle Angehörigen und Lebenspartner von Herzinfarkt-Gefährdeten beherzigen.

- Den Erkrankten auf den Rücken legen, den Nacken nach hinten beugen!
- Durch Nase oder Mund des Kranken Luft einblasen!
- Um den Herzrhythmus zu normalisieren (Puls fühlen), hilft oft schon ein kräftiger Faustschlag auf das untere Brustbein.

  Zeigt diese Maßnahme keinen Erfolg, muß mit der Herzmassage begonnen werden. Dabei mit den übereinandergelegten Handballen rhythmisch – am besten im Sekundentakt – kräftig auf die untere Hälfte des Brustbeins drücken, so daß diese federnd ein Stück eingedrückt wird. Hierbei auch das Gewicht des eigenen Oberkörpers einsetzen.

Der Notarzt wird, wenn der Patient bei Bewußtsein ist, beruhigende und schmerzstillende Mittel verabreichen. Dann die Herzrhythmusstörungen behandeln, um den Patienten ins Krankenhaus transportieren zu können.
Auf der Intensivstation wird alles unternommen, um das verschlossene Herzkranzgefäß so schnell wie möglich zu öffnen. Dazu werden spezielle Mittel gespritzt, die das Blutgerinnsel auflösen, das den Infarkt ausgelöst hat. Eine Behandlung, die als Lysetherapie bezeichnet wird.
Die ärztliche Hilfe muß möglichst innerhalb der ersten zwei Stunden nach dem Infarkt einsetzen. Auch bis zur fünften Stunde sind die Aussichten auf einen Erfolg der Lysetherapie noch gut. Doch danach verschlechtern sie sich rapide.
Ist die Akutphase überstanden, dann kommt der Patient in der Regel nach zwei Tagen von der Intensiv- auf die normale internistische bzw. kardiologische Station. Hier geht es vorwiegend um die körperliche und psychische Wiederherstellung des Patienten. Ist diese Behandlung erfolgreich, dann kann der Infarktpatient nach rund drei Wochen das Krankenhaus verlassen.
Es folgt die Rehabilitation, die viele als der Beginn eines neuen Lebens empfinden.

Wenn das Herz »müde« wird – Herzinsuffizienz

Bei der Herzschwäche, auch Herzinsuffizienz genannt, ist das geschwächte Herz nicht mehr in der Lage, alle Organe ausreichend mit Blut und damit mit Sauerstoff zu versor-

gen. Erste Anzeichen sind Atemnot bei körperlichen Anstrengungen, blaue Lippen, leichte Ermüdbarkeit und verminderte körperliche und geistige Leistungsfähigkeit.
Je nachdem, welche Herzkammer (Ventrikel) geschwächt ist, treten unterschiedliche Beschwerden auf:
Bei einer Schwäche der *linken Herzkammer (Linksinsuffizienz)* kommt es zu Blutstauungen in der Lunge, die eine Atemnot – im Liegen, nachts –, das Herzasthma, auslösen. Deshalb schlafen viele Kranke lieber im Sitzen.
Die Schwäche der *rechten Herzkammer (Rechtsinsuffizienz)* führt zu Flüssigkeitsansammlungen im Gewebe (Ödeme), die sich als geschwollene Füße und Beine oder als Flüssigkeitsansammlungen im Bauchraum bemerkbar machen.
Während des Schlafens erholt sich das Herz und versucht Ödeme abzubauen, was sich durch häufigen nächtlichen Harndrang (Nykturie) äußert.
Rechts- und Linksinsuffizienz bestehen selten allein. Meist sind beide Herzkammern davon betroffen. Der Arzt spricht dann von einer globalen Herzinsuffizienz.
Ursachen für eine Herzinsuffizienz sind: eine altersbedingte Abnahme der Herzfunktion, Bluthochdruck, eine Entzündung des Herzmuskels, Koronarsklerose, Herzinfarkt, Überlastung, Alkohol und Medikamente.

Wenn das Gehirn der Schlag trifft – Schlaganfall

Der Schlaganfall oder Gehirnschlag (Apoplexia cerebri) ist nach Herz- und Krebskrankheiten die dritthäufigste Todesursache in den westlichen Industrieländern.
Rund 170 000 Menschen erleiden jährlich in Deutschland einen Schlaganfall. Davon überleben ca. 100 000 Menschen diese Krankheit nicht.
In siebzig Prozent der Fälle verschließt ein Blutgerinnsel eine Hirnarterie. Als Folge des Sauerstoffmangels tritt ein

Untergang von Gehirnzellen ein. 20 Prozent der Schlaganfälle gehen auf Gehirnblutungen infolge eines Gefäßrisses – ausgelöst durch Bluthochdruck – zurück.
Der Schlaganfall führt zum Untergang von Nervenzellen im Gehirn, was sich in Funktionsstörungen bestimmter Hirnareale äußert. Deshalb treten beim Schlaganfall Symptome wie Lähmungen, Seh- und Sprachstörungen, Ausbruch von kaltem Schweiß, Bewußtseinsstörungen, Schwindel oder Krampfanfälle auf.
Das Risiko für einen Schlaganfall steigt extrem an, wenn mehrere Faktoren, z. B. Bluthochdruck und Rauchen, zusammenkommen. Auch Diabetiker gelten als besonders gefährdet. Von einem Schlaganfall wurden in den vergangenen Jahren zunehmend jüngere Menschen betroffen. Rund 17 000 Schlaganfallopfer waren dabei jünger als 45 Jahre. Eine Erklärung für diese verhängnisvolle Entwicklung gibt es noch nicht. Wie beim Herzinfarkt so kündigt sich auch ein Schlaganfall durch bestimmte Vorboten an: Kopfschmerzen, Drehschwindel, Konzentrationsschwierigkeiten und nächtliche Schlaflosigkeit.

Je nach Dauer der Symptome – mehr oder weniger als 24 Stunden – werden verschiedene Formen des Schlaganfalls unterschieden.

Die nächste Gefahrenstufe ist erreicht, wenn sich konkretere Beschwerden einstellen, wie z. B. Mißempfindungen (Taubheitsgefühl, Pelzigsein, Kribbeln) in Gesicht, Armen und Beinen, Sprach- und Sehstörungen, unerklärbare Übelkeit und Bewußtseinsstörungen.
Diese Störungen dauern oft nur wenige Sekunden oder Minuten, können allerdings mehrmals hintereinander auftreten. Meist bilden sie sich innerhalb von 24 Stunden wieder zurück. Verursacht werden sie durch vorübergehende Durchblutungsstörungen im Gehirn. Sie sind ein echtes Alarmsignal, denn 40 Prozent der Betroffenen erleiden danach einen Schlaganfall!
Gehen Sie deshalb beim Auftreten dieser Beschwerden unbedingt zum Arzt!

Das ist beim Schlaganfall zu tun:

- Sofort den Notarzt rufen!
- Den Kranken auf die Seite legen und beengende Kleidung lockern.
- Etwa vorhandene Zahnprothese aus dem Mund nehmen.
- Frische Luft ins Zimmer lassen, aber Vorsicht vor Unterkühlung des Kranken.
- Atmung und Puls kontrollieren! Wenn nötig, Atemspende und Herzmassage durchführen.

Auch wenn ein Schlaganfall in den seltensten Fällen weh tut, so verhindert eine schnelle ärztliche Hilfe, daß größere Hirnteile geschädigt werden. Der Arzt führt deshalb über eine Nasensonde dem Gehirn Sauerstoff zu und leitet eventuell eine künstliche Beatmung ein, bevor im Krankenhaus die weitere Behandlung übernommen wird.
Wurde der Schlaganfall überlebt, bleiben meist Lähmungen einer Körperhälfte zurück, das Sprech- und Schluckvermögen kann gestört sein. Durch eine anschließende Rehabilitation, zu der besonders Massagen und Bewegungsübungen gehören, kann eine teilweise Rückbildung dieser neurologischen Ausfallserscheinungen erreicht werden.

Behandlungsmöglichkeiten der koronaren Herzerkrankungen und des Schlaganfalls

Phytotherapie

1. Eine alte und bewährte Heilpflanze der asiatischen Volksmedizin ist der Ginkgobaum. Aus seinen Blättern wird heute ein Spezialextrakt *(Isoginkgo Filmtabletten)* gewonnen. Seine Inhaltsstoffe verbessern die Fließeigenschaften und die Strömungsgeschwindigkeit des Blutes, vermindern über eine Verringerung der Blutge-

rinnung die Bildung von Blutgerinnseln und führen zu einer schwachen Erweiterung der Arterien.

Dadurch werden arteriosklerotisch verengte Blutgefäße – besonders im Gehirn – besser durchblutet.

Deshalb gilt Ginkgospezialextrakt *(Isoginkgo Filmtabletten)* heute in der Medizin als wertvolles Naturarzneimittel sowohl zur Vorbeugung als auch zur Nachbehandlung des Schlaganfalls. Die längere, regelmäßige Einnahme dieses Präparates führt zu einer deutlichen Besserung durchblutungsbedingter Störungen der Gehirntätigkeit wie nachlassender Gedächtnisleistungen, Konzentrations- und Reaktionsfähigkeit, Schwindel, Ohrensausen, Kopfschmerzen und Stimmungslabilität mit Ängstlichkeit.

2. Der wichtigste Inhaltsstoff des Knoblauchs ist das Allicin. Es wirkt sich positiv auf erhöhte Cholesterinwerte im Blut aus, verbessert die Fließeigenschaften des Blutes und verhindert die Oxidation des »bösen Cholesterins« (LDL) durch Freie Radikale, ein Vorgang, der für die Entwicklung einer Arteriosklerose von großer Bedeutung ist.

   Deshalb dient die regelmäßige Einnahme eines Knoblauchpräparates *(Xund N Knoblauch Filmtabletten)* der Arterioskleroseprophylaxe. Kann aber auch das Fortschreiten einer Arteriosklerose stoppen und damit vor den lebensgefährlichen Folgeerkrankungen wie Herzinfarkt und Schlaganfall schützen.

   Voraussetzung für einen Behandlungserfolg ist die regelmäßige Einnahme von *Xund N Knoblauch Filmtabletten* über einen längeren Zeitraum, was bei der guten Verträglichkeit dieses Naturheilmittels problemlos möglich ist.

Vor allem in Gegenden mit hohem Knoblauchkonsum finden sich viele rüstige, alte Menschen.

3. Der Weißdorn gilt heute als wertvolle Heilpflanze zur Behandlung einer leichten bis mittleren Herzinsuffizienz (Stadium I und II) und einer leichten stabilen Angina

pectoris (ist aber nicht zur Anfallsbehandlung geeignet!) Auch bei Herzbeschwerden nach Krankheiten oder Überlastung (funktionelle Herzbeschwerden) erweist sich diese Heilpflanze als hilfreich.
Ein Auszug (Extrakt) aus den Weißdornblättern und -blüten *(Cordapur Dragees, Cordapur Tropfen)* stärkt die Herzkraft und verbessert die Durchblutung der Herzkranzgefäße, so daß Druck- und Beklemmungsgefühle in der Herzgegend, Kurzatmigkeit, Herzklopfen, Hustenanfälle und nächtliches Wasserlassen abnehmen.
Bei Angina pectoris kann *Cordapur* die Anzahl und Schwere der Anfälle reduzieren.
Voraussetzung für einen Behandlungserfolg ist die längere, regelmäßige Einnahme des Weißdornextrakts *(Cordapur)*, was bei der guten Verträglichkeit keine Probleme bereitet.

Homöopathie
Bei beginnender Herzleistungsschwäche (Herzinsuffizienz) und Angina pectoris ist ein Komplexmittel *(Floricard Lösung)* zu empfehlen, das in der Homöopathie bewährte herzwirksame Bestandteile wie Königin der Nacht, Meerzwiebel, Besenginster, Weißdorn, Melisse u. a. enthält.

Vitamine
Da Herzinfarkt, Angina pectoris und Schlaganfall die Folgeerkrankungen der Arteriosklerose darstellen, ist besonders im Rahmen einer Prophylaxe die Anwendung der antioxidativen Vitamine

- Vitamin E *(Natürliches Vitamin E 400 I.E. Kapseln Warnke Gesundheitsprodukte)*
- Vitamin C *(Cetebe Kapseln)*
- Provitamin A *(Beta-Carotin 15 mg Kapseln Warnke Gesundheitsprodukte)* zu empfehlen.

Magnesium besitzt heute eine große Bedeutung in der Prophylaxe und Therapie von Herzerkrankungen. So verbessert Magnesium durch eine Erweiterung der Herzkranzgefäße die Sauerstoff- bzw. Energieversorgung des Herzens und schützt das Herz vor zu starker Belastung und Streß.

Außerdem beugt Magnesium Verkrampfungen der Herzkranzgefäße vor.

Gerade die Kombination von Magnesium und Vitamin E *(Magnesium Tonil Kapseln)* gehört heute zu den wichtigen Möglichkeiten, einem Herzinfarkt vorzubeugen.

Weiterhin gelten *Magnesium Tonil Kapseln* als bewährtes Mittel zur Behandlung von Durchblutungsstörungen des Herzmuskels (koronare Herzkrankheit, Angina pectoris), Herzrhythmusstörungen und funktionellen Herzbeschwerden.

Das können Sie vorbeugend gegen Herzerkrankungen und Schlaganfall selbst tun:

- Achten Sie auf Schmerzen in der Brust. Sie können erste Anzeichen einer koronaren Herzerkrankung sein. Gehen Sie unverzüglich zum Arzt!
- Wer es schafft, auf den Griff zum Glimmstengel zu verzichten, wird nach 5 Jahren mit einem 50 bis 70 Prozent niedrigeren Herzinfarktrisiko im Vergleich zu Rauchern belohnt.
- Lassen Sie regelmäßig Ihren Cholesterinspiegel bestimmen, vor allem nach dem 45. Lebensjahr. Jedes Prozent, um das der Cholesterinspiegel gesenkt wird, vermindert das Infarktrisiko um 2 bis 3 Prozent.
- Körperliche Ausarbeitung oder regelmäßiger Sport reduzieren das Infarktrisiko im Vergleich zum »Stubenhocker« um 45 Prozent.

- Schon 20 Prozent Übergewicht erhöhen das Infarktrisiko um 35 bis 55 Prozent. Achten Sie deshalb auf Ihr Gewicht!
- Viel Alkohol erhöht die Infarkt- und Schlaganfallgefahr. Dagegen senkt nur »ein Gläschen in Ehren« das Infarktrisiko um 25 bis 45 Prozent.
- Bauen Sie Streß ab!
- Versuchen Sie ein normales Verhältnis zwischen Beruf, Familie und dem »eigenen Ich« zu finden.
- Auch wenn Ihnen Ihr Bluthochdruck keine Beschwerden verursacht, lassen Sie ihn ärztlich behandeln. Setzen Sie die verordneten Medikamente nicht eigenmächtig ab!

Alkohol als Medizin – French Paradox

Fast jedem Menschen ist bekannt – und auch in diesem Buch wird öfters darauf hingewiesen –, daß erhöhter, regelmäßiger Alkoholkonsum zu vielfältigen gesundheitlichen Schäden führt.
Deshalb wurden Untersuchungen, die die niedrige Krankheits- und Sterberate der Franzosen bei Herz-Kreislauf-Erkrankungen mit ihrem Weingenuß begründeten, in der Gelehrtenwelt erst einmal belächelt. Doch inzwischen lacht keiner mehr!

Was ist French Paradox?

»Wein ist Milch für alte Männer!« So ein alter Spruch.

Die Monica-Studie, ein Projekt der Weltgesundheitsorganisation zur Erforschung von Herz-Kreislauf-Erkrankungen, brachte es an den Tag: Frankreich hat unter den Industriestaaten nach Japan die zweitniedrigste Sterberate bei der koronaren Herzkrankheit (KHK). Und das, obwohl die Franzosen bei den Risikofaktoren wie Rauchen und hoher Cholesterinspiegel am schlechtesten abschneiden.
Dieser Widerspruch wird als »French Paradox« bezeichnet.

Weiß oder rot? – das ist hier die Frage

Nach französischen Angaben ist die Sterblichkeitsrate bei Herz-Kreislauf-Erkrankungen 30 bis 50 Prozent niedriger als in anderen europäischen Ländern.
Dieses Phänomen läßt sich heute mit dem regelmäßigen, aber mäßigen Weinkonsum der Franzosen erklären.

Für den herzschützenden Effekt werden im Wein befindliche Flavonoide, wie z. B. Catechin, Quercetin, Tannin, Gallussäure und das nur im Wein enthaltene Resveratrol, verantwortlich gemacht.

Dabei steigern die Wein-Flavonoide das »gute« Cholesterin (HDL) im Blut des Menschen und senken gleichzeitig die Konzentration des »bösen« Cholesterins (LDL). Außerdem zeigen die Flavonoide Radikalfängereigenschaften, wobei sie die Wirkung von Vitamin E übertreffen sollen.

Sie senken weiterhin den Sauerstoffbedarf der Zellen und verbessern die Fließeigenschaften des Blutes. Alles Wirkungen, die eine Arteriosklerose und damit Bluthochdruck, Herzinfarkt und Schlaganfall verhindern helfen. In den Atemwegen und auf der Haut entwickeln die Flavonoide bakterien- und virentötende Eigenschaften, steigern so die Immunabwehr und schützen vor Erkältungen. Obwohl die Konzentration der Flavonoide im Rotwein höher als im Weißwein ist, werden die Weißwein-Flavonoide vom Körper besser aufgenommen. Das scheint den höheren Gehalt der Flavonoide im Rotwein auszugleichen.

Der Ernährungswissenschaftler Nicolai Worm aus München formulierte es so: »Rotwein den Vorzug zu geben ist wissenschaftlich nicht begründet.«

Die Dosis ist entscheidend

Schon Paracelsus, der große Arzt des ausgehenden Mittelalters, machte eine Entdeckung, die bis heute nichts von ihrer Bedeutung in der Medizin verloren hat: Ob eine Substanz als Arzneimittel oder als Gift wirkt, hängt von der verabreichten Menge (Dosis) ab.

Wieder einmal gilt: »Zuviel des Guten ist ungesund.«

Und genau das trifft auch für den Alkohol und damit für das Weintrinken der Franzosen zu.

Die Trinkkultur ist für Elisabeth Holmgren, Wine Institute

San Francisco, für die herzschützende Wirkung verantwortlich: »In den Mittelmeerländern trinkt man täglich zu den Mahlzeiten ein oder zwei Gläser Wein, selten mehr.«
Damit ist die regelmäßige Anwendung des Arzneimittels Wein gewährleistet. Und auch die Menge ist noch nicht im gesundheitsschädigenden Bereich.
Das optimale Quantum Wein liegt heute laut Ernährungswissenschaftler Worm bei 0,3 Litern Wein pro Tag für Frauen und bei 0,4 Litern für Männer. Damit ist eine Flasche Wein pro Tag (0,7 Liter) die »therapeutische Dosis« für ein Paar.
Die in Kopenhagen zwölf Jahre lang durchgeführte »City Heart Study« mit 13 000 Teilnehmern kam zu folgenden Ergebnissen: »Wer nie Wein trank, hatte ein doppelt so hohes Sterberisiko wie der, der täglich Wein trank. Bei einer Tagesdosis von 0,3 bis 0,5 Litern war die Rate der tödlichen Herzinfarkte im Vergleich zur Abstinenz sogar um 56 Prozent erniedrigt.«
Doch Achtung! Wird die tägliche Weinration erhöht, nehmen die Sterbefälle wieder zu.

Die Geschlechtsorgane des Mannes

Es ist eine Tatsache: Männer wissen – im Gegensatz zu Frauen – erschreckend wenig über ihre eigenen Geschlechtsorgane.
Dabei leben wir in einer Zeit, die keine Tabuthemen mehr zuläßt.
Hat die sexuelle Revolution in den Köpfen der Männer vielleicht noch nicht stattgefunden? Oder schickt es sich immer noch nicht, über Störungen und Krankheiten der Genitalien zu sprechen, weil das nicht zum Bild vom starken Geschlecht paßt?
Doch das Leben zwingt jeden Mann, sich irgendwann einmal auch mit diesem Teil seines Körpers zu beschäftigen. Hierfür und auch zum besseren Verständnis der nachfolgenden Kapitel sind diese Ausführungen gedacht!

Die Geschlechtsorgane des Mannes haben vielfältige Aufgaben:
- Sie produzieren die Samenzellen.
- Sie produzieren Sexualhormone.
- Sie bilden Sekrete, die der Gleitfähigkeit der Geschlechtsorgane beim Geschlechtsverkehr dienen.
- Die äußeren Geschlechtsorgane ermöglichen die geschlechtliche Vereinigung (Geschlechtsakt, Koitus, Beischlaf).

Innere und äußere männliche Geschlechtsorgane

Sowohl bei der Frau als auch beim Mann unterscheidet man innere und äußere Geschlechtsorgane.
Zu den inneren Geschlechtsorganen des Mannes, also den äußerlich nicht sichtbaren Organen, gehören:

- die *Hoden*
- die *Nebenhoden*
- die *Samenleiter* und
- die *Geschlechtsdrüsen*,
  zu denen die Vorsteherdrüse (Prostata), die Samenbläschen (oder Bläschendrüsen) und die Cowperschen Drüsen gezählt werden.

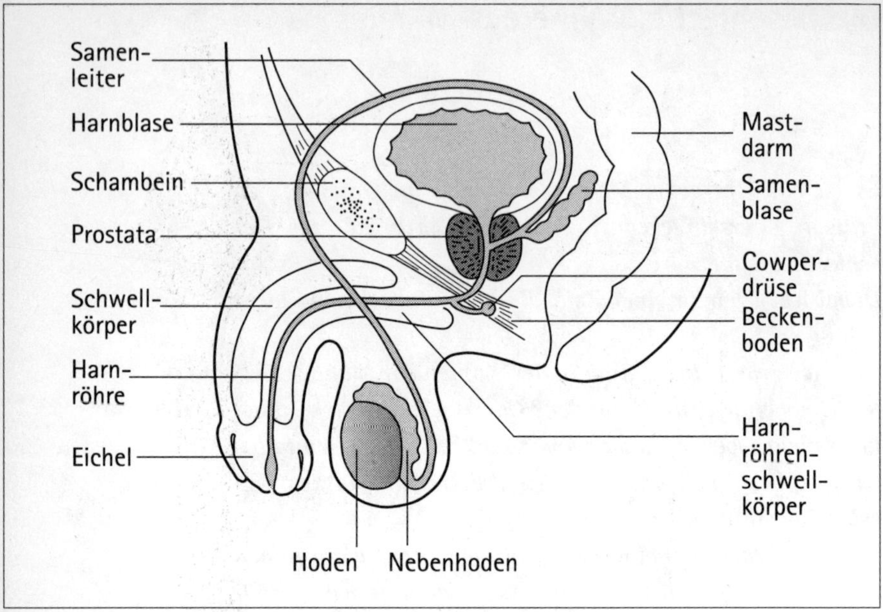

Abb. 5: Die Geschlechtsorgane beim Mann

Zu den äußeren Geschlechtsorganen, also den äußerlich sichtbaren Organen, gehören:

- das *männliche Glied (Penis)*, in dem Harn- und Samenweg gemeinsam verlaufen, und
- der *Hodensack*

Die Hoden (Testes)

Die zwei eiförmigen Hoden stellen die männlichen Keimdrüsen dar. Die Hoden liegen getrennt voneinander im schützenden Hodensack.
Die Hoden gelten als außerordentlich schmerz- und druck-

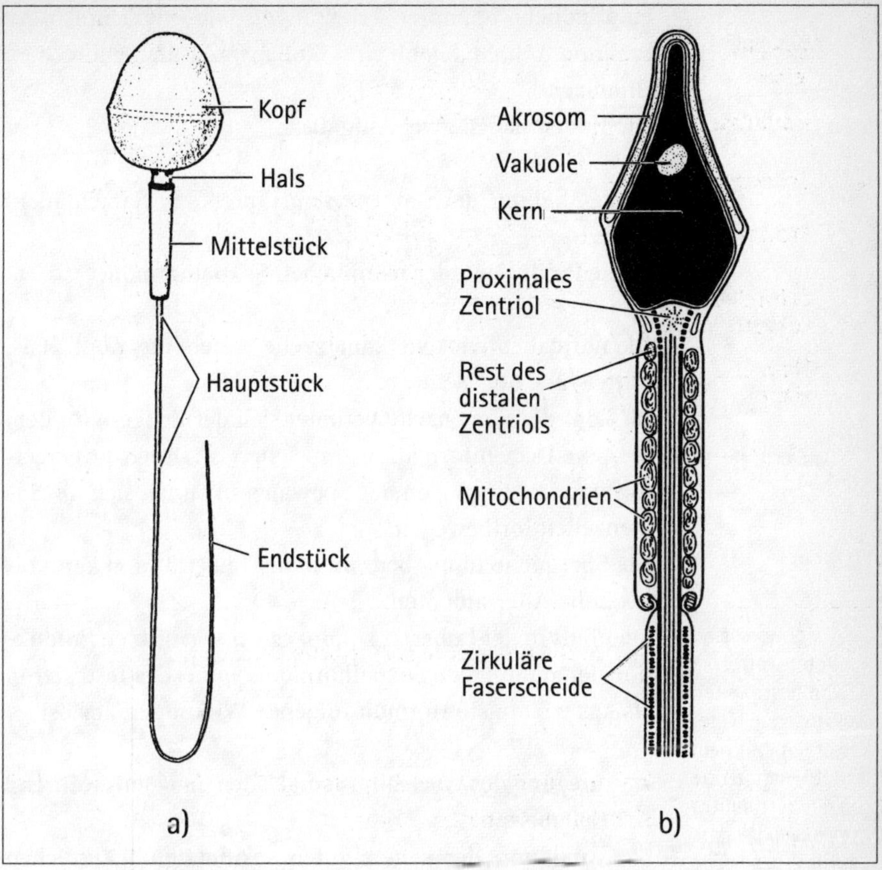

Abb. 6: Aufbau des menschlichen Spermiums
a) Gesamtansicht, b) Längsschnitt

empfindlich. Stumpfe Verletzungen wie etwa Stoß oder Prellung führen leicht zum Kollaps (Zusammenbrechen, Ohnmacht).

Die Hoden haben zwei Aufgaben:

- die Bildung der Samenzellen (Spermien, Samenfäden) und
- die Produktion der männlichen Sexualhormone.

Die normal entwickelte Samenzelle besteht aus Kopf, Hals, Mittelstück und Schwanz.

Im Kopf der Samenzelle befindet sich der Zellkern, in dem die genetische Information gespeichert ist. Durch die geißelförmigen Bewegungen des Schwanzes können sich die Samenzellen fortbewegen.

Die Spermienbildung beginnt in der Pubertät und kann bis ins hohe Alter anhalten.

Hormone sind Botenstoffe, die von bestimmten Drüsen gebildet werden. Mit dem Blut gelangen sie an ein bestimmtes Zielorgan, das daraufhin spezifische Aufgaben erfüllt.

Ebenfalls in der Pubertät kommt es zur verstärkten Produktion der männlichen Sexualhormone, wobei das Testosteron als das wichtigste Hormon folgende Wirkungen auslöst:

- Anregung des Wachstums von Hoden und Penis während der Pubertät
- Ausbildung der sogenannten sekundären männlichen Geschlechtsmerkmale in der Pubertät wie z. B. Bartwuchs, Körperbehaarung, Stimmbruch.
- Bei manchen Männern ist das Testosteron im höheren Alter für die Glatzenbildung verantwortlich.
- Aufrechterhaltung der normalen Spermienproduktion
- Stimulation des Geschlechtstriebes (Libido). Ob Testosteron auch die sexuelle Leistungsfähigkeit (Potenz) steigert, ist noch unklar.

  In gewissem Umfang wird das Testosteron auch für die besonders beim Mann vorherrschende Aggressionsbereitschaft verantwortlich gemacht.

Die Nebenhoden (Epididymides)

Die Hinterseite jedes Hodens wird von einem kappenartig aufsitzenden Nebenhoden umgeben.
Nach ihrer Bildung in den Hoden gelangen die Samenzellen in die Nebenhoden. Hier werden sie eine Zeitlang gespeichert und erhalten die für den Befruchtungsvorgang notwendige Beweglichkeit.

Die Samenleiter (Ductus deferens)

An jeden Nebenhoden schließt sich ein Samenleiter an. Er verläuft zusammen mit Nerven und Blutgefäßen – als Samenstrang bezeichnet – durch den Leistenkanal in den Bauchraum und mündet, nachdem er sich zur sogenannten Ampulle erweitert hat, in die Vorsteherdrüse.

Die Geschlechtsdrüsen

Unter dieser Bezeichnung werden die Samenbläschen, die Vorsteherdrüse und die Cowperschen Drüsen zusammengefaßt. Mit den Sekreten dieser Drüsen zusammen bilden die Samenzellen die Samenflüssigkeit des Mannes (Sperma, Ejakulat).
Erst die Sekrete dieser Drüsen garantieren die Lebensfähigkeit und Beweglichkeit der Samenzellen.
Die zwei Samenbläschen bilden ein Sekret, das den energiereichen Zucker Fructose enthält, der den Samenzellen die für die Fortbewegung notwendige Energie liefert. Ohne diesen Energiespender würden die Samenzellen beim Befruchtungsvorgang den langen Weg bis zur weiblichen Eizelle im Eileiter der Frau nicht schaffen.
Die Vorsteherdrüse hat normalerweise die Größe einer Ka-

stanie und wiegt etwa 20 Gramm. Sie befindet sich dort, wo die Blase in die Harnröhre übergeht, und umschließt sie. Oder anders formuliert: Die Harnröhre verläuft mitten durch die Vorsteherdrüse.

Die Vorsteherdrüse produziert ein trübes, dünnflüssiges Sekret, das für die alkalische Reaktion des Spermas verantwortlich ist. Ohne Prostata ist der Mann nicht zeugungsfähig.

Mit zunehmendem Alter kommt es bei vielen Männern zu einem hormonell bedingten Wachstum der Prostata. Die Prostata drückt dann auf die Harnröhre und verursacht quälende Schmerzen und Beschwerden beim Wasserlassen.

Die Ausgänge der Samenbläschen münden im Bereich der Prostata in die erweiterten Samenleiter.

Die Samenwege innerhalb der Vorsteherdrüse werden als Ejakulationsgänge bezeichnet. Sie münden in die Harnröhre. Beim Samenerguß (Ejakulation) wird durch rhythmische Muskelkontraktionen von Ejakulationsgängen, Bläschendrüsen, Harnröhre und schließlich des Penis selbst das Sperma in die Vagina der Frau geschleudert.

In der Vorsteherdrüse sind bestimmte Muskeln dafür verantwortlich, daß es entweder zur Urinabgabe oder zum Samenerguß kommt. Beides kann nicht gleichzeitig erfolgen. So ist ein Wasserlassen mit maximal versteiftem Glied nicht möglich.

Schon beim sexuellen Vorspiel kann Sekret aus der Harnröhre tropfen. Das ist ein normaler Vorgang, handelt es sich doch dabei um das reinigende Sekret der Cowperschen Drüsen.

Die beiden erbsengroßen Cowperschen Drüsen münden unterhalb der Vorsteherdrüse in die Harnröhre. Ihr Sekret wird bereits vor dem Samenerguß (Ejakulation) in die Harnröhre entleert und soll dort noch in der Harnröhre befindliche Harnreste neutralisieren. Außerdem soll dieses Sekret die Harnröhre für den bevorstehenden Samenerguß gleitfähig machen.

Das männliche Glied (Penis)

Der Penis ist ein stabförmiges Organ, das aus drei Schwellkörpern besteht. In dem an der Unterseite des Penis befindlichen Schwellkörper ist die Harnröhre eingebettet.

Da sie viel länger (20-25 cm) als die Harnröhre der Frau (ca. 3 bis 5 cm) ist, sind Männer auch besser gegen das Eindringen von Krankheitserregern und damit gegen Harnwegsinfektionen als Frauen geschützt.

Die Schwellkörper kann man sich als ein Netz von kleinen schwammartigen Hohlräumen vorstellen. Sie können sich auch wie ein Schwamm mit Blut füllen oder entleeren. Dazu besitzt jeder Schwellkörper einen entsprechenden Blutzufluß (Arterie) oder -abfluß (Vene).

An der Spitze endet der Penis mit einer Verdickung, der empfindlichen Eichel, die durch die Vorhaut geschützt wird.

Am reizempfindlichsten ist die Unterseite der Eichel, dort, wo die Vorhaut durch das Zügelband an der Eichel festgewachsen ist.

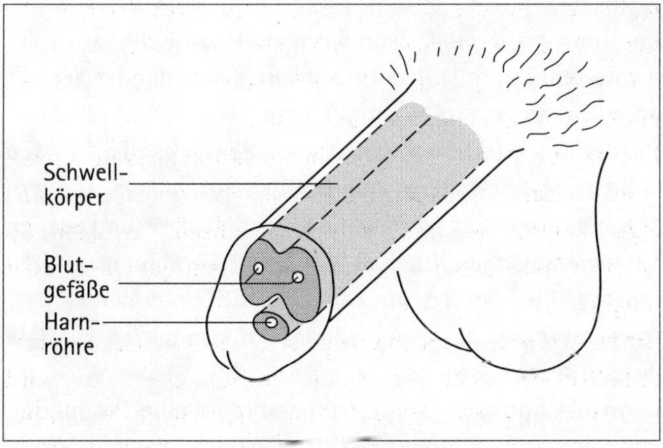

Abb. 7: Penis im Querschnitt

In manchen Kulturkreisen wird aus religiösen oder hygienischen Gründen beim Neugeborenen die Vorhaut operativ entfernt, ein Vorgang, der als Beschneidung bezeichnet wird.

Die Schwellkörper und besonders die Eichel sind mit zahlreichen Nervenenden durchsetzt. Diese Nervenenden registrieren Berührungsreize und leiten sie zum Erektionszentrum im Rückenmark und im Gehirn, wo sie sexuelles Verlangen (Libido) auslösen.

Als Reaktion wird der Abfluß des venösen Blutes aus den Schwellkörpern gestoppt und verstärkt arterielles Blut in die Schwellkörper gepumpt.

Die Folge ist das Steifwerden des Gliedes (Erektion), die Voraussetzung für den Geschlechtsakt.

Aber auch visuelle Reize, Düfte und erotische Gedanken können die Erektion auslösen.

Ist das Zügelband zu kurz, kommt es zu Schwierigkeiten bei der Erektion und zu Schmerzen. Ein kleiner chirurgischer Eingriff behebt das Problem.

Der Hodensack (Skrotum)

Im Hodensack, einer beutelartigen Hauttasche, sind der rechte und der linke Hoden mit ihren Nebenhoden jeweils an einem Samenstrang aufgehängt.

Der mit Muskelfasern durchsetzte Hodensack soll die Hoden nicht nur vor mechanischen Einflüssen schützen, sondern sorgt in Zusammenarbeit mit den von Muskeln umgebenen Samensträngen dafür, daß die Hoden bei Temperaturen »aufbewahrt« werden, die 2 bis 5 Grad C unter der Körpertemperatur liegen. Deshalb sind die Hoden auch außerhalb des Körpers angelegt.

Denn bei normaler Körpertemperatur ist eine Produktion von Samenzellen nicht möglich.

Die Genitalhygiene des Mannes

Während die Intimpflege der Frau in den Massenmedien und in der Werbung ein beliebtes Thema ist, spricht niemand über die Genitalhygiene des Mannes.

Das ist aber bitter notwendig! Denn eine Vernachlässigung der Pflege dieses Bereiches führt häufig zu Entzündungen und sogar zu Krebs.

An der Innenseite der Vorhaut sitzen bestimmte Drüsen, die ein Sekret zur Befeuchtung der Eichel absondern. Bei mangelnder Hygiene bilden sich aus diesem Sekret zusammen mit Harnresten und abschuppenden Zellen der Vorhaut ein weißlicher, unangenehm käseartig riechender Belag, das Smegma. Es besitzt nicht nur krebserregende Eigenschaften, sondern stellt auch einen guten Nährboden für Bakterien dar, was zu Entzündungen führt.

Nehmen Sie sich morgens oder abends etwas Zeit für Ihre Intimhygiene.

Deshalb ist die tägliche Reinigung von Eichel und Vorhaut mit Wasser – keine Seife oder seifenähnliche Artikel wegen Allergiegefahr – die wichtigste hygienische Maßnahme des Mannes! Denn bei täglicher Reinigung bildet sich kein Smegma.

Außer dem Smegma kommt es beim Mann häufig zur Bildung einer flächenhaften, juckenden Hautrötung zwischen Hodensack und Oberschenkel. Der Arzt spricht vom intertriginösem Ekzem. An heißen Tagen kann dieses Ekzem auch nässen.

Meist verschwindet diese Hautveränderung wieder, wenn Sie nach dem Duschen die Stelle mit Talkum (unparfümiertes Körperpuder) einpudern.

Hilft dieses Mittel nicht, dann besorgen Sie sich in der Apotheke Castellani-Lösung farblos und tragen Sie die Lösung mit einem Wattebausch nach dem Duschen auf.

Erkrankungen des Penis – Hier kann nur der Arzt helfen!

Für den »Mißbrauch« seines Penis muß nun ein Mann mit nervlich bedingter Impotenz ein Leben lang büßen: Er wollte in seinen Ferien mal so richtig »auf die Pauke hauen«.
Ausgerüstet mit allem, was man für die Potenzspritze SKAT benötigt, reiste er nach Spanien.
Doch zwei SKAT-Spritzen (mit jeweils 20 mg Papaverin als Wirkstoff) innerhalb von 10 Stunden waren des Guten zuviel. Sein Penis reagierte darauf mit einer vier Tage anhaltenden, schmerzhaften Dauerversteifung (Priapismus), die zur Zerstörung der Schwellkörper führte. In Zukunft wird dieser Mann den Geschlechtsverkehr nur noch mit einer Penisprothese vollziehen können.

Schmerzhafte Dauererektion (Priapismus)

Als Voraussetzung für den Mann, den Geschlechtsverkehr vollziehen zu können, muß sich sein Glied über einen gewissen Zeitraum versteifen. Ein Zustand, der als Erektion bezeichnet wird. Nach Beendigung des auslösenden Sinnesreizes erschlafft das Glied wieder.
Das ist jedoch nicht immer der Fall! Bestimmte Faktoren können auch ohne sexuelle Erregung eine anhaltende, schmerzhafte Dauererektion, den sogenannten Priapismus, auslösen.
Hier sind zu nennen:

Krankheiten	Medikamente	Andere Faktoren bzw. Substanzen
Infektionskrankheiten (Typhus, Tuberkulose) Stoffwechselkrankheiten (Diabetes, Gicht) Erkrankungen des Zentralnervensystems Blutkrankheiten (Leukämie, Hämophilie)	Gegen Bluthochdruck Gegen Geisteskrankheiten	Bei extrem in die Länge gezogenen sexuellen Aktivitäten Bei Alkoholvergiftungen Bei Mißbrauch von sogenannten Aphrodisiaka

Manchmal tritt Priapismus aber auch ohne erkennbare Ursache auf. Dabei kann die schmerzhafte Gliedsteife nur einige Stunden anhalten, sie kann sich aber auch über Tage hinziehen.

Ausgelöst wird der Priapismus durch ein Mißverhältnis zwischen dem arteriellen Bluteinstrom in die Schwellkörper des Penis und dem venösen Blutabfluß. Auch zu erkennen an der bläulichen Verfärbung des Gliedes. In dieser Situation muß sofort reagiert und der Arzt aufgesucht werden. Denn unbehandelt droht Impotenz! Ohne ärztliche Hilfe führt der Blutstau im Penis zur Thrombose (Blutgerinnselbildung) und nachfolgend zur Zerstörung der Schwellkörper, die durch Bindegewebe ersetzt werden.

Hält die Erektion mehr als 4 Stunden an, so ist unbedingt ein Arzt aufzusuchen.

Je nach Dauer des Priapismus wird der Arzt sich für eine medikamentöse oder operative Therapie entscheiden.

Vorhautverengung (Phimose)

Als Phimose wird eine Verengung der Vorhaut des männlichen Gliedes bezeichnet. Sie ist die Folge eines Mißverhältnisses zwischen der Größe von Vorhaut und Eichel. Bei der vollständigen Phimose läßt sich die Vorhaut schon im schlaffen Zustand des Penis nicht über die Eichel zurückziehen.

Bei der unvollständigen Phimose macht das Zurückziehen der Vorhaut nur bei der Erektion Probleme.

Eine Phimose kann angeboren oder die Folge einer Entzündung sein.

Eine verengte Vorhaut muß operativ entfernt werden, ein Eingriff, der als Umschneidung (Zirkumzision) bezeichnet wird. Die manchmal als Alternative zur Operation versuchte Dehnung der Vorhaut ist abzulehnen. Sie führt nur zu Einrissen der Vorhaut und Komplikationen und macht schließlich doch die Operation unumgänglich.

Eine Phimose kann manchmal so ausgeprägt sein, daß Erektion und Samenerguß erschwert sind.

Die in manchen Ländern praktizierte Entfernung der Vorhaut bei Neugeborenen ist unter dem Begriff Beschneidung bekannt. Die Beschneidung gilt als beste Prophylaxe gegen Peniskrebs.

Der verkrümmte Penis

Ein verkrümmter Penis kann angeboren sein oder sich erst im reifen Mannesalter entwickeln.

Obwohl die operative Korrektur des angeborenen verkrümmten Penis heute problemlos ist, erstaunt es, wie lange manche Männer warten, bis sie sich zu diesem Eingriff entschließen.

Schwieriger ist schon die Behandlung der erworbenen Penisverkrümmung. Sie ist die Folge der Ormondschen Krankheit. Dabei tritt bei der Erektion eine Abknickung des Glie-

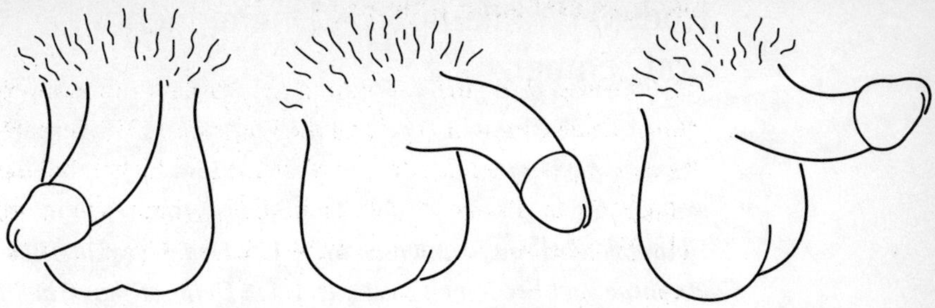

Abb. 8: Verschiedene Formen einer Penisverkrümmung

des nach oben, unten oder zur Seite ein. Hierbei treten Schmerzen auf, und irgendwann wird der Vollzug des Geschlechtsverkehrs unmöglich.
Diese Penisverkrümmung wird durch knoten- oder plattenförmige Bindegewebsverhärtungen (Plaques) hervorgerufen, die knochenhart werden können.
Eine befriedigende Behandlung für diese Krankheit gibt es noch nicht. Die z. Z. beste Behandlung besteht in einer Röntgenbestrahlung. Oft bleibt nur die Einpflanzung einer Penisprothese.

Hodenerkrankungen – Unangenehm und schmerzhaft

Heiner F. wird von Schmerzen im linken Hoden gequält. Voller Sorge sucht er seinen Arzt auf. Doch Heiner F. hat Glück: Es ist nur eine Reizung des Ischiasnerves, wobei die Schmerzen in den linken Hoden ausstrahlen.
Doch so wie Heiner F. handeln nur wenige Männer. Treten Beschwerden in den Geschlechtsorganen auf, dann warten sie erst einmal ab nach dem Motto »Es wird schon wieder werden!« Ist es Nachlässigkeit oder falsche Scham? Gerade hier ist der unverzügliche Arztbesuch zu empfehlen, denn es kann mehr dahinterstecken!

Die Hodenentzündung (Orchitis)

Eine Hodenentzündung tritt relativ selten auf und kann entweder einen oder beide Hoden betreffen.
Als Ursachen der Entzündung sind bekannt:

- Bakterielle Krankheitserreger, die auf dem Blut- oder Lymphweg in die Hoden gelangen
- Eine Hodenverletzung
- Mumps (bei ca. 25 Prozent aller Männer, die nach der Pubertät an Mumps erkranken, entwickelt sich eine Hodenentzündung)
- Eine Entzündung der Nebenhoden. Sie kann auf den Hoden übergreifen, wobei in der Regel dann nur ein Hoden betroffen ist

Die Erkrankung äußert sich durch Schwellung und starke Schmerzen in den Hoden, verbunden mit Fieber.

Eine Hodenentzündung muß vom Arzt behandelt werden, der hier Antibiotika – oft in Verbindung mit Schmerzmitteln – verabreicht.
Da Bewegung die Schmerzen verstärkt, ist Bettruhe in Verbindung mit einem Eisbeutel zu empfehlen. Ein untergelegtes Hodenkissen oder ein zusammengerolltes Handtuch hilft, den Hoden hoch zu lagern.
Eine Entzündung beider Hoden kann zur Unfruchtbarkeit führen. Deshalb sollten Sie mit entsprechenden Beschwerden unverzüglich den Arzt aufsuchen!

Die Nebenhodenentzündung (Epididymitis)

Häufiger als die Hoden können sich die Nebenhoden entzünden.
Ursachen für eine Nebenhodenentzündung sind:

- Entzündungen von Harnröhre oder Prostata, wobei die Krankheitserreger auf die Nebenhoden übergreifen.
- Geschlechtskrankheiten, wie z. B. der Tripper, können eine Nebenhodenentzündung auslösen. Die Krankheitserreger gelangen über Harnröhre und Samenleiter in die Nebenhoden.

Die Erkrankung äußert sich als schmerzhafte, dem Hoden anliegende Schwellung. Der Hodensack ist in schweren Fällen verhärtet und gerötet.
Die Behandlung muß durch den Arzt mit Antibiotika und gegebenenfalls mit Kortisonpräparaten erfolgen.
Auch hier kann eine beiderseitige Entzündung der Nebenhoden zur Unfruchtbarkeit führen.

Verdrehung des Hodens: Schnelle Hilfe tut not

Bei der Operation werden dann die Hoden im Hodensack fixiert.

Plötzliche Bewegungen bei Sport und Spiel, aber auch im Schlaf, können bei Kindern und Jugendlichen innerhalb des Hodensacks zur Drehung eines Hodens um seine Längsachse führen. Daraus resultiert auch eine Verdrehung des vom Hoden abgehenden Samenstranges, was eine Abschnürung der Blutgefäße, die den Hoden versorgen, nach sich zieht. Ein Krankheitsbild, das der Arzt als Hodentorsion bezeichnet und das die Gefahr des Absterbens des verdrehten Hodens in sich birgt.

Deshalb sollten Eltern schnell handeln, wenn ihr Sohn nach Sport und Spiel oder morgens beim Aufwachen über einen geschwollenen Hodensack, starke Hodenschmerzen, Übelkeit und Erbrechen klagt, alles Anzeichen einer gestörten Blutversorgung des gedrehten Hodens.

Denn innerhalb der nächsten vier Stunden muß die Verdrehung von Samenstrang und Hoden operativ behoben werden, soll der von der Blutversorgung abgeschnittene Hoden nicht absterben. Im Gegensatz zur Hodenentzündung, die ein ähnliches Krankheitsbild besitzt, tritt bei der Hodentorsion kein Fieber auf.

Hodenprellung: Kein Mann ist davor gefeit

Es kann ganz schnell gehen: Eine Unachtsamkeit, ein versehentlicher Schlag oder Tritt beim Sport, und schon ist man als Mann »außer Gefecht gesetzt«.

Eine Hodenprellung ist sehr schmerzhaft, jedoch harmlos, wenn die Schmerzen nach einer Stunde abgeklungen sind. Auch hier gilt: Sich auf den Rücken legen, den Hodensack bei leicht gespreizten Beinen hoch lagern, z. B. auf ein als »Wurst« zusammengerolltes Handtuch, und die Hoden kühlen. Halten die Beschwerden länger an, kommt es zu Hodenschwellung und Bluterguß, so sollten Sie den Arzt aufsuchen! Hier wird eine Operation notwendig, um einen bleibenden Schaden zu verhindern.

Hodenhochstand

In den letzten Wochen der Entwicklung in der Gebärmutter wandern die Hoden des Feten aus dem Bauchraum in den Hodensack.
Doch bei etwa fünf Prozent der neugeborenen Knaben befinden sich ein oder beide Hoden nach der Geburt noch nicht im Hodensack. Die Hoden kann man dann nicht ertasten, wie das bei einem normal entwickelten Kind der Fall wäre.
Nun ist das samenproduzierende Gewebe der Hoden temperaturempfindlich, d. h. die Temperatur im Hodensack beträgt nur etwa 32°C, während die normale Körpertemperatur bei 37°C liegt.
Bleiben nun die Hoden im Leistenkanal oder in der Bauchhöhle, so macht die Körpertemperatur von 37°C eine Spermienproduktion unmöglich, was später zur Unfruchtbarkeit führt. Als mögliche Ursachen für einen Hodenhochstand sind bekannt:

- Ein zu enger Leistenkanal, der das Herabwandern der Hoden in den Hodensack behindert.
- Eine mangelhafte Produktion der Sexualhormone, die die Wanderung der Hoden aus dem Bauchraum in den Hodensack bewirken.

Die Behandlung des Hodenhochstandes sollte schon nach dem 2. Lebensjahr des Jungen beginnen. Dabei wird zuerst eine Hormonbehandlung versucht, die aber mit Nebenwirkungen verbunden ist.

Bringt die Hormontherapie nicht den gewünschten Erfolg, bleibt nur die operative Verlagerung der Hoden in den Hodensack. Die Operation sollte spätestens zwischen dem 2. und 3. Lebensjahr erfolgen.
Sollte durch Hormontherapie oder Operation die Verlagerung der Hoden in den Hodensack gelingen, so bleibt doch die Fähigkeit, eine normale Spermienproduktion zu entwickeln, in vielen Fällen mangelhaft.
Wichtig ist noch die Feststellung, daß in Hoden, die nicht im Hodensack liegen, sich häufiger Hodenkrebs entwickelt als in normalen Hoden. Das gilt leider auch für solche Hoden, die mittels der Hormonbehandlung oder des chirurgischen Eingriffs in den Hodensack verlagert wurden. Betroffene Männer sollten deshalb noch mehr als andere Männer ihre Hoden nach Veränderungen abtasten.

Wasserbruch (Hydrozele)

Diese Erkrankung entsteht, wenn es auf Grund angeborener Fehlfunktionen, Verletzungen oder Entzündungen zu einer Flüssigkeitsansammlung im Hodensack kommt.
Der Hodensack ist dann schmerzlos vergrößert.
Häufig bildet sich eine Hydrozele auch ohne erkennbaren Grund.
Ein Wasserbruch bildet sich selten von allein zurück, so daß nur ein chirurgischer Eingriff hilft. Eine voluminöse Hydrozele kann, wenn sie lange bestehen bleibt, durch Überwärmung der Hoden Unfruchtbarkeit auslösen.

Krampfaderbruch (Varikozele)

Diese Krankheit wird häufig irreführend auch als Hodenbruch bezeichnet. Dabei hat sie mit einem Bruch nichts zu

tun. Denn es handelt sich hier um eine Krampfaderbildung in der Umgebung des Hodens und am Samenstrang.
Durch eine Bindegewebsschwäche oder dem Fehlen von Venenklappen wird eine starke Venenerweiterung und -vermehrung vorwiegend in der linken Hodensackhälfte sichtbar. Die blutgefüllten Venen des Hodensacks sehen aus wie »Würmer«. Auch hier hilft der Chirurg mit einem einfachen, kaum schmerzhaften Eingriff.
Unbehandelt kann die Varikozele zur Unfruchtbarkeit führen. Deshalb sollten sich gerade jüngere Männer operativ behandeln lassen.

Hodenkrebs

Die für den Mann gefährlichste Hodenerkrankung ist der Hodenkrebs.
Er tritt am häufigsten zwischen dem zwanzigsten und dem vierzigsten Lebensjahr auf und ist in der Altersklasse der 20- bis 30jährigen Männer die häufigste Krebserkrankung des Mannes.
Obwohl heute die Gefährlichkeit des Hodenkrebses allgemein bekannt ist, wird diese Erkrankung meist zu spät entdeckt. Außerdem haben Untersuchungen ergeben, daß zwischen dem ersten Arztkontakt und der notwendig werdenden Operation oft 6 bis 10 Monate liegen. Damit wird lebensrettende Zeit verschenkt, denn ein Tumor entwickelt sich ja immer weiter, so daß der Erfolg einer Krebsbehandlung auch vom schnellen ärztlichen Handeln abhängt.
Deshalb soll hier der eindringliche Rat gegeben werden: Männer, die Veränderungen am Hoden bemerken, sollten gleich den Facharzt für Urologie aufsuchen oder auf einer raschen Überweisung durch ihren Hausarzt bestehen.
Der Hodentumor beginnt meist mit einer einseitigen, schmerzlosen Vergrößerung und Schwellung des Hodens.

Manchmal kann es aufgrund hormoneller Veränderungen zu einem Wachstum der Brüste des Mannes (»Jungmädchenbrust«) und einer Überempfindlichkeit der Brustwarzen kommen.

Besonders bei Vorliegen eines Hodenhochstandes entwickelt sich häufig ein Hodentumor.

Dann nimmt das Gewicht des erkrankten Hodens zu und es treten ziehende Schmerzen in der Leistengegend auf. Entwickelt sich der Tumor weiter und bilden sich Tochtergeschwülste (Metastasen), kann es zu Kreuzschmerzen kommen. Bei einer rechtzeitigen Operation, bei der der erkrankte Hoden mit Nebenhoden und Samenstrang entfernt wird, hat der Patient gute Überlebenschancen.

Aber auch wenn sich schon Tochtergeschwülste gebildet haben, bestehen dank der modernen Medizin heute bessere Chancen als früher, die Krankheit zu überleben. So liegen die Heilungsraten bei Hodenkrebs in Abhängigkeit von der Tumorart gegenwärtig bei bis zu 90 Prozent.

Die Art des Tumors bestimmt die anschließende Behandlung. Entweder besteht sie aus Chemotherapie (Arzneimittel gegen Krebs) oder Bestrahlung.

Da die rechtzeitige Entdeckung eines Hodentumors so entscheidend für das Überleben ist, sollte jeder Mann ab 20 – neben der ärztlichen Vorsorgeuntersuchung – einmal monatlich seine Hoden selbst auf Veränderungen untersuchen.

Und so wird es gemacht: Am besten gelingt die Untersuchung unter der warmen Dusche, da das warme Wasser die Haut des Hodensacks schlaff werden läßt.

Ergreifen Sie mit der rechten Hand den rechten Hoden und tasten Sie ihn mit den Fingern der linken Hand rundum vorsichtig ab. Dann halten Sie mit der linken Hand den linken Hoden fest und untersuchen ihn mit der rechten Hand genauso.

Mit der Zeit entwickeln Sie ein gutes Gefühl für Ihre Hoden und erkennen Veränderungen sofort.

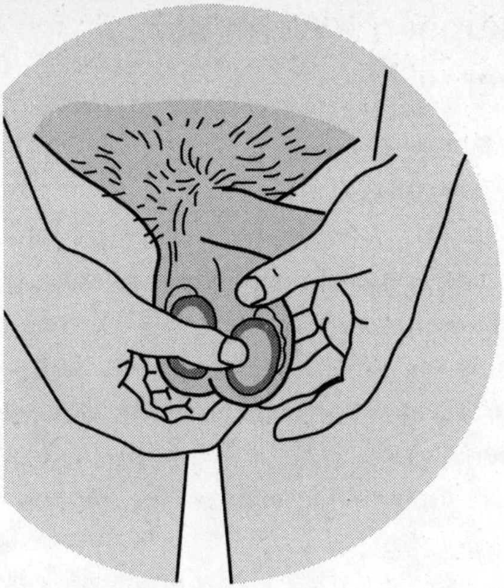

Abb. 9: Selbstuntersuchung der Hoden

Prostataerkrankungen – Wenn der Strahl schwächer wird

Jahrzehntelang funktioniert die Vorsteherdrüse (Prostata) beim Mann zuverlässig und unauffällig.
Erst wenn die Intensität des Urinstrahls abnimmt und Beschwerden beim Wasserlassen auftreten, werden Männer auf diese Drüse aufmerksam.
Denn mit zunehmendem Alter muß jeder Mann hier mit Störungen rechnen.

Die Prostata – unscheinbar, aber wichtig!

Beim erwachsenen Mann hat die Prostata die Größe einer Kastanie. Sie befindet sich am Ausgang der Harnblase und umschließt ringförmig den Anfangsteil der Harnröhre.
Aufgabe der zu den männlichen Geschlechtsorganen gehörenden Drüse ist es, ein dünnflüssiges Sekret zu produzieren, das den Hauptteil der Samenflüssigkeit bildet. Es dient den befruchtungsfähigen Keimzellen (Spermien) als Träger und Nährflüssigkeit.

Die »Achillesferse« des Mannes

Die Prostata gehört zu den störanfälligsten Drüsen des Mannes. Mit steigendem Alter leiden immer mehr Männer unter Prostatabeschwerden, die sehr belastend sein können.
Hier die ersten Anzeichen einer Prostataerkrankung, über die Sie mit Ihrem Arzt sprechen sollten:

- Verzögerter Beginn des Wasserlassens
- Abgeschwächter Harnstrahl
- Blasenentleerung nur wenn man die Bauchmuskulatur anstrengt
- Häufiger Harndrang, besonders nachts
- Harnträufeln anstelle des normalen Harnstrahls
- Nachträufeln nach dem Wasserlassen
- Druckgefühl nach dem Wasserlassen, bedingt durch Restharn in der Blase
- Blut im Urin
- Harnsperre (trotz Harndrangs kann Man(n) nicht)
- Überlaufinkontinenz (unwillkürlicher Harnabgang bei voller Blase)

Meist stellt der Arzt dann eine von mehreren Prostataerkrankungen fest, die in unterschiedlichen Lebensabschnitten auftreten:

Die Prostatitis

Bis zum 40. Lebensjahr erkrankt ca. jeder dritte Mann an einer Prostataentzündung. Unter dem Begriff Prostatitis werden verschiedene entzündliche und nicht entzündliche Erkrankungen der Prostata zusammengefaßt.
Die akute bakterielle Prostatitis, die selten vorkommt, wird durch Bakterien, die aus dem Bereich Harnblase und Harnröhre in die Prostata gelangen, verursacht.
Die Beschwerden sind sehr unangenehm: Wäßriger Ausfluß aus der Harnröhre, ständiger Harndrang, bräunliche Flecken in der Unterwäsche, Juckreiz, Schmerzen im Dammbereich (Gegend zwischen Hodensack und After), Fieber und Schüttelfrost. Die Behandlung muß sofort einsetzen und erfolgt mit einem Antibiotikum und unterstützend mit schmerz- und krampflösenden Zäpfchen sowie

Nicht nur älteren, auch jungen Männern kann die Prostata zu schaffen machen.

Sitzbädern mit Kamillenextrakt. Häufiger tritt die chronische bakterielle Prostatitis auf, die oft aus einer akuten Prostatitis oder einer Nebenhodenentzündung entsteht.
Im Vergleich zur akuten Prostatitis treten nur leichte Beschwerden wie Juckreiz, Ausfluß und Schmerzen im Damm- und Rückenbereich auf. Fieber wird nicht beobachtet.

Eine funktionelle Störung beim Mann – die Prostatopathie

Bei der Prostatopathie (auch als Prostatodynie oder vegetatives Urogenitalsyndrom bezeichnet) sind die Beschwerden der akuten Prostatitis ähnlich, nur nicht so stark ausgeprägt.
Krankheitserreger oder krankhafte Veränderungen der Prostata lassen sich nicht nachweisen.
Der Kranke leidet hier an einer funktionellen Störung, ähnlich vielen Menschen, denen psychische Probleme organische Beschwerden bereiten. Nur daß die psychischen Probleme sich hier als Beschwerden im Prostatabereich äußern.
Die Prostatopathie kommt am häufigsten bei Männern zwischen dem 25. und 50. Lebensjahr vor.
Eine ganz eindeutige Beziehung besteht zwischen Streß und Prostatopathie.
Gelingt es Männern, die an dieser Krankheit leiden, Streß abzubauen oder ganz zu beheben, nehmen auch die Prostatabeschwerden ab oder verschwinden ganz.
Die Behandlung erfolgt mit speziellen Zäpfchen *(Pelvichthol N)* und pflanzlichen Beruhigungsmitteln wie z. B. Baldrian und Hopfen *(Sensinerv forte Dragees)*. Dabei ist es wichtig, die psychischen Ursachen für die Prostatopathie herauszufinden und zu beseitigen.
Bewährt hat sich auch die Anwendung eines Enzympräpa-

rates *(Wobenzym N Dragees)*, das entzündungswidrig und durchblutungsfördernd im Prostatabereich wirkt.

Die benigne Prostatahyperplasie – die »Altmännerkrankheit«

Durch hormonelle Stoffwechselveränderungen bedingt, kann es schon ab dem dreißigsten Lebensjahr zu einem gutartigen Wachstum der Vorsteherdrüse kommen.
Doch das Wachstum des Prostatagewebes geht meist langsam und ohne Schmerzen vor sich, und so kann es viele Jahre dauern, bis die ersten Beschwerden auftreten.
Im Endstadium der Krankheit kann die Prostata das Vier- bis Fünffache ihres Normalzustandes erreichen.
Diese gutartige Veränderung der Prostata (benigne Prostatahyperplasie, BPH, Prostataadenom) und die damit verbundenen Beschwerden treten besonders im vorgerückten Mannesalter auf.
Das unkontrollierte Wachstum der Prostata wird vor allem auf ein hormonelles Ungleichgewicht zurückgeführt. Besonders das aus dem männlichen Sexualhormon Testosteron gebildete Dihydrotestosteron regt das krankhafte Wachstum der Prostatazellen an.
Bemerkenswert ist, daß zwischen der Größe der Prostata und der Intensität der Beschwerden kein direkter Zusammenhang besteht. So gibt es viele Männer, die trotz vergrößerter Prostata beschwerdefrei sind.
Zu den häufigsten Symptomen gehören Schwierigkeiten, die beim Wasserlassen auftreten. Sie entstehen dadurch, daß die Harnröhre durch die wachsende Prostata eingeengt und langgezogen wird.
Die Harnblase kann diesen zunehmenden Widerstand irgendwann nicht mehr überwinden. Dadurch wird der Harnstrahl ständig schwächer bis zum Tröpfeln, und eine

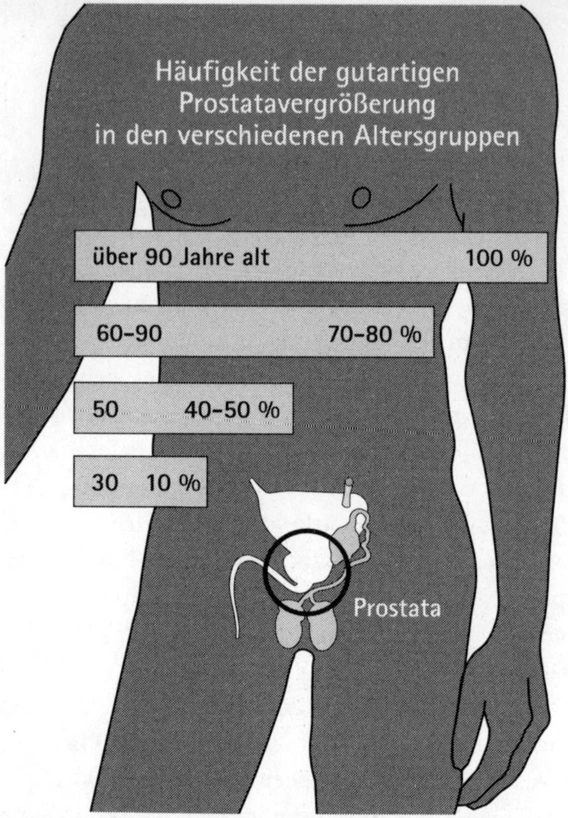

Abb. 10: Häufigkeit des Prostataadenoms je nach Alter

immer größere Restmenge Urin bleibt in der Harnblase zurück.

Dies führt zu einem verstärkten Harndrang, der vor allem nachts sehr störend ist. Gleichzeitig treten oft quälende Schmerzen in Blase, Hoden, Damm- und Analbereich auf.

Totales Harnverhalten, z. B. nach kalten Getränken, kann eine weitere Folge sein.

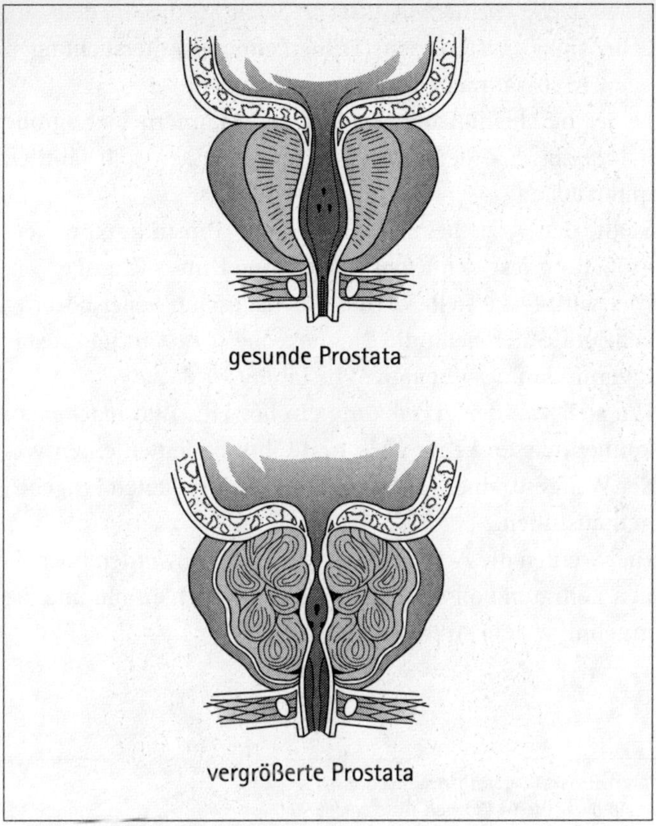

Abb. 11: Gesunde und vergrößerte Prostata

Die in der Harnblase zurückbleibenden Urinmengen sind ein günstiger Nährboden für Bakterien, so daß häufig schmerzhafte Harnwegsinfektionen hinzukommen.

Leider nehmen die meisten Männer die anfangs leichten Beschwerden der »Altmännerkrankheit« nicht ernst oder betrachten sie als normale Alterserscheinung. Erst wenn das Wasserlassen zur Quälerei wird und sich sexuelle Probleme einstellen, wird der Arzt aufgesucht.

Deshalb ist es für jeden Mann wichtig, die ab dem 45. Lebensjahr kostenlosen Früherkennungsuntersuchungen beim Arzt wahrzunehmen!

Leider bescheinigt die Statistik den Männern hier »grobe Fahrlässigkeit«, denn nur 12 Prozent lassen sich jährlich untersuchen.

Stellt der Arzt beim Abtasten der Prostata eine Vergrößerung fest, schließen sich weitere Untersuchungen an. Hier wird festgestellt, ob das Wachstum gut- oder bösartig ist. Zum Glück heißt die Diagnose meist »gutartige Prostatavergrößerung – benigne Prostatahyperplasie!«

Um sich von der Erkrankung ein besseres Bild machen zu können, lassen heute viele Ärzte ihre Patienten einen von der Weltgesundheitsorganisation ausgearbeiteten Fragebogen ausfüllen.

Hier werden die Art und Schwere der Beschwerden über einen Zeitraum von 4 Wochen vom Patienten erfaßt, und die Ergebnisse dem Arzt vorgelegt:

Fragen des Internationalen Prostata-Symptomenscore
Alle Angaben beziehen sich auf die letzten 4 Wochen. Bitte ankreuzen!

	niemals	seltener als in 1 von 5 Fällen (< 20%)	seltener als in der Hälfte aller Fälle	ungefähr in der Hälfte aller Fälle (ca. 50%)	in mehr als der Hälfte aller Fälle	fast immer
1. Wie oft hatten Sie das Gefühl, daß Ihre Blase nach dem Wasserlassen nicht ganz entleert war?	0	1	2	3	4	5
2. Wie oft mußten Sie innerhalb von 2 Stunden ein zweites Mal Wasser lassen?	0	1	2	3	4	5

Fragen des Internationalen Prostata-Symptomenscore Alle Angaben beziehen sich auf die letzten 4 Wochen. Bitte ankreuzen!						
3. Wie oft mußten Sie beim Wasserlassen mehrmals aufhören und wieder neu beginnen (Harnstottern)?	0	1	2	3	4	5
4. Wie oft hatten Sie Schwierigkeiten, das Wasserlassen hinauszuzögern?	0	1	2	3	4	5
5. Wie oft hatten Sie einen schwachen Strahl beim Wasserlassen?	0	1	2	3	4	5
6. Wie oft mußten Sie pressen oder sich anstrengen, um mit dem Wasserlassen zu beginnen?	0	1	2	3	4	5
7. Wie oft sind Sie im Durchschnitt nachts aufgestanden, um Wasser zu lassen? Maßgebend ist der Zeitraum vom Zubettgehen bis zum Aufstehen am Morgen.	0	1	2	3	4	5

Bewertungsskala:
Addieren Sie die Punkte, die Sie angekreuzt haben.

- Bis zu sieben Punkte: milde Beschwerden
- Acht bis neunzehn Punkte: mäßige Beschwerden
- Ab zwanzig Punkte: ausgeprägte Beschwerden

In der Medizin werden – nach der Behinderung beim Wasserlassen und der Restharnmenge – insgesamt drei Schweregrade bei der benignen Prostatahyperplasie (BPH) unterschieden:

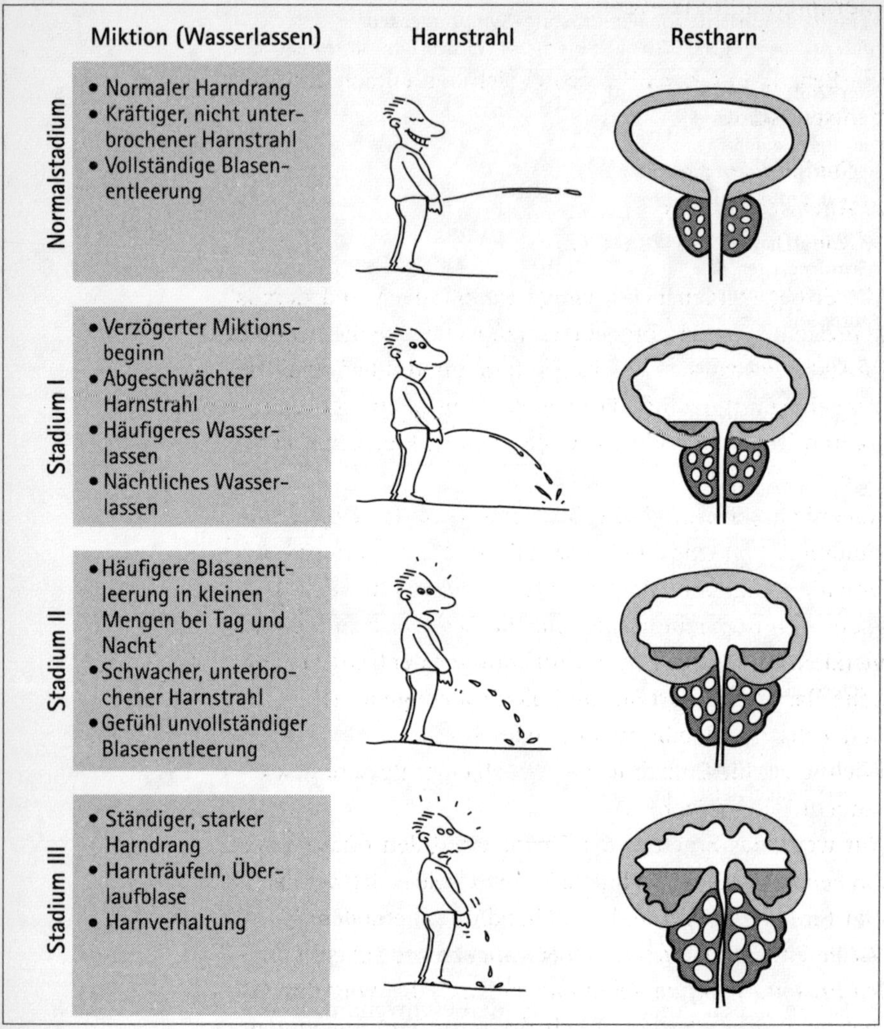

Abb. 12: Benigne Prostatahyperplasie: Stadien und Symptome

Therapiemöglichkeiten

Die Behandlung der BPH richtet sich heute nach drei Gesichtspunkten:

1. *Stadium der Krankheit*
2. *Alter des Patienten*
3. *Konstitution des Patienten*

Mit Erfolg werden heute einige Heilpflanzen und daraus hergestellte Arzneimittel eingesetzt, wenn sich die benigne Prostatahyperplasie noch im Stadium I und II befindet. Die pflanzlichen Wirkstoffe können die Vergrößerung der Prostata nicht zurückbilden, aber das weitere Wachstum hemmen.
Außerdem stärken sie die Blasenmuskulatur, wirken entzündungshemmend und krampflösend und fördern die Durchblutung. Der Erfolg zeigt sich etwa vier bis sechs Wochen nach Behandlungsbeginn: Die Beschwerden nehmen merklich ab, der Harnstrahl wird kräftiger, der lästige nächtliche Harndrang hört auf und die Restmenge an Harn, die in der Blase verbleibt, nimmt deutlich ab.
Wichtig ist, die Einnahme auch nach einer Besserung konsequent fortzusetzen!
Nur wenn das Ergebnis der Therapie mit den pflanzlichen Arzneimitteln unbefriedigend ist, entscheidet sich der Facharzt für Urologie für andere Behandlungsmethoden.
Vielen Patienten kann mit einer sogenannten *transurethralen Prostataresektion* geholfen werden. Dabei wird das Zuviel an Prostatagewebe durch die Harnröhre abgetragen, ohne daß die Bauchdecke geöffnet werden muß.
Dazu führt der Arzt – ähnlich wie bei der Harnröhrenspiegelung – ein Endoskop in die Harnröhre ein. Diesmal besitzt das Endoskop aber eine elektrische Schlinge, mit der das überflüssige Gewebe einfach herausgeschnitten wird. Dann wird es durch die Harnröhre ausgeschwemmt.

Da der Patient meist nur eine örtliche Rückenmarksnarkose bekommt, erholt er sich schnell von dem Eingriff und darf nach wenigen Tagen das Krankenhaus wieder verlassen.

Jedoch bei starker Vergrößerung der Prostata ist auch heute noch eine *»offene Operation«* notwendig. Hier werden Bauchdecke und Harnblase geöffnet und das überflüssige Prostatagewebe entfernt. Glücklicherweise betrifft dies nur jeden zehnten Erkrankten.

Bei der »offenen Operation« bewegt viele Männer die bange Frage, ob sie nach dem Eingriff mit Potenzschwierigkeiten rechnen müssen. Hier die klare Antwort: An der Potenz ändert sich nichts!

Anders verhält es sich mit der Zeugungsfähigkeit! Sowohl nach der »transurethralen Prostataresektion« als auch nach der »offenen Operation« kann es als Operationsfolge zu einer retrograden Ejakulation kommen. D. h., daß der Samen bei der Ejakulation nicht aus der Harnröhre austritt, sondern in die Blase abfließt.

Darüber muß vor jeder Operation informiert werden.

Obwohl der Vorgang gesundheitlich unbedenklich ist, kann der Betroffene aber *keine Kinder mehr zeugen.*

Zunehmend werden in jüngster Zeit »unblutige« Verfahren eingesetzt.

Da ist die *Laser-Behandlung* zu nennen, der eine große Zukunft prophezeit wird.

Hierbei wird eine Lasersonde in die Prostataregion der Harnröhre eingeführt. Unter Sichtkontrolle durch den Operateur führen die Laserstrahlen zum Absterben des den Harnfluß behindernden Prostatagewebes.

Die *Vereisung der Prostata (Kryochirurgie)* basiert auf der Erfahrung, daß extreme Kälte Gewebe zerstört. Dieses Verfahren ist für Männer vorbehalten, denen weder der Eingriff über die Harnröhre noch eine »offene Operation« zuzumuten ist.

Bei der Vereisung der Prostata wird eine spezielle Kältesonde über die Harnröhre ins Zentrum der Prostata geführt.

Dann wird flüssiger Stickstoff mit Temperaturen um minus 196 °C verdampft, was die Vereisung der Prostata und das Absterben der Prostatazellen auslöst.
Danach wird ein Katheder in die Blase gelegt, um die abgestorbenen Zellen zu entfernen.
Erwähnt soll hier noch werden, daß der Operationserfolg sehr von der Erfahrung des Operateurs abhängt.
Mit vielen Vorschußlorbeeren wurden Verfahren (lokale Hyperthermie, Thermotherapie) bedacht, die über eine Überhitzung der Prostata zu einer Volumenreduktion der Vorsteherdrüse führen sollen.
Diese Verfahren sind aber nur für bestimmte Fälle geeignet, bzw. ihre Effektivität wird von Fachleuten angezweifelt.

Oft zu spät zum Arzt – Prostatakrebs!

Leider stellt der Arzt bei Prostatauntersuchungen auch die Diagnose: »bösartige Prostatavergrößerung!«
An Prostatakarzinom (Prostatakrebs) erkranken jährlich etwa 25 000 Männer in Deutschland. Mehr als die Hälfte der Betroffenen ist über 70 Jahre alt.
Bei Männern, in deren Familie bereits Prostatakrebs aufgetreten ist, ist das Risiko, selbst daran zu erkranken, zwei- bis dreimal höher als bei Männern ohne familiäre Belastung.
Bodybuilder, die ihren Muskeln mit Anabolika nachgeholfen haben, scheinen ebenfalls besonders gefährdet zu sein.
Die Ernährung spielt bei der Krebsentstehung ebenfalls eine Rolle. Als krebshemmend sieht die Wissenschaft heute Polyphenole an. Sie sind reichlich in Soja, Leinsamen, Früchten und Wein enthalten.
Die Schwierigkeit der rechtzeitigen Erkennung besteht darin, daß der Tumor im Frühstadium symptomlos verläuft. Erst später treten Beschwerden, wie sie von der Prostatahyperplasie her bekannt sind, auf.

Dies erklärt auch, warum über 50 Prozent der an Prostatakrebs erkrankten Männer bereits Tochtergeschwülste (Metastasen) in Lymphknoten und im Skelettsystem aufweisen, wenn sie erstmals wegen ihrer Schwierigkeiten beim Wasserlassen den Arzt aufsuchen.

Entscheidend für einen Therapieerfolg ist die rechtzeitige Erkennung des Tumors, solange er auf die Prostata begrenzt ist und noch keine Metastasen gebildet hat.

In einer Operation *(radikale Prostatektomie)* wird die Prostata mit allen Samenbläschen entfernt. Bestehen schon Metastasen, entfernt man beide Hoden, um die Testosteronproduktion zu drosseln, und behandelt medikamentös und mit Strahlen.

Mit großer Wahrscheinlichkeit wird der betroffene Mann nach der Entfernung der Prostata keine Erektion mehr bekommen.

Behandlungsmöglichkeiten der benignen Prostatahyperplasie im Stadium I und II mit Naturheilmitteln

Phytotherapie

1. Mit Erfolg wird ein Auszug (Extrakt) aus den Wurzeln der Brennessel in ausreichender Dosierung *(Urtica plus N Kapseln)* zur Behandlung der quälenden Prostatabeschwerden eingesetzt.

   Bei regelmäßiger Einnahme hemmt *Urtica plus N* das Prostatawachstum auf verschiedenen Wegen.

   Als Ergebnis kommt es zu einer Abnahme des nächtlichen Harndrangs und zu einer Normalisierung der täglichen Blasenentleerungen. Der Harnstrahl wird kräftiger und die Ausscheidungsmenge nimmt zu. Durch die verminderte Restharnmenge verringert sich das Risiko einer Blaseninfektion.

Für einen Therapieerfolg ist jedoch eine Langzeitanwendung von *Urtica plus N* Voraussetzung.

2. Ein Auszug (Extrakt) aus den Früchten der amerikanischen Sägepalme *(Sita-Kapseln)* gilt in der Medizin ebenfalls als bewährtes Mittel zur deutlichen Linderung von Beschwerden der BPH.
   Die Inhaltsstoffe der Sägepalmenfrüchte wirken nicht nur wachstumshemmend und entzündungswidrig im Prostatabereich, sondern setzen auch den Spannungszustand (Tonus) der Muskulatur im Bereich von Prostata, Harnblase und Harnröhre herab.
   Deshalb vermindern *Sita-Kapseln* deutlich Harndrang, häufiges Wasserlassen, Schmerzen und entzündliche Prozesse im Prostatabereich.
   Auch hier ist eine Langzeiteinnahme wichtig, um eine anhaltende Besserung zu erreichen. Das ist aber bei der guten Verträglichkeit von *Sita-Kapseln* problemlos.
3. Zu einer signifikanten Abnahme der Prostatabeschwerden führt auch die Einnahme eines Extraktes aus den Samen einer inhaltsstoffreichen Kürbiszüchtung *(Nomon mono Kapseln, Nomon mono Liquidum).*
   Über eine Kräftigung der Blasenmuskulatur kommt es zu einer Normalisierung der Blasentätigkeit und zu einer Abnahme der belastenden Beschwerden.
   Außerdem stoppen die Kürbissameninhaltsstoffe das krankhafte Prostatawachstum und lassen entzündliche Prozesse abklingen.
   Nomon mono sollte regelmäßig über einen längeren Zeitraum angewendet werden.
4. Aus den Wurzeln der südafrikanischen Pflanze *Hypoxis rooperi* wird ein Auszug (Extrakt) gewonnen, der reich an dem Naturstoff Beta-Sitosterin ist.
   Das Beta-Sitosterin ist der Wirkstoff der *Harzol-Kapseln.*
   Das Beta-Sitosterin hemmt das krankhafte Prostata-

wachstum, in dem es die Umwandlung von Testosteron in Dihydrotestosteron unterbindet.

Damit verhindert die Behandlung mit *Harzol-Kapseln* das Fortschreiten der BPH. Außerdem wird der Harnfluß verbessert und die Restharnmenge verringert sich. Damit verbunden ist eine Abnahme störender Symptome wie der häufige Harndrang, sowohl tagsüber als auch in der Nacht.

Harzol-Kapseln sollten langfristig eingenommen werden, was bei der guten Verträglichkeit aber problemlos ist.

Enzymtherapie

Bestimmte pflanzliche und tierische Enzyme zeichnen sich durch entzündungshemmende und durchblutungsfördernde Eigenschaften aus.

Deshalb ist die unterstützende Anwendung eines Enzympräparates *(Wobenzym N Dragees)* bei der Prostatahyperplasie sinnvoll.

Das können Sie bei Prostataerkrankungen selbst tun:

- Trinken Sie nicht weniger, um weniger Wasser lassen zu müssen. Aber meiden Sie kalte Getränke!
- Sorgen Sie für regelmäßigen Stuhlgang ohne Zuhilfenahme von Abführmitteln.
- Vermeiden Sie langes Sitzen (Autofahrten). Läßt sich langes Sitzen nicht umgehen, dann vertreten Sie sich öfters die Beine.
- Halten Sie den Körper warm! Tragen Sie z. B. immer lange Unterhosen, denn Kälte verschlimmert die Beschwerden. Seien Sie bei naß-kaltem Wetter besonders vorsichtig! Vorsicht insbesondere vor kalten Sitzgelegenheiten!

Segler, die diese Hinweise oft nicht beachten, stellen ein großes Kontingent unter den Prostata-Kranken dar.

- Achten Sie darauf, daß Sie immer warme Füße haben!
- Nach dem Baden sofort die nasse Badehose ausziehen und gut abtrocknen.
- Meiden oder reduzieren Sie das Rauchen, Kaffee, schwarzen Tee und Alkohol, denn sie reizen die Prostata.
- Aber auch scharf gewürzte Speisen wirken als Reizmittel auf die Prostata. Reduzieren Sie deshalb Salz und andere Gewürze!
- Bewegung und Sport führen zu einer besseren Körperdurchblutung, was sich positiv auf die Prostata auswirkt.
- Versuchen Sie Streß abzubauen, Ihre Prostata wird es Ihnen danken.
- Und das ist ganz falsch: Männer mit Prostata-Erkrankungen reduzieren oft den Geschlechtsverkehr oder stellen ihn ganz ein. Doch das Gegenteil ist wichtig! Geschlechtsverkehr führt zu einer natürlichen Entleerung der Prostata verbunden mit einem Abschwellen.

Sex ist gesund!

Der Leistenbruch – Die schwache Stelle beim Mann

Herr Rolf N. hat seiner alleinstehenden Nachbarin beim Einzug geholfen.
Doch die ungewohnte schwere körperliche Arbeit ist nicht ohne Folgen geblieben. In der rechten Leistenbeuge ist eine faustgroße Vorwölbung entstanden. Er verspürt dort ein schmerzhaftes Ziehen, das sich beim Husten und beim Pressen auf der Toilette verstärkt.
Für den Hausarzt von Rolf N. ist die Diagnose einfach: Leistenbruch, eine Erkrankung, die ausschließlich bei Männern auftritt.

Was ist ein Bruch?

Nicht selten endet ungewohnte schwere körperliche Belastung im Krankenhaus. Diagnose: Leistenbruch

Unter einem Bruch (Hernie) versteht der Arzt ein Loch in einem normalerweise geschlossenem Gewebe, durch das sich Eingeweide (Darmteile) nach außen drängen.
Ein Bruch tritt vorwiegend an einer angeborenen schwachen Stelle der Bauchwand auf und wird nach dem Ort seiner Entstehung benannt, wie z. B. der bei Babys häufig angeborene Nabelbruch.
Am weitesten verbreitet ist der Leistenbruch beim Mann, der bisweilen bis zum Hodensack vordringen kann.
Daß Patienten mit Leistenbruch ausschließlich Männer sind, liegt darin begründet, daß die vordere Bauchwand des Mannes eine natürliche Öffnung, den Leistenkanal, besitzt. Durch den Leistenkanal treten der Samenstrang und Blutgefäße zur Versorgung der Hoden aus dem Bauchraum aus.

An dieser »Schwachstelle« des Mannes können leicht Teile der Baucheingeweide herausquellen und Beschwerden verursachen. Der Arzt spricht hier vom Leistenbruch.
Frauen haben zwar auch einen Leistenkanal, in dem ein Band verläuft, das die Gebärmutter hält. Trotzdem ist ihre Bauchwand in der Leistengegend bedeutend stabiler als die des Mannes.

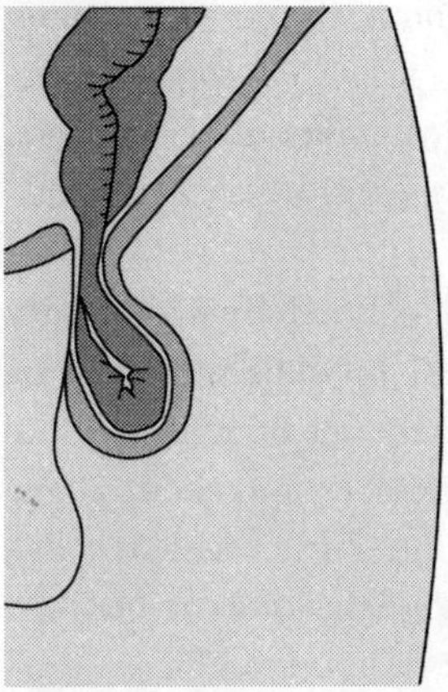

Abb. 13: Leistenbruch

Bruch ist nicht gleich Bruch!

Der Arzt unterscheidet drei verschiedene Arten von Leistenbrüchen, die auch ein unterschiedliches ärztliches Handeln erfordern:

1. *Reponible Brüche:* Das sind relativ harmlose Leistenbrüche, die in den Bauchraum zurückgedrängt werden können. Dazu legt man sich auf den Rücken, entspannt die Bauchmuskulatur und massiert die Vorwölbung

vorsichtig mit den Fingerspitzen, bis sie verschwunden ist. Reponible Brüche treten vorwiegend bei jüngeren Männern auf.

Zu beachten ist, daß man aber mit dieser Maßnahme nicht den Bruch behebt, d. h. der Leistenkanal bleibt offen, der Bruch wird bei der nächsten körperlichen Belastung wieder austreten.

2. *Nicht reponible Brüche:* Diese Leistenbrüche lassen sich nicht in den Bauchraum zurückmassieren. Hier muß eine Operation vorgenommen werden.
3. *Inkarzerierte Brüche:* Das ist die gefährlichste Form des Leistenbruchs, die unverzüglich der ärztlichen Behandlung bedarf.

   Beim inkarzerierten oder eingeklemmten Bruch wird der in der Vorwölbung (Bruchsack) befindliche Darmabschnitt durch Bänder und Muskeln der Bauchwand, die die Bruchaustrittsstelle (Bruchpforte) umgeben, abgeklemmt. Damit ist nicht nur ein Zurückschieben des Bruchs in den Bauchraum unmöglich, sondern auch die Blutversorgung des abgeschnürten Darmteils ist drastisch reduziert.

   Durch den eingeklemmten Bruch ist die gesamte Darmpassage blockiert. Das im Leistenkanal eingeklemmte Stück Darm kann sich entzünden oder sogar absterben. Dadurch gelangen Giftstoffe in den Bauchraum, die zu einer lebensgefährlichen Bauchfellentzündung führen können. Typisch für diese Situation sind Schmerzen in der Leistengegend und im Bauchraum, Erbrechen und das Aufhören der Darmbewegungen.

Deshalb gilt generell: Wenn Sie in der Leistengegend eine Vorwölbung bemerken oder ein anhaltendes Ziehen auftritt, müssen Sie unverzüglich den Arzt aufsuchen! Nur er kann die Art und damit die Gefährlichkeit des Bruchs diagnostizieren.

Die Ursachen des Leistenbruchs

Ein Leistenbruch ist in jedem Alter möglich, auch schon beim Säugling.
Dabei kann der Leistenbruch angeboren sein oder als Folge einer Bindegewebsschwäche auftreten.
Alles, was den Druck im Bauchraum erhöht, kann das Austreten von Eingeweideteilen durch die Bruchpforte in den Leistenkanal fördern. Hierzu gehören Husten, schweres Heben, übermäßiges Pressen auf der Toilette und bestimmte Sportarten, Ballett oder sogar kräftiges Singen. Übergewicht gilt ebenfalls als Risikofaktor.

Eine Operation beseitigt das Übel!

Ein Leistenbruch kann nur durch eine Operation beseitigt werden!
Die Hernieoperation gilt heute als Routineeingriff mit geringem Risiko. Dabei werden die vorgedrungenen Eingeweideteile in die Bauchhöhle zurückverlagert und die Bruchpforte mit mehreren Nähten verschlossen.

Leistenoperation: unangenehm, aber ungefährlich.

Pro Jahr bekommen in Deutschland ca. 150 000 Männer einen Leistenbruch und seine Operation ist heute der häufigste chirurgische Eingriff.
Der Krankenhausaufenthalt beträgt nur wenige Tage. Trotz Operation erleiden jedoch drei bis fünf Prozent der Männer erneut einen Leistenbruch. Entweder hat der Chirurg nicht sorgfältig genug operiert, oder der Patient hat sich zu früh voll belastet.
Nach der Leistenbruchoperation muß man sich drei Wochen schonen und darf sich drei weitere Wochen nur leicht und vorsichtig belasten.
Ans Steuer seines Autos kann man sich schon wenige Tage nach dem Eingriff setzen, mit dem Sex sollte man zwei bis

drei Wochen warten. Mindestens aber so lange, bis keine Schmerzen mehr in der Leistengegend auftreten.
Hin und wieder hört und liest man von der Möglichkeit, einen Leistenbruch mit Kieselsäure-Injektionen zu behandeln. Die Kieselsäure soll hier das schwache Gewebe in der Leistengegend stärken. Doch dieses Verfahren bringt nichts. Das einzige, was bei einem Bruch hilft, ist die Operation.

Ein Bruchband – kein Ersatz für die Operation

Viele Männer versuchen, ihren Leistenbruch mit einem Bruchband zu kurieren.
Ein Bruchband, das um den Leib gelegt wird, soll die Vorwölbung (Bruchsack) in den Bauchraum zurückdrängen und ein erneutes Austreten verhindern. Ein Bruchband ist keine dauerhafte Hilfe und ersetzt nicht die Operation!
Außerdem können die durch das Bruchband entstehenden Druckstellen das darunterliegende Gewebe zerstören und eine spätere Operation erschweren.
Ein Bruchband sollte nur zur Anwendung kommen, wenn eine Operation nicht möglich ist.
Wenn es auch manchmal anders zu hören ist: Ein Bruch bleibt bestehen, bis er behandelt wird. Er bildet sich nicht von selbst zurück!
Für alle, die bis jetzt eine Operation gescheut haben, hier der Hinweis: Lassen Sie Ihren Leistenbruch operieren, bevor er sich einklemmt!

Das können Sie bei einer Veranlagung zum Leistenbruch selbst tun:

- Bauen Sie Übergewicht ab.
- Vermeiden Sie das Tragen schwerer Lasten! Wenn unumgänglich, Lasten auf der Schulter tragen und nicht vor dem Bauch.
- Sorgen Sie für regelmäßigen Stuhlgang.
- Sport und Bewegung stärken zwar das schwache Bindegewebe, können aber die Veranlagung zum Leistenbruch nicht wesentlich reduzieren.

Impotenz – Man(n) will, kann aber nicht

Während seine Freundin schon lange schläft, wälzt sich Hartmut M. ruhelos hin und her. In seinem Inneren tobt ein Wirbelsturm der Gefühle: Scham, beleidigte Männlichkeit, Wut auf sich selbst und Versagensängste.
Für Hartmut M. ist eine Welt zusammengebrochen, denn er hat heute im Bett versagt. Er war impotent!
Das, was Hartmut M. erlebt hat, passiert jedem Mann ein oder mehrere Male in seinem Leben. Und das ist durchaus normal, denn der Mann ist keine »Sexmaschine«. Das Zusammenwirken psychischer, hormoneller und organischer Faktoren, die die Sexualtätigkeit des Mannes steuern, ist kompliziert und störanfällig.
Erst wenn ein Mann 3 bis 6 Monate lang ständig oder zumindest bei der überwiegenden Zahl der Sexualkontakte versagt hat, spricht der Arzt von Impotenz.

Was ist Impotenz?

Nach neueren Untersuchungen leiden in Deutschland vier bis acht Millionen Männer an Impotenz.

Der Begriff »Impotenz« kommt aus dem Lateinischen und bedeutet Unvermögen, Unfähigkeit.
Im medizinischen Sinne versteht man unter Impotenz vor allem die Unfähigkeit des Mannes, die für den Geschlechtsverkehr notwendige Versteifung des Gliedes (Erektion) zu erreichen und aufrechtzuerhalten. Deshalb wird heute in der Medizin statt Impotenz häufig der moderne Ausdruck »erektile Dysfunktion« gebraucht.
Impotenz kann Männer jeden Alters treffen!

Wenn der Mann sexuell erregt ist

Unter sexueller Potenz wird die Fähigkeit zur sexuellen Vereinigung verstanden, die aber an eine Bedingung geknüpft ist: Das Glied (Penis) des Mannes muß ausreichend steif, d. h. erigiert, sein.
Dabei ist noch immer die falsche Meinung weit verbreitet, daß die sexuelle Leistungsfähigkeit und die Qualitäten des Mannes als Liebhaber von der Größe des steifen Gliedes abhängt.
Ist der Mann sexuell erregt, kommt es zu einer Weitstellung der arteriellen Blutgefäße im Penis. Das löst einen Bluteinstrom in die im Penis befindlichen zylinderförmigen Schwellkörper aus. Sind die Schwellkörper prall mit Blut gefüllt, drücken sie die blutabführenden Venen ab und verhindern so einen Abfluß des Blutes.
Somit wird die zum Verkehr erforderliche Steifheit des Gliedes durch die vermehrte Blutfülle in den Schwellkörpern erreicht. Oder anders ausgedrückt: Es kommt dadurch zur Erektion, daß einerseits der arterielle Bluteinstrom in den Penis erhöht, andererseits der venöse Blutabfluß blockiert ist.

Die Ursachen der Impotenz

Nach Untersuchungen sind 60 Prozent aller Potenzstörungen organisch (körperlich) und 40 Prozent psychisch (seelisch) bedingt.
Die Abgrenzung ist oft schwierig, denn wenn das »Versagen« auch vorwiegend organische Ursachen hat, bekommt doch das männliche Selbstwertgefühl meist einen Knacks und die »angeschlagene« Psyche verschlimmert dann durch Versagensängste die Impotenz.
So dürfte wohl in der Mehrzahl der Fälle ein Zusammenspiel

von physischen und psychischen Faktoren für eine Impotenz verantwortlich sein. Für psychische Ursachen spricht, »wenn es von einem Tag auf den anderen überhaupt nicht mehr geht«. Währenddessen sich eine Impotenz mit organischen Ursachen meist langsam und allmählich entwickelt. Für eine organische Ursache spricht meist das schnelle und vorzeitige Erschlaffen des Penis nach einer erreichten Erektion bzw. wenn grundsätzlich keine Erektion entsteht, auch morgens und während der nächtlichen Traumphasen nicht und auch nicht bei der Selbstbefriedigung.

Die Gründe für organisch bedingte Potenzstörungen sind vielfältig. Mit fortschreitendem Alter stehen zunehmend Erkrankungen der Blutgefäße im Vordergrund.

Die durch Arteriosklerose (Arterienverkalkung) verengten Arterien des Beckens und des Penis behindern die Füllung der Schwellkörper des Penis mit Blut. Somit müssen alle, bei denen Arteriosklerose-bedingte Durchblutungsstörungen auftreten, wie z. B. Bluthochdruckkranke, Männer, die an der Schaufensterkrankheit leiden, und Diabetiker, auch mit Potenzstörungen rechnen.

Wenn »Man(n)« einmal oder zwischenzeitlich einmal nicht »kann«, liegt noch lange keine Impotenz vor.

Aber auch Störungen in den blutableitenden Gefäßen, den Venen, können Impotenz hervorrufen. Hier ist das »venöse Leck« zu nennen, bei dem die Venen des Penis das Blut während der Erektion abfließen lassen, statt es zurückzuhalten. Aber auch eine mangelnde Elastizität der Schwellkörper, wodurch die blutabführenden Venen nicht zusammengepreßt werden, kann zu Potenzstörungen führen.

Prostatavergrößerungen – meist im fortgeschrittenen Stadium – können ebenfalls Ursache der Impotenz sein.

Impotenz wird auch durch eine Reihe neurologischer Erkrankungen verursacht. So können z. B. zu den Geschlechtsorganen führende Nervenbahnen durch Beckenbrüche bei Autounfällen oder durch Operationen im Beckenbereich beschädigt werden. Bandscheibenvorfälle, Verletzungen des Rückenmarks (Querschnittlähmungen)

und Schlaganfälle lösen Störungen in den die Sexualtätigkeit steuernden Zentren in Rückenmark und Gehirn aus – weitere Gründe für eine Impotenz.
Das betrifft auch Krankheiten des Zentralnervensystems wie den vorzeitigen Altersschwachsinn (Morbus Alzheimer), die Schüttellähmung (Morbus Parkinson), die Multiple Sklerose und einige Formen der Fallsucht (Epilepsie).
Es ist bekannt, daß langjähriger Alkoholmißbrauch die für die Potenz wichtigen Nervenbahnen schädigt – eine Erklärung, warum viele Alkoholiker Potenzprobleme haben.
Ca. 40 bis 60 Prozent der Diabetiker sind von Impotenz betroffen: Neben den arteriosklerotischen Störungen spielen hier noch Nervenschädigungen eine Rolle.
Krankheiten der Geschlechts- und Harnorgane, des Herzens und der Schilddrüse können ebenfalls Auslöser für Potenzstörungen sein.
Kaum Bedeutung mißt der Verbraucher Medikamenten zu. Doch viele weisen als Nebenwirkungen Potenzstörungen auf, wie aus nachfolgender Tabelle zu entnehmen ist.

Faktoren, die die Potenz negativ beeinflussen		
Krankheiten	**Medikamente**	**Andere Faktoren**
– Hypotonie (niedriger Blutdruck) – Störungen des Zentralnervensystems (Morbus Alzheimer, Parkinson, Multiple Sklerose, Epilepsie) – Querschnittslähmung – Schlaganfall – Diabetes – Alkoholismus – Schilddrüsenüberfunktion – Schaufensterkrankheit – Prostataerkrankungen	– »Seelentröster« (Tranquilizer) – Neuroleptika – Antidepressiva – Beruhigungsmittel – Schlafmittel – Appetitzügler – Bluthochdruckmittel (besonders Betablocker) – Mittel gegen Gicht – Mittel gegen Gastritis Magen- und Zwölffingerdarmgeschwüre (Magensäurehemmer) – Harntreibende Mittel – Krebsmittel (Hormonpräparate) – Glukokortikoide	– Alkohol – Nikotin – Drogen (z. B. Kokain) – Blei – Kohlenwasserstoffe

Ein Mangel des männlichen Sexualhormons Testosteron führt meist erst zu einer Störung des Liebesverlangens (Libido) und nachfolgend zur Impotenz.
Männliche Bodybuilder, die ihren Muskeln mit Hormonpräparaten (Anabolika) nachgeholfen haben, müssen ebenfalls mit Potenzstörungen und sogar mit einer Hodenverkleinerung rechnen.

Wenn die Psyche schuld ist

Als psychische Faktoren für Impotenz kommen sexuelle Hemmungen, nachlassende sexuelle Lust in einer langandauernden Partnerschaft, verletzende Erlebnisse, Partnerschaftsprobleme, Streß und berufliche Probleme in Frage.
Doch auch ein Elternhaus, in dem sexuelle Fragen Tabuthemen waren, ist häufig für Potenzschwierigkeiten von jungen Männern verantwortlich.
Potenzstörungen können auch der Ausdruck der unbewußten Ablehnung der Partnerin sein. Treten die Schwierigkeiten bei einer anderen Frau nicht auf, spricht man von »relativer Impotenz«.

Wie sich eine erfahrene Frau verhält

Tritt beim Mann Impotenz auf, so ist das Verhalten seiner Partnerin von größter Wichtigkeit. Eine Frau, die hier mit Spott oder Hohn reagiert, verschlimmert den schon ohnehin bemitleidenswerten Zustand des Mannes und richtet damit oft eine Mauer auf, die kaum noch zu überwinden ist.
Auch eine Reaktion nach dem Motto: »Erst wenn du wieder ›kannst‹, bin ich wieder zu Sex mit dir bereit!« ist grundlegend falsch.

Will der Mann nicht über seine »Blamage« reden, dann sollte die Frau das Versagen des Mannes einfach übergehen. Hat er den Wunsch zu einer Aussprache, dann ist es hilfreich, wenn sie mit viel Einfühlungsvermögen und Takt diesem Wunsch nachkommt.

Gerade in diesem Zustand benötigt der Mann besonders viel Zuwendung und Wärme von seiner Partnerin. Das ist manchmal die beste Medizin!

Oft hilft auch schon eine Aussprache mit der Partnerin.

Schon Talleyrand hat festgestellt: »Es gibt keine impotenten Männer – es gibt nur ungeschickte Frauen!« Eine Feststellung, die zwar übertrieben, aber doch teilweise wahr ist.

Impotenz – kein Tabuthema, sondern eine Krankheit

Impotenz ist heute nach wie vor ein Tabuthema, denn diese Krankheit trifft den Mann an seiner verwundbarsten Stelle, an seiner Männlichkeit.

Deshalb fällt es vielen Männern schwer, über Potenzprobleme zu sprechen oder den Arzt aufzusuchen.

Der Arzt für Urologie kann mit verschiedenen Untersuchungsmethoden (Testosteronuntersuchung im Blut, Ultraschall, Röntgen, Erektionstests u. a.) herausfinden, welche Ursachen der Impotenz zugrunde liegen.

Dabei ist die Frage nach Impotenz auslösenden Grundkrankheiten wie Diabetes, Bluthochdruck, Erkrankungen des Zentralnervensystems, Medikamenteneinnahme und Risikofaktoren wie Alkohol, Rauchen, ungesunde Ernährung von großer Bedeutung. Erst wenn organische Ursachen ausgeschlossen sind, spricht der Arzt von einer psychisch bedingten Impotenz.

Die Potenzspritze SKAT

Im Jahr 1982 erschienen die ersten Berichte über ein neues Verfahren zur Behandlung der Impotenz (erektile Dysfunktion): Die Potenzspritze, medizinisch korrekt *»Schwellkörper-Autoinjektions-Therapie (SKAT)* genannt.
Hier spritzt sich der impotente Mann nach einer Einweisung durch den Arzt zu Hause selbst blutgefäßaktive Substanzen direkt in den Penis (Schwellkörper). Sie bewirken über eine Gefäßerweiterung und Durchblutungsverbesserung eine für den Koitus ausreichende Versteifung des Penis (Erektion) für dreißig bis sechzig Minuten.
SKAT rangiert heute in der Behandlung der Impotenz vor operativen Eingriffen und Penisprothesen.
In der Vergangenheit kamen gefäßaktive Substanzen wie Papaverin und Phentolamin zum Einsatz, die aber eine Reihe von Nebenwirkungen – besonders Priapismus – auslösten.
Heute wird vor allem die Substanz *Prostaglandin* E_1 gespritzt, was mit einer signifikanten Abnahme der Nebenwirkungen verbunden ist.
Ganz wichtig für einen Therapieerfolg ist es, die für den jeweiligen Patienten individuelle Dosis Prostaglandin E_1 zu finden.
In einer 1996 veröffentlichten klinischen Studie, an der 683 Männer (Durchschnittsalter 58) teilnahmen, wurde die Anwendung von SKAT mit Prostaglandin E_1 6 Monate lang hinsichtlich Wirksamkeit und Sicherheit geprüft.
Anhand von Patiententagebüchern werteten Wissenschaftler monatlich die Häufigkeit der Anwendung von SKAT und des Geschlechtsverkehrs aus. Außerdem beurteilten der Patient und seine Partnerin den Geschlechtsverkehr.
Dabei empfand die überwiegende Mehrheit der Patienten und ihrer Partnerinnen den Geschlechtsakt als befriedigend.

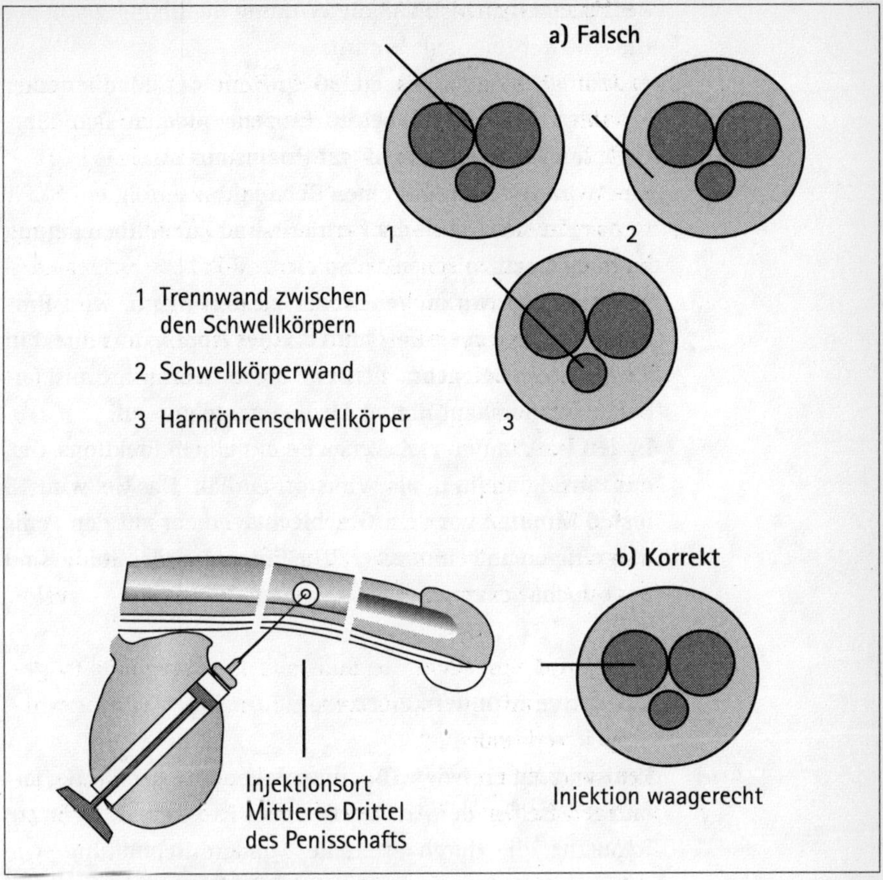

Abb. 14: Falsche und richtige Durchführung der Schwellkörper-Autoinjektions-Therapie (SKAT)

Bedeutsam dabei ist, daß die Wirkung unabhängig von der Ursache der Impotenz eintrat.
Allerdings klagten bis zu 30 Prozent der Männer über Schmerzen am Penis, bei 10 Prozent bildeten sich Blutergüsse und bei 5 Prozent trat Priapismus auf.
Eine Voraussetzung für einen Behandlungserfolg mit SKAT ist das Einverständnis der Partnerin und ihre Mitbeteiligung an dem »medizinischen Vorspiel«.
Um die Nebenwirkungen weiter zu verringern, wird Prostaglandin E_1 neuerdings mittels eines Applikators direkt in die Harnröhre eingebracht. Denn die die Harnröhre auskleidende Schleimhaut nimmt Medikamente gut auf.
In den USA laufen z. Z. Versuche mit einem Erektions-Gel, das Prostaglandin E_1 als Wirkstoff enthält. Das Gel wird 15 bis 20 Minuten vor dem Geschlechtsverkehr auf den Penis aufgetragen und einmassiert. Die Ergebnisse der Studie sind noch nicht bekannt.

Operative Möglichkeiten

Penisanomalien, wie z. B. eine angeborene Penisverkrümmung, beseitigt der Arzt heute operativ.
Impotenz, die durch arterielle Minderdurchblutung, wie z. B. bei Diabetikern und Rauchern, bedingt ist, kann ebenfalls durch einen gefäßchirurgischen Eingriff behoben werden. Auch das »venöse Leck« läßt sich heute durch eine Operation beheben.
Mit gefäßchirurgischen Eingriffen können Erfolge zwischen 60 und 80 Prozent erreicht werden.

Reizstrom für die Schwellkörper

Eine ganz neue Behandlungsmethode besteht in der Stimulation des Penis mit Reizstrom. Ein Verfahren, das besonders für Männer geeignet ist, deren Glied das bei der Erektion eingeströmte Blut nicht hält, sondern wieder abfließen läßt, so daß die Gliedsteifheit nicht anhält.

Da mit ganz schwachem Reizstrom gearbeitet wird, spürt der Mann nur ein angenehmes Kribbeln.

Jeder Patient bekommt ein Stimulationsgerät in Handygröße mit nach Hause, um seinen Penis fünfmal täglich 20 Minuten zu stimulieren.

Manchmal die letzte Möglichkeit: die Penisprothese

Als Alternative in der Therapie der Impotenz bleibt die operative Implantation einer Penisprothese.

Hierbei wird ein Großteil des Schwellkörpergewebes entfernt und statt dessen eine Prothese eingesetzt.

Dabei sollten Penisprothesen nur zur Anwendung kommen, wenn organisch bedingte Veränderungen die Ursache der Impotenz darstellen.

Moderne Prothesen können nicht nur die Erektion, sondern auch die Erschlaffung des Gliedes simulieren. Es ist zwischen *halbsteifen* Prothesen (Hinaufbiegen durch ein Scharnier) und *hydraulischen* Prothesen zu unterscheiden. Bei letzterer wird ein Flüssigkeitsbehälter hinter das Schambein eingepflanzt und eine Pumpe in den Hodensack eingesetzt. Wünscht der Mann eine Erektion, kann er durch die Pumpe Kochsalzlösung aus dem Behälter in zwei in den Penis operierte Zylinder pumpen. Nach dem Geschlechtsverkehr wird über ein Ventil die Flüssigkeit wieder in den Flüssigkeitsbehälter geleitet, was zur Erschlaffung des Penis führt.

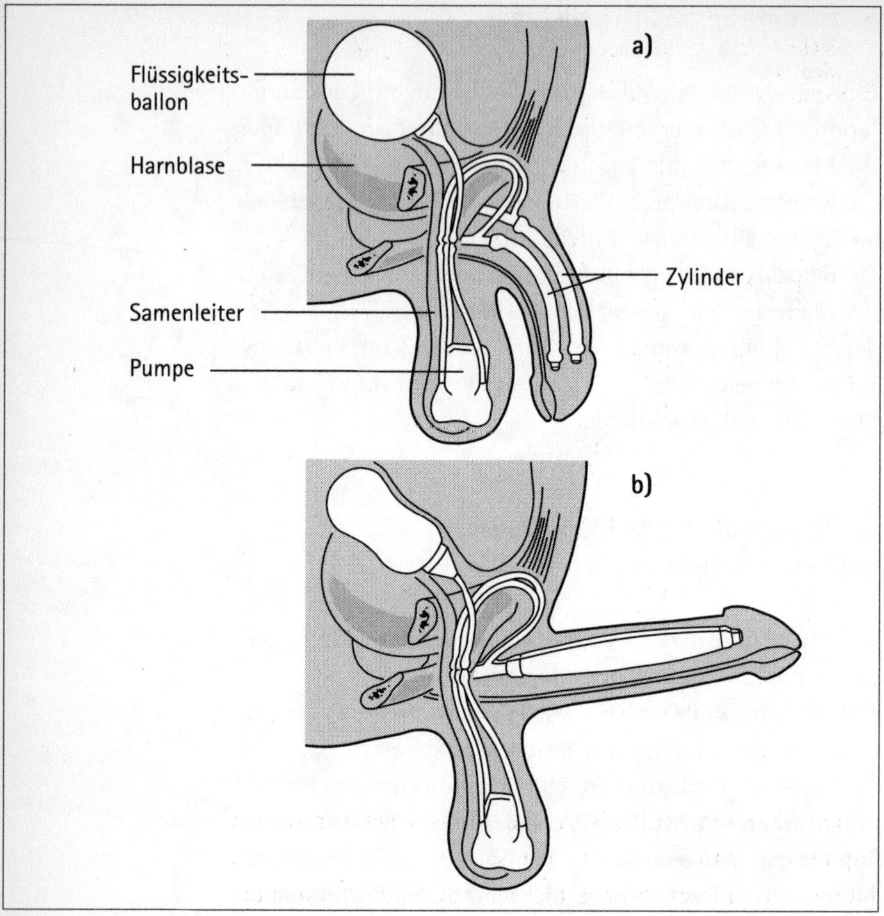

Abb. 15: Mechanismus einer aufblasbaren Penisprothese

Nicht verschwiegen werden soll, daß mancher Mann mit Prothese, der ja nun immer »kann«, seine Partnerin sexuell »überfordert« hat, was zum Bruch der Beziehung führte. Das große Problem dieser Prothesen besteht darin, daß immer wieder Infektionen auftreten, die erst nach dem operativen »Ausbau« der Prothese geheilt werden können.

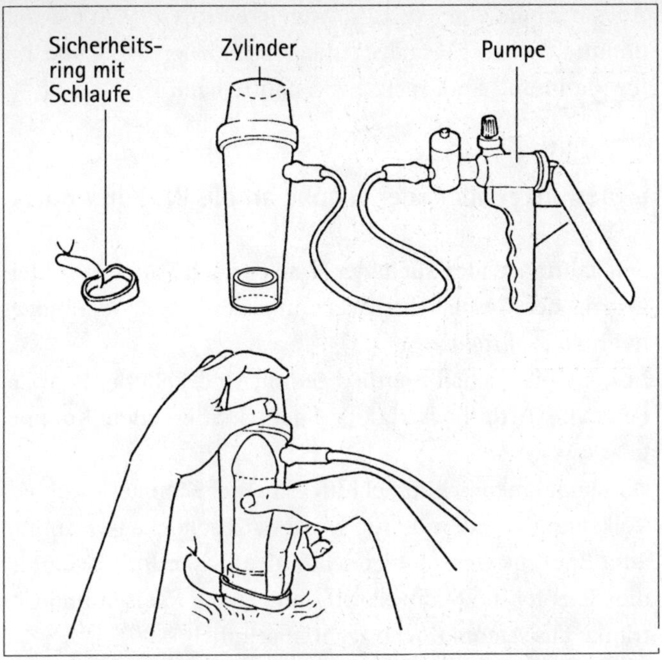

Abb. 16: Prinzip einer Vakuumpumpe

In den USA wurden bis heute ca. 150 000 Penisprothesen implantiert. Obwohl man die Penisprothesen in den letzten Jahren laufend verbesserte, nimmt die Zahl der Implantationen kontinuierlich ab, da der gewünschte Erfolg schon mit anderen Methoden wie z. B. mit SKAT erreicht wurde. Abschließend muß noch die *Vakuumpumpe* erwähnt werden. Dabei wird ein Hohlzylinder über den schlaffen Penis gestülpt und an der Wurzel mit einem festen Gummiring abgeschlossen. Nun wird mittels einer Handpumpe im Zylinder die Luft abgesaugt und ein Vakuum erzeugt. Durch den entstandenen Unterdruck füllt sich der Penis mit Blut und wird steif. Der Gummiring an der Peniswurzel soll nun dafür sorgen, daß die Gliedsteife anhält.

Alles in allem eine etwas aufwendige Prozedur, an die sich unmittelbar der Geschlechtsakt anschließen muß und die für Mann und Frau recht nervenaufreibend ist.

Liebesmittel oder »der Glaube an die Wirkung hilft«

Seit Jahrtausenden sucht der Mensch nach Mitteln zur Steigerung des Geschlechtstriebes und der Potenz, den sogenannten *Aphrodisiaka.*

In der Volksmedizin dafür bekannt sind Sellerie, Paprika, Petersilie, Artischocken, Eier, Spargel, Stierhoden, Kümmel u. a.

»Einem lahmen Schimmel hilft ein guter Kümmel!« sagt der Volksmund. Andere Sprüche wie »Artischocken verführen zum Bocken« werden hier schon deutlicher. Inzwischen ist die Liste der die Manneskraft anregenden Speisen und Getränke aus Amors Küche recht ansehnlich.

Viel beworben und heiß begehrt: Sexualtonika.

In Apotheken, Drogerien oder über den Versandhandel angebotene Liebesmittel – sogenannte *Sexualtonika* – sollen zur Stärkung der Erektion, der Libido (Liebesverlangen) und der sexuellen Leistungsfähigkeit beitragen, was ihren Einsatz bei Potenzstörungen erklärt.

Sexualtonika stellen meist Kombinationen von tierischen, pflanzlichen und synthetischen Substanzen dar: Auszüge (Extrakte) aus Stierhoden, Yohimberinde, Potenzholz (Muira-Puama), Colasamen, Damiana, Vitamine, Mineralstoffe und synthetische durchblutungsanregende Stoffe wie Bamethansulfat.

Leider konnte ein wissenschaftlicher Nachweis für die Wirksamkeit der Sexualtonika – bis auf die Yohimberinde bzw. ihren Wirkstoff Yohimbin – nicht erbracht werden.

Trotzdem ist die Nachfrage nach diesen Mitteln, wie ich als praktischer Apotheker bestätigen kann, ungebrochen.

Wahrscheinlich ist in diesem Fall der wissenschaftliche

Nachweis der Wirksamkeit auch gar nicht entscheidend. Denn gerade bei der Impotenz, an der immer psychische Faktoren mit beteiligt sind, ist besonders der Glaube an die Wirkung des Mittels – die Suggestion – sehr wichtig. Ein Phänomen, das von der Medizin heute anerkannt wird und die Bezeichnung »Placeboeffekt« (aus dem Lateinischen und heißt »ich werde gefallen«) trägt.
Deshalb gibt es viele Männer, die auf »ihr Sexualtonikum« schwören! Und wo vielleicht schon der Glaube an die Angaben im Beipackzettel den gewünschten Effekt auslöst.
Umstritten ist die Wirkung des Alkohols. Maßvoll genossen, kann er Hemmungen und Verklemmungen beseitigen und einen »in Stimmung bringen«. Aber ab einer bestimmten Menge »schlägt er nieder«, d. h. er macht impotent.
Auch die von manchen angepriesenen Frischzellenpräparate helfen höchstens dem Anbieter, seinen Kontostand zu verbessern, aber auf keinen Fall dem potenzgeschwächten Mann auf die Sprünge.
Eine Therapie mit Testosteron ist nur sinnvoll, wenn bei der Impotenz ein zu niedriger Testosteronspiegel im Blut festgestellt wird. Leider beruht aber nur bei sehr wenigen Männern die Impotenz auf Testosteronmangel.
Gewarnt werden muß vor der Anwendung des Mittels »Spanische Fliegen« (Canthariden), einem meist alkoholischen Auszug aus der in Südeuropa vorkommenden Käferart Lytta vesicatoria. Sie enthält den Giftstoff Cantharidin, der schon in geringsten Mengen u. a. eine starke Reiz- und Durchblutungswirkung auf Harn- und Geschlechtsorgane ausübt.
Die jahrhundertealte Anwendung der »Spanischen Fliegen« als Aphrodisiakum hat vielen Menschen – meist Männern – statt den erhofften Liebesnächten einen qualvollen Tod gebracht. Sexualtonika mit Spanischen Fliegen sind in Deutschland nicht zugelassen (Ausnahme: ganz verdünnt

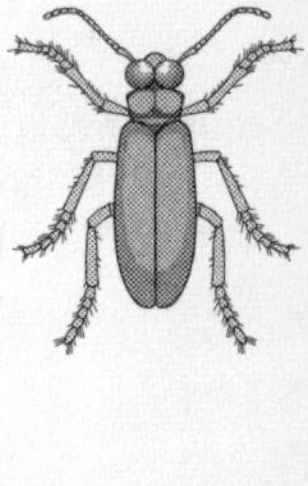

Abb. 17: Gefährliches Aphrodisiakum: Spanische Fliege

und damit ungefährlich in homöopathischen Mitteln). Leider besteht die Möglichkeit, solche Präparate im Ausland zu erwerben. Hiervor kann aber nur gewarnt werden!

Die Manneskraft – Gegenstand maßloser Übertreibungen

Am Biertisch und überall, wo Männer über Sex reden, wird meist maßlos übertrieben. Denn auch heute noch gilt der Penis als der Mittelpunkt der Männlichkeit, und sexuelle Höchstleistungen rangieren auf der Skala »männlicher Werte« noch immer ganz oben.
Doch die Wahrheit sieht, wie repräsentative anonyme Befragungen ergaben, ganz anders aus:

- Nur 26 Prozent der Befragten gaben an, noch nie eine Störung beim Geschlechtsverkehr erlebt zu haben, was bedeutet, daß fast 75 Prozent aller Männer Phasen der Impotenz kennen.
- 23 Prozent gaben gelegentliche und 13 Prozent häufige Störungen beim Geschlechtsverkehr zu.

Kinsey und Mitarbeiter haben in einer großangelegten Studie Männer nach der Häufigkeit ihres Geschlechtsverkehrs (Koitus) befragt.
Hier die Ergebnisse:

Koitusfrequenz bei Männern

Sexuell am aktivsten – Männer unter 20 Jahren

unter 20 Jahren	250mal im Jahr
20–25 Jahre	200mal im Jahr
26–30 Jahre	150mal im Jahr
31–35 Jahre	125mal im Jahr
36–40 Jahre	110mal im Jahr

41–50 Jahre	90mal im Jahr
51–55 Jahre	60mal im Jahr
56–60 Jahre	25mal im Jahr

Je länger, je lieber?

In letzter Zeit ist die Diskussion über die notwendige Länge des versteiften Gliedes erneut entflammt.

Nach Umfragen glauben 34 Prozent der deutschen Männer, auf diesem Gebiet zu kurz weggekommen zu sein: Ihr Penis ist zu klein geraten.

Informationen in der Presse über angebliche »Riesenexemplare« scheinen bei vielen Männern Komplexe auszulösen. So soll der Penis des US-Pornostars Long Dong Silver im erigierten Zustand beachtliche 48 cm erreicht haben. Und David Reuben beschreibt in »Everything You Always Wanted To Know About Sex« einen Penis von 35 cm Länge, gibt aber keine Quelle an.

Doch das längste je wissenschaftlich untersuchte Glied maß steif »nur« 30 cm und hatte einen Durchmesser von 5,5 cm.

Versuche, den Penis zu verlängern, sind nicht neu. Aus dem Sudan wird berichtet, daß Männer ihren Penis mit Steinen behängen, um eine Verlängerung zu erreichen.

Operative Penisverlängerung – mehr Risiken als Nutzen!

Ausgehend von Berichten aus den USA lassen sich auch in Deutschland immer mehr Männer ihren Penis operativ verlängern. Eine Operation, die nicht nur kostspielig (ca. 20 000 DM) ist, sondern auch mit vielen Risiken und Komplikationen (Blutungen, Infektionen, Penisdeformation, Gefühlsverlust, Erektionsversagen) behaftet ist.

Häufig sind es Männer mittleren Alters, die hoffen, durch den Eingriff sexuell zum Zwanzigjährigen zu werden. Eine Hoffnung, die sich nicht erfüllt.

Beunruhigt durch die zunehmende Zahl von Patienten, die nach einer chirurgischen Penisvergrößerung unter Kompli-

kationen leiden, haben kalifornische Ärzte bei 60 Männern den steifen Penis gemessen. Ihr Ergebnis: Die Durchschnittsgröße des erigierten Gliedes beträgt 12,8 cm.
Die Ärzte betonen, daß sie nur sehr wenige Männer getroffen hätten, bei denen eine Penisvergrößerung wirklich begründet gewesen wäre.
Mit ihren Messungen wollen die Ärzte den Männern eine Entscheidungshilfe geben, die eine operative Penisvergrößerung erwägen. Es sollen falsche Vorstellungen von der »Norm« beseitigt und die betreffenden Männer angeregt werden, ihr Vorhaben noch einmal zu überdenken.
Und falls Sie Komplexe haben sollten, hier ein winziger Trost: Ein Patient des amerikanischen Sexualforschers Kinsey besaß einen erigierten Penis von bemitleidenswerten 2,5 cm.
Auf Grund von Erfahrungen bieten auch Naturheilverfahren Hilfe bei Impotenz.

Behandlungsmöglichkeiten

Phytotherapie

1. Nur die aus Afrika stammende Yohimberinde wird – wie medizinische Untersuchungen zeigen – den Anforderungen an ein Aphrodisiakum bzw. Sexualtonikum gerecht.
   Das in der Yohimberinde enthaltene Alkaloid Yohimbin bewirkt eine Erweiterung der Blutgefäße an den inneren und äußeren Geschlechtsorganen und steigert die Erregbarkeit der im Sakralmark gelegenen Zentren für Erektion und Ejakulation.
   Die Erfolgsrate der Behandlung mit Yohimbin beträgt 20 bis 25 Prozent, was bei einer medikamentösen Therapie der Impotenz als hoch anzusehen ist. Die Nebenwirkungen sind als gering einzustufen.

Zur Behandlung von Impotenz und sexuellen Erschöpfungszuständen ist deshalb ein pflanzliches Arzneimittel *(testasa e Kapseln)* zu empfehlen, das einen Auszug (Extrakt) aus der Yohimberinde enthält.
Die in Apotheken rezeptfrei erhältlichen *testasa e Kapseln* sind als modernes Arzneimittel standardisiert, d. h. jede Kapsel enthält die gleiche Menge an Wirkstoff Yohimbin. Somit ist die gleichbleibende Wirksamkeit des Medikaments garantiert.
Wichtig ist eine regelmäßige Anwendung von *testasa e Kapseln* über mindestens drei bis vier Wochen.

2. Bei vielen Männern sind Streß und Hektik die Ursache für ihre Impotenz.
   Ist dies der Fall, dann ist die Einnahme eines Naturheilmittels aus der Taigawurzel *(Eleutherococcus Lomapharm Dragees)* zu empfehlen.
   Die Wirkstoffe der Taigawurzel verbessern die Leistungs- und Konzentrationsfähigkeit, beseitigen Müdigkeit und Schwächegefühle und führen zu einer allgemeinen Kräftigung. Alles wichtige Faktoren, die helfen, die streßbedingte Impotenz zu überwinden.

Homöopathie

1. Bei Impotenz gilt allgemein zuerst die vierwöchige Einnahme von Keuschlamm *(Agnus castus D6 Dilution)* und dann die anschließende Einnahme von Schweigrohr *(Caladium seguinum D6 Dilution)* über 4 Wochen als bewährtes Mittel.
2. Sind Streß, Müdigkeit, Erschöpfung und Schlaflosigkeit die Ursachen der Impotenz, dann sollten Sie es mit Selen *(Selenium D6 Dilution)* versuchen.
3. Bei durch Nervenschwäche bedingten Potenzstörungen ist das Stephanskraut *(Staphisagria D6 Dilution)* angebracht.
4. Ist die Impotenz altersbedingt, d. h. durch arteriosklero-

tische Veränderungen der Blutgefäße ausgelöst, kann eine Einnahme des Gefleckten Schierlings *(Conium D6 Dilution)* hilfreich sein.
Tägliche Dosierung aller hier genannten Präparate: Früh 5 Tropfen gleich nach dem Aufstehen, mittags 5 Tropfen eine halbe Stunde vor dem Mittagessen und abends 5 Tropfen vor dem Schlafengehen auf die Zunge geben.

Aromatherapie

Uns ist viel zuwenig bewußt, daß auch Düfte und Gerüche sexuell stimulierend sein können, denn es besteht ein direkter Zusammenhang zwischen Duft, Geruchssinn und Sexualität.
Einige ätherische Öle wirken erotisierend. Deshalb ist ein Versuch mit ihnen bei Potenzstörungen sinnvoll.

1. Der schwere süße Duft des *Ylang-Ylang-Öls* wirkt im seelischen und körperlichen Bereich entkrampfend, ausgleichend und erotisierend.
   Geben Sie erst einmal 5 Tropfen *Ylang-Ylang-Öl* in die Duftlampe und warten Sie die Duftentwicklung ab. Ist sie zu schwach, können Sie noch einige Tropfen hinzugeben.
   Für ein Massageöl, mit dem Sie sich und Ihre Partnerin wechselseitig am ganzen Körper einreiben sollten, füllen Sie 100 ml Jojobaöl in eine Flasche, geben 10 Tropfen *Ylang-Ylang-Öl* hinzu und schütteln gut um.
2. Für ein erotisierendes Vollbad geben Sie 3 Tropfen *Ylang-Ylang-Öl*, 2 Tropfen *Neroli-Öl* und 1 Tropfen *Bergamotte-Öl* in etwas Honig, verrühren gut und geben das Ganze ins Badewasser.

Bach-Blütentherapie

1. Da der Geschlechtsverkehr eine »primitiv-animalische Angelegenheit« darstellt, wird er von manchen Men-

schen als schmutzig und ekelerregend empfunden, was den Genuß verhindert.
Hier ist *Crab Apple* angebracht, das »Sauberkeitszwänge« abbaut.

2. Das Sexualleben kann durch verschiedene Ängste – teils berechtigt, teils unbegründet – gestört werden: Furcht vor Schwangerschaft, vor Krankheit, vor Blamage.
Hier hilft *Mimulus*, das unbegründete Bedenken zerstreut. Oft ist es auch »beim ersten Mal« hilfreich.
Bei Angst vor Versagen sollte zusätzlich *Larch* eingenommen werden.
3. Gibt es Potenzprobleme, die auf allgemeiner Erschöpfung beruhen, ist *Olive* das richtige Mittel.
4. Häufig ist auch der Mann beim Geschlechtsverkehr so aufgeregt, daß es nicht »klappt«.
Hier sollten *Impatiens* und *Vervain* zusammen angewendet werden.
5. Eine falsche Erziehung kann manchmal zu moralischen Schuldgefühlen beim Koitus und damit zu Potenzproblemen führen.
Hier ist *Pine* das richtige Mittel.
6. Mangelnde Erfahrung, ein schockierendes sexuelles Erlebnis und übergroße Erwartungen können psychische Erschütterungen auslösen, die das ganze spätere Sexualleben blockieren können.
Hier gilt *Star of Bethlehem* als das Mittel der Wahl.

Spurenelemente

Zink ist in der Samenflüssigkeit des Mannes (Sperma) in sehr hoher Konzentration enthalten. Es ist außerdem für die Bildung der männlichen Sexualhormone von großer Bedeutung. Zinkmangel führt zu Potenzstörungen.
Deshalb ist die Anwendung von Zink *(Unizink 50 Filmtabletten)* bei Impotenz zu empfehlen.

Das können Sie bei Impotenz selbst tun:

- Bauen Sie Streß ab, eine der wichtigsten Ursachen für die Impotenz des Mannes.
- Nehmen Sie sich viel Zeit für den Sex mit Ihrer Partnerin, denn ein erfülltes Sexualleben ist für das körperliche und seelische Wohlbefinden äußerst wichtig.
- Bringen Sie Abwechslung in Ihr Liebesleben, denn Monotonie im Sex führt auch zu Libidoverlust und Potenzstörungen. Sprechen Sie notfalls mit Ihrer Partnerin darüber, und denken Sie daran: In der Liebe ist alles das nicht pervers, was beiden Partnern gefällt.
- Meiden Sie Risikofaktoren, die Impotenz begünstigen: Alkohol, Nikotin, beruhigende Medikamente, zu fettreiche Ernährung und Bewegungsmangel.
- Seien Sie ein Mann und suchen Sie gleich bei beginnender Impotenz – auch im Interesse Ihrer Partnerin – den Arzt auf.
- Der amerikanische Psychiater Dr. Offit hält Lachen für ein wichtiges Aphrodisiakum, weil es entspannt und Verkrampfungen abbaut. Dr. Offit behauptet, daß Lachen den sexuellen Genuß anregt und verlängert.
- Der Sexualtrieb ist am stärksten, wenn starke Gefühle damit verbunden sind. Deshalb sind die besten Aphrodisiaka: Liebe, freudige Erregung und Zärtlichkeit.
- Treiben Sie Sport! Denn ein sportlich aktiver Mann – so Untersuchungsergebnisse – ist auch sexuell leistungsfähiger.

Unfruchtbarkeit beim Mann – Meist durch defekte Samenzellen

Immer wenn im Freundes- und Verwandtenkreis das Gespräch auf die Kinderlosigkeit seiner Ehe zu sprechen kommt, vergißt Martin K. nicht – wenn auch sehr taktvoll – darauf hinzuweisen, »daß es ja nicht an ihm liege«.
Seit einiger Zeit ist Martin K. bei diesem Thema auffallend still: Eine Untersuchung beim Arzt ergab, daß nicht seine Frau, sondern er unfruchtbar ist!

Unfruchtbarkeit – der Preis für die Zivilisation?

In Deutschland sind nach unterschiedlichen Schätzungen etwa 8 bis 15 Prozent aller Paare im fortpflanzungsfähigen Alter ungewollt kinderlos. Tendenz steigend!
Mindestens 83 000 Paare suchen pro Quartal den Frauenarzt auf, um über eine Sterilitätsbehandlung ein eigenes Kind zu bekommen.
Man spricht von Unfruchtbarkeit (Infertilität), wenn nach ein bis zwei Jahren ungeschützten Geschlechtsverkehrs keine Schwangerschaft eintritt.
Während früher die Frau immer als der »Sündenbock« galt und häufig dafür büßen mußte, belegen statistische Untersuchungen eindeutig, daß heute bei 50 Prozent der ungewollt kinderlosen Paare die Unfruchtbarkeit des Mannes die Ursache darstellt.
Beim Mann liegt der Hauptgrund der Infertilität in der Unfähigkeit, ausreichend gesunde Samenzellen (Spermien) zu produzieren. Ist die Spermienproduktion beim Mann ganz eingestellt, spricht man in der Andrologie – »Männerheil-

kunde«, Lehre von Bau und Funktion der männlichen Geschlechtsorgane und ihrer Erkrankungen – von Azoospermie, ist die Produktion verringert, von Oligozoospermie.

Manchmal sind die Spermien auch mißgebildet oder unbeweglich oder überleben auf dem langen Weg zur weiblichen Eizelle nicht.

Doch bei jeder zehnten ungewollt kinderlosen Ehe läßt sich die Ursache der Infertilität nicht feststellen.

1,5 Millionen deutscher Männer sind nur noch begrenzt fortpflanzungsfähig. Ein Drittel von ihnen ist – und bleibt – unfruchtbar, weil kein körperlicher Schaden feststellbar ist.

Auf die Samenzellen kommt es an!

Sucht ein Paar wegen Kinderlosigkeit den Arzt auf, so beginnen die Untersuchungen oft beim Mann.

Nach einigen Tagen sexueller Enthaltsamkeit gewinnt der Mann meist durch Selbstbefriedigung sein Ejakulat, in dem die Spermien hinsichtlich Menge, Beweglichkeit und krankhafter Veränderungen untersucht werden.

Schlecht sieht es für die Fruchtbarkeit des Mannes aus

- bei einer Spermienzahl unter 3 Millionen pro ml Ejakulat
- bei unter 20 Prozent beweglicher Spermien und
- bei krankhaften Veränderungen bei über 80 Prozent der Spermien.

Weiterhin werden im Spermiogramm der pH-Wert und der Fructose- und Zitratgehalt bestimmt. Fructose informiert über die Funktionstüchtigkeit der Samenbläschen, Zitrat über die der Prostata.

Die Medizin hat heute verschiedene Methoden entwickelt, auch Männern mit nur geringer Spermienproduktion zu Vaterfreuden zu verhelfen.

Ein Spermium ins Ziel bringen: ICSI

Im Rahmen dieses Buches soll nur auf das neueste Verfahren der künstlichen Befruchtung eingegangen werden: die Intrazytoplasmatische Injektion (ICSI). Sie wird auch bei Männern mit höhergradigen Fruchtbarkeitsstörungen erfolgreich praktiziert.

Die moderne Medizin verhilft auch Männern mit nur noch wenigen Spermien zu Vaterfreuden.

Dabei ist nur ein einziges intaktes Spermium notwendig. Diese Samenzelle wird unter mikroskopischer Kontrolle in eine Pipette angesaugt und in die Zellflüssigkeit der Eizelle (Zytoplasma) injiziert.

Danach wird die befruchtete Eizelle in die Gebärmutter eingepflanzt.

Mittels ICSI kommt es bei 50 Prozent der Eizellen zur Befruchtung.

ICSI kann auch noch bei schweren Fällen männlicher Unfruchtbarkeit erfolgreich sein, wenn nur noch wenige befruchtungsfähige Samenzellen vorhanden sind. Denn ICSI garantiert, daß Spermium und Eizelle zielgenau aufeinandertreffen.

Die Fruchtbarkeit des Mannes im Kreuzfeuer der Diskussion

In den letzten Jahren wurden einige Untersuchungen veröffentlicht, die die Fertilität des Mannes zum Gegenstand haben. Doch die Ergebnisse sind widersprüchlich.

Eine schottische Untersuchung, die 11 Jahre lief und an der fast 600 Männer teilnahmen, bestätigte eine Abnahme der Spermienkonzentration bei jüngeren Männern, wobei das Verhältnis von beweglich zu unbeweglichen Samenzellen unverändert blieb.

Dem widerspricht die Samenbank der Universitätsklinik in Toulouse. Sie konnte im Verlauf von 16 Jahren keine Ver-

minderung der Spermienmenge bei ihren Spendern in bezug auf deren Geburtsjahr ermitteln.
In einer vergleichenden Literaturstudie fanden dänische Forscher, daß die Zahl und Qualität der Spermien und die Menge des Ejakulats weltweit abgenommen haben.
Waren vor 50 Jahren noch 113 Millionen Spermien in einem Milliliter Ejakulat (Samenerguß) enthalten, so ist es jetzt noch die Hälfte. Gleichzeitig ging die Menge des Ejakulats von 3,5 ml auf durchschnittlich 2,75 ml zurück, und die Zahl der fehlerhaften (mißgestalteten) und ungenügend beweglichen Spermien stieg auf das Doppelte.
Aus Finnland erschien eine Arbeit, die während der letzten 28 Jahren nur einen sehr geringen Rückgang der Spermienkonzentration, aber eine signifikante Abnahme der durchschnittlichen Ejakulatmenge feststellte.
Doch die Amerikaner sagen zu diesen Hiobsbotschaften: »Alles Quatsch!« An drei der ältesten Samenbanken der USA untersuchte man Spermaproben, die 1200 Männer in den Jahren 1970 bis 1994 vor einer geplanten Vasektomie abgegeben hatten. Das Ergebnis: Samenvolumen und Spermienbeweglichkeit haben sich nicht verschlechtert.
Ungeachtet dieser widersprüchlichen Aussagen scheint die Wissenschaft aber immer mehr Faktoren zu entdecken, die die Fruchtbarkeit des Mannes negativ beeinflussen.

Bekannte Ursachen für die Infertilität

Folgende Krankheiten und Risikofaktoren können Ursachen für eine unzureichende oder fehlerhafte Spermienproduktion sein und damit die Zeugungsunfähigkeit des Mannes bedingen:

- *Hitze:* Für die optimale Samenbildung werden Temperaturen unterhalb der Körpertemperatur benötigt. Deshalb liegen die Hoden auch außerhalb der Bauchhöhle im Hodensack.

Aber auch Männer, die im Beruf ständig hohen Temperaturen ausgesetzt sind, müssen mit Fruchtbarkeitsstörungen rechnen.

Als fortpflanzungsschädlich für den Mann muß auch regelmäßiges, mehrstündiges Autofahren (Berufskraftfahrer, Außendienstmitarbeiter) eingestuft werden. Vor allem wenn noch Sitzheizungen in Betrieb sind. Hier kommt es zu einer Überwärmung der Hoden, was sich negativ auf die Fruchtbarkeit des Mannes auswirkt.

Haben Sie vielleicht einen Beruf, der Ihre natürliche Fruchtbarkeit beeinträchtigt?

Deshalb wird Männern, die viel am Steuer sitzen, empfohlen, statt der üblichen eng anliegenden Unterwäsche weite Boxershorts zu tragen.

- *Varikozele:* Eine Krampfader im Hodensack führt zu Blutstauungen und damit zur Überwärmung des Hodens. Eine Varikozele ist eine der häufigsten Ursachen der Sterilität des Mannes. Hier hilft ein operativer Eingriff.
- *Organische Veränderungen:* Wenn der Hoden im Bauchraum oder im Leistenkanal verbleibt, hilft nur eine Operation.
- *Chronische Infektionen:* Hier sind besonders Infektionen mit Chlamydien und Gonokokken (Trippererreger), aber auch Mumps zu nennen. Als Folge der sexuell übertragbaren Krankheiten kommt es zum Verschluß der Samenleiter, die eine Befruchtung unmöglich macht.
  Hier wird der Arzt eine Antibiotikatherapie bei Mann und Frau durchführen.
- *Hormonelle Störungen:* Probleme im Hypothalamus (Zwischenhirn) als der Steuerzentrale für die Sexualtätigkeit des Mannes lösen hormonelle Störungen aus, auch eine Ursache der Infertilität.
- *Antikörper:* Bei 5 bis 10 Prozent der infertilen Männer sind Antikörper im Ejakulat nachweisbar, die die Spermien schädigen. Der Arzt behandelt hier mit Cortison.

- *Medikamente:* Vor allem Antibiotika und Schmerzmittel sind als spermienschädigend bekannt. Auch Medikamente zur Behandlung von koronarer Herzkrankheit und Bluthochdruck (Betablocker und Calciumantagonisten) sowie Zytostatika müssen hier genannt werden. Ebenso führen Anabolika eindeutig zur Abnahme und Mißbildung der Spermien.
- *Alkohol und Nikotin:* Alkohol beeinträchtigt nicht nur das Heranreifen der Spermien, sondern stört auch die Testosteronproduktion.
  Eine allgemein verbindliche Aussage kann bei Nikotin noch nicht gemacht werden. Amerikanische Wissenschaftler stellten fest, daß die Kinder rauchender Väter häufig Geburtsdefekte haben und auch häufiger an Krebs erkranken.
- *Ungesunde Ernährung:* Zu wenig frisches Obst und Gemüse und der damit verbundene Vitaminmangel beeinflussen negativ die Spermienqualität.
- *Streß:* Seelische Belastungen und Streß beim Mann führen über eine Hemmung der Sexualhormonfreisetzung zu Fertilitätsstörungen.

Umweltgifte und Hormone

Die größten »Feinde« der Fruchtbarkeit des Mannes sind nach Ansichten der Experten wahrscheinlich Umweltgifte. Leider hat die Wissenschaft in der Vergangenheit dieses wichtige Thema vernachlässigt.
Auch die in obigen Studien erzielten unterschiedlichen Ergebnisse versucht die Wissenschaft z. T. mit unterschiedlichen Umweltbelastungen zu erklären.
Viele heute als ungefährlich geltende Chemikalien wurden nicht auf spermienschädigende Eigenschaften untersucht, so daß es hier noch »böse Überraschungen« geben kann.

Dabei sind die während ihrer dreimonatigen Entwicklung in den Hoden heranreifenden Spermien in dieser Zeit gegen chemische »Angriffe« besonders empfindlich.

Bei über 100 chemischen Substanzen wurde eine erhebliche Beeinträchtigung der Fortpflanzungsfähigkeit nachgewiesen. Allerdings nur bei Labortieren, so daß sich diese Ergebnisse nicht einfach auf den Menschen übertragen lassen.

Eine schädigende Wirkung auf die Spermienproduktion üben chlorierte Kohlenwasserstoffe wie das Insektenvernichtungsmittel DDT und die Dioxine aus.

Sie wirken im Körper ähnlich wie die Östrogene, die ja die Gegenspieler des männlichen Sexualhormons Testosteron darstellen.

Aber auch Phthalate, die als Weichmacher in Kunststoffen eingesetzt werden, stehen in dem gleichen Verdacht.

Bewiesen ist, daß Umweltschadstoffe wie Quecksilber, Blei und Kadmium die Beweglichkeit der Spermien vermindern und die Zahl von mißgebildeten Spermien erhöhen.

Nachteilig auf die Fortpflanzungsfähigkeit wirkt sich auch der gestiegene Östrogenspiegel im Körper aus. Er ist vor allem bedingt durch den Zusatz von Östrogenen im Futter von Schlachtvieh.

Eine dänische Studie erbrachte wichtige Hinweise: Durch eine ökologisch orientierte Lebensweise kann die Anzahl und Lebensfähigkeit der Spermien im Ejakulat erhöht werden.

Die Infertilität des Mannes muß den Ursachen entsprechend vom Arzt behandelt werden, wobei Naturheilmittel unterstützend wirken können.

Vitamine

1. Da Vitamin-E-Mangel zu Störungen der Fruchtbarkeit führen kann, ist bei Infertilität eine Therapie mit Vitamin E *(Natürliches Vitamin E 400 I.E Kapseln, Warnke Gesundheitsprodukte)* durchaus sinnvoll. Vitamin E stimuliert die Hypophysenhormone, was zur Sicherung der natürlichen Fruchtbarkeit beiträgt.
   Außerdem fängt es Freie Radikale ab, bevor sie die Spermien schädigen. Geschädigte Spermien kann Vitamin E wieder fit machen.
2. Ist zuwenig Vitamin C im Körper, kommt es zum vorzeitigen Altern und Absterben der Spermien.
   Deshalb besitzt das Ejakulat eine besonders hohe Vitamin-C-Konzentration. Außerdem schützt Vitamin C ebenfalls die Spermien vor zerstörenden Freien Radikalen.
   Um die Vitamin-C-Konzentration zu erhöhen, ist bei Unfruchtkeit die Einnahme eines Vitamin-C-Präparates *(Cetebe-Kapseln)* angezeigt.

Spurenelemente

Die Unfruchtbarkeit beim Mann beruht häufig auf einer verminderten Samenqualität, die ihre Ursache in einem Zinkmangel haben kann. Denn Zink ist für die normale Ausbildung der Spermien von großer Bedeutung.
Deshalb ist die Anwendung eines Zinkpräparates *(Unizink 50 Filmtabletten)* bei Unfruchtbarkeit empfehlenswert.

Vasektomie – Empfängnisverhütung nur Frauensache?

Irgendwie hat es sich so eingebürgert und viele Männer sind auch der Meinung: Empfängnisverhütung ist Frauensache! Denn wozu gibt es schließlich die »Pille«? Doch die öffentlichen Diskussionen um die Mikropille im Jahre 1995 haben es noch einmal verdeutlicht: Die künstliche Hormonzufuhr in Pillenform belastet den Körper der Frau und kann zu nicht zu unterschätzenden Nebenwirkungen führen.
Sollten Männer bei der Empfängnisverhütung – neben Coitus interruptus und Kondomanwendung – nicht einen größeren Beitrag leisten? Eine Möglichkeit heißt Vasektomie!

Vasektomie – was ist das?

Die Vasektomie ist ein einfacher, risikoloser und kurzer operativer Eingriff zur Sterilisation des Mannes, eine Maßnahme, zu der sich immer mehr Männer entschließen.
Dabei sollte ein solcher Schritt erst nach reiflicher Überlegung, der Erfüllung des Kinderwunsches und in Übereinstimmung mit der Partnerin unternommen werden!
Bei der Vasektomie durchtrennt der Arzt die beiden Samenleiter, durch die der Samen von den Nebenhoden in die Harnröhre gelangt.

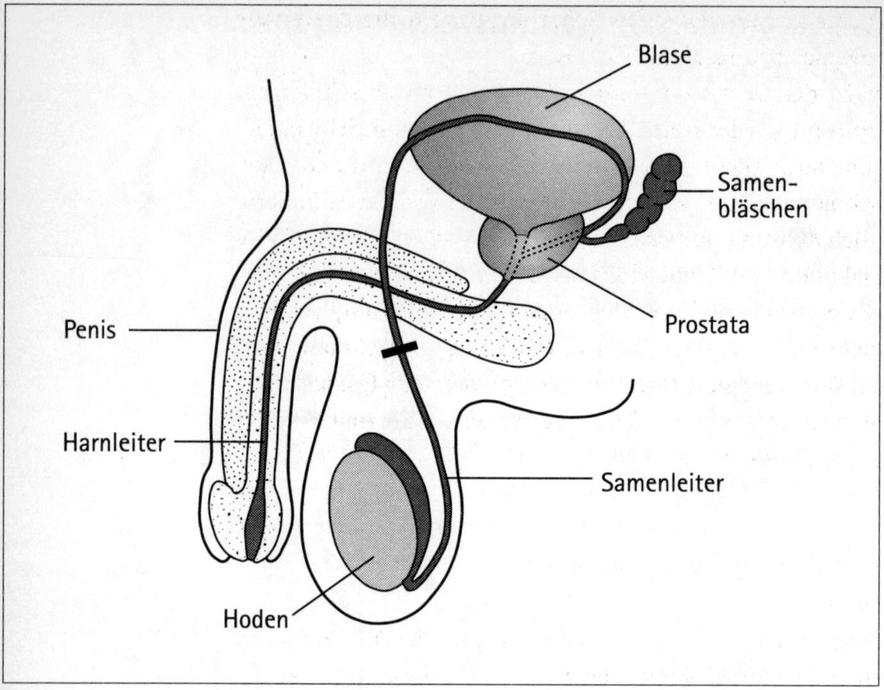

Abb. 18: Durchtrennung der Samenleiter

Wie verläuft die Mini-Operation?

Die Vasektomie dauert normalerweise eine knappe halbe Stunde und wird bei örtlicher Betäubung ambulant in einer Arztpraxis oder einem Krankenhaus vorgenommen.
Das Unangenehmste ist der Stich der Injektionsnadel, wenn das Betäubungsmittel gespritzt wird. Danach macht der Arzt zwei kleine Hautschnitte von etwa zwei Zentimeter Länge auf der Rückseite des Hodensacks, um die Samenstränge erfassen zu können, aus denen er ein kleines Stück herausschneidet. Die Enden der Samenleiter bindet der Arzt

zu. Ca. 2 Stunden später kann der Patient die Arztpraxis bzw. das Krankenhaus verlassen.
Nach der Operation können die Hoden etwas schmerzen. Hin und wieder treten Hautverfärbungen und Schwellungen auf. Diese Beschwerden lassen sich durch eine Schmerztablette und das Auflegen eines Eisbeutels lindern. Doch Achtung! Erst nach etwa sechs Wochen oder fünfzehn Ejakulationen (Samenergüsse) nach der Vasektomie ist das alte Sperma ausgeschieden und eine Befruchtung der Frau nicht mehr möglich. Deshalb erfolgt ca. vier Monate nach der Operation eine Untersuchung mit dem Ziel festzustellen, ob noch befruchtungsfähige Samenzellen (Spermien) in der Samenflüssigkeit vorhanden sind.

Vasektomie und Manneskraft

Es ist falsch, wenn behauptet wird, daß die Vasektomie zu einer Beeinträchtigung der Potenz (Manneskraft) und der Libido (sexuelles Verlangen) führt oder gesundheitliche Spätfolgen auslöst.
Der operative Eingriff unterbindet zwar die Fortpflanzungsfähigkeit des Mannes, führt aber nicht zu Veränderungen an den anderen Sexualorganen. Die Hoden produzieren nach wie vor Testosteron und andere männliche Sexualhormone und geben sie ins Blut ab. Auch die Samenflüssigkeit ist in Aussehen, Geschmack und Geruch unverändert. Die Hoden bilden auch nach der Vasektomie Samenzellen, die in den Nebenhoden heranreifen. Sind sie befruchtungsfähig, so können sie aber nur bis zu den abgeschnittenen Enden der Samenleiter wandern. Dort werden die Spermien vom Gewebe aufgenommen und aufgelöst.

Und wenn Man(n) sich es anders überlegt?

In siebzig Prozent der Fälle gelingt es, in einer aufwendigen Operation die Vasektomie rückgängig zu machen. Um die Erfolgsaussichten einer solchen Operation zu erhöhen, verknoten heute viele Ärzte bei der Vasektomie die auf der Hodenseite befindlichen Samenleiter nicht mehr, sondern lassen sie offen.
Doch es kommt relativ selten vor, daß Männer den Wunsch haben, die Vasektomie korrigieren zu lassen. Meist sind es Männer, deren familiäre Verhältnisse sich änderten und die mit einer neuen Frau Kinder zeugen wollen.

Wo bleibt die »Pille« für den Mann?

Seit Jahren berichten die Massenmedien in schöner Regelmäßigkeit über erfolgreiche Forschungen, in deren Ergebnis nun bald die »Pille« für den Mann auf den Markt käme. Doch bis jetzt ist es bei derartigen Ankündigungen geblieben.
Tatsache ist, daß die Weltgesundheitsorganisation (WHO) seit Beginn der siebziger Jahre Untersuchungen fördert, die die Regulation der Fruchtbarkeit des Mannes zum Ziel haben.
Nachdem man die verschiedensten Wege der Beeinflussung der männlichen Fruchtbarkeit geprüft hat, steht jetzt die Entwicklung einer Verhütungsmethode im Sinne einer »Pille« für den Mann im Vordergrund.
Ähnlich wie bei der Frau will man durch die Anwendung eines Hormonpräparates hemmend in den Regelkreis der Sexualhormone des Mannes eingreifen. Dabei soll die Samenproduktion des Mannes unterdrückt werden.
Hier waren Versuche zur Unterbindung der Spermienproduktion mit Hilfe des männlichen Sexualhormons Testosteron naheliegend. Überschreitet nämlich die Testosteron-

konzentration im Körper bestimmte Werte, dann kommt es – in Abhängigkeit von der verabreichten Testosterondosis – zum Erliegen der Spermienkonzentration und damit zum völligen Fehlen von Spermien im Ejakulat (Azoospermie) bzw. zur Abnahme der Spermienkonzentration im Ejakulat (Oligozoospermie).

Dabei wurde in vergangenen Studien untersucht, ob eine hormonelle Beeinflussung der männlichen Fertilität sicher, ohne Nebenwirkungen auf Gesundheit, Libido, Allgemeinbefinden, sowie reversibel und ohne Einfluß auf die Nachkommen ist. Man ging bei diesen Untersuchungen davon aus, daß die Verhütung nur sicher war, wenn die Spermienproduktion durch die Testosteronanwendung völlig unterdrückt (Azoospermie) wurde.

In einer im Herbst 1996 von der WHO veröffentlichten Studie hatten Wissenschaftler geprüft, ob eine Verringerung der Spermienzahl im Ejakulat (Oligozoospermie) nicht schon für eine sichere Verhütung ausreicht.

Dazu wurden 399 Versuchspersonen im Alter von 21 bis 45 Jahren in fünfzehn Forschungszentren in neun Ländern über mehrere Monate mit Testosteron behandelt. Jede Versuchsperson erhielt wöchentlich 200 mg Testosteron als Injektion.

Nach drei Monaten Testosteronbehandlung trat bei 60 Prozent der behandelten Männer eine »Nullkonzentration« an Spermien im Ejakulat ein, die auch bei der zwölfmonatigen Weiterbehandlung mit Testosteron zu keiner Schwangerschaft bei ihren Partnerinnen – es durften keine anderen Verhütungsmittel verwendet werden – führte.

Bei knapp 40 Prozent der Männer kam es nach drei Behandlungsmonaten nur zu einer signifikanten Verringerung der Spermienkonzentration im Ejakulat (Oligozoospermie). In der zwölfmonatigen Weiterbehandlungsphase mit Testosteron kam es bei dieser Versuchsgruppe zu vier Schwangerschaften.

Insgesamt belegen die Studienergebnisse, daß bei 98 Prozent der Männer, mit wöchentlich 200 mg Testosteron eine Azoo- oder Oligozoospermie erzielt wurde, deren Verhütungseffekt mit den modernen Pillenpräparaten für die Frau vergleichbar ist.
Nachteile dieser Methode sind die wöchentlich zu verabreichenden Injektionen und eine Zeitspanne von 2 bis 4 Monaten, bis der Verhütungseffekt eintritt.
Als mögliche Nebenwirkungen wurden Hautveränderungen (Akne), veränderte Leber- und Blutfettwerte, eine Zunahme von Libido, Aggressivität und Körpergewicht registriert.
Trotz dieser Ergebnisse wird es noch Jahre dauern, bis die »Spritze« für den Mann – oder als Weiterentwicklung – die »Testosteronpille« für den Mann als Arzneimittel in der Apotheke erhältlich sein wird.

Die Geschlechtskrankheiten – Für Leichtsinn büßen!

Die sexuelle Freizügigkeit hat auch ihre Schattenseiten: Weltweit wird eine Zunahme der sexuell übertragbaren Krankheiten registriert!
Der Grund für diese Entwicklung ist in der Änderung des Sexualverhaltens vieler im Sinne schnell wechselnder Sexualkontakte zu suchen. Eine Entwicklung, die durch effektive Verhütungsmittel – besonders »die Pille« –, die eine ungewollte Schwangerschaft unmöglich machen, gefördert wird.
Obwohl Geschlechtskrankheiten – Ausnahme AIDS – heute dank der modernen Antibiotika heilbar sind, gelten diese Krankheiten in unserer Gesellschaft nach wie vor als Makel. Von wem bekannt wird, daß er zum Beispiel einen Tripper hat, der gilt als unmoralisch und verkommen. Deshalb geht auch mancher Kranker nicht zum Arzt. Ein Verhalten, das grundsätzlich falsch ist. Denn unbehandelt ist eine Geschlechtskrankheit nicht nur die Quelle weiterer Ansteckungen, sondern kann auch zu bleibenden korperlichen Schäden, wie z.B. Unfruchtbarkeit, führen.

Übersicht über die sexuell übertragbaren Krankheiten

Man unterscheidet:

1. Die »klassischen« Geschlechtskrankheiten (venereal diseases, VD):
   Hierzu gehören Geschlechtskrankheiten, die beim Ge-

schlechtsverkehr übertragen werden und in erster Linie die Geschlechtsorgane befallen.

2. Die sexuell übertragbaren Krankheiten (sexually transmitted diseases, STD):
   Sie können – aber müssen nicht unbedingt – beim Geschlechtsverkehr übertragen werden, wobei die Erkrankung sich nicht auf die Geschlechtsorgane beschränken muß.

Die klassischen Geschlechtskrankheiten

1. Syphilis (Lues)

Während die Syphilis in Europa relativ selten geworden ist, ist in den USA eine starke Zunahme zu verzeichnen. Bei den Infizierten handelt es sich zu 75 Prozent um Männer (davon 45 Prozent Homo- oder Bisexuelle).

- *Erreger*
  Der Erreger ist ein bewegliches Bakterium (Treponema pallidum), das durch kleinste Verletzungen der Schleimhaut, wie sie beim genitalen oder oralen Verkehr immer auftreten, in der Körper eindringt.
- *Infektionsverlauf*
  Die Inkubationszeit (Zeit zwischen der Infektion und dem Krankheitsausbruch) beträgt etwa 10 Tage.
  Die Syphilis verläuft in drei Stadien:
  Sie beginnt als Lues I, wobei sich an der Infektionsstelle – meist Eichel, Enddarm oder Mundregion – ein kleines, braunrotes, nicht schmerzhaftes, hartes Geschwür bildet, das auch ohne Behandlung nach 3 bis 8 Wochen abheilt. Außerdem schwellen bei der Infektion im äußeren Genitalbereich die Lymphknoten in der Leistengegend an.
  Ca. 9 Wochen nach der Infektion kommt es zur Lues II, gekennzeichnet durch einen den ganzen Körper erfas-

senden zartrosafarbenen Hautausschlag (Exanthem). Er kann über zwei Jahre anhalten bzw. immer wieder auftreten und sich in seinem Erscheinungsbild auch verändern.
Frühestens 2 Jahre nach der Infektion beginnt Lues III, das Spätstadium der Syphilis. Neben knotenartigen Geschwüren am ganzen Körper und in den inneren Organen kommt es im Gehirn und im Rückenmark zu Defekten des Nervengewebes, die zum völligen körperlichen und geistigen Verfall des Kranken und zum Tod führen.
Lues III ist heute selten, da die Krankheit meist schon vorher erkannt und behandelt wird.

- *Behandlung*
  Zur Behandlung wird in allen Stadien mit Erfolg Penizillin eingesetzt.

2. Tripper (Gonorrhoe)

In Europa werden jährlich 100 bis 1000 Tripper-Neuinfektionen pro 1 Million Einwohner registriert.
In den USA tritt der Tripper bedeutend häufiger als in Europa auf.

- *Erreger*
  Der Tripper wird durch ein Bakterium (Neisseria gonorrhoeae) verursacht. Die Infektion erfolgt zu 80 Prozent beim (schon einmaligen) Genitalverkehr, seltener beim Analverkehr. Ein Verletzung der Schleimhäute ist hier keine Voraussetzung, denn dieses Bakterium dringt auch durch intakte Schleimhäute in den Körper ein.
- *Infektionsverlauf*
  Beim Mann zeigt sich die Infektion meist nach zwei, seltener nach sieben Tagen in Form eines eitrigen Harnröhrenkatarrhs: Aus der Harnröhrenöffnung entleert sich ständig grünlich-gelber Eiter. Das Wasserlassen ist mit starkem Brennen in der Harnröhre verbunden.

Achtung! Bei der Frau verläuft der Tripper häufig ohne jegliche Beschwerden, wobei die Frau ungewollt oft andere Männer ansteckt.
Der unbehandelte Tripper kann beim Mann zu Nebenhoden- und Prostataentzündung führen.
Durch einen Verschluß der Samenleiter kann es zur Unfruchtbarkeit des Mannes kommen.
Bei Anal- bzw. Oralverkehr mit einem infizierten Partner kann sich die gonorrhoische Entzündung auch im Enddarm bzw. im Rachenraum entwickeln.

- *Behandlung*

  Der Tripper ist in jedem Stadium mit Antibiotika heilbar, wobei Penizillin immer noch weltweit das Mittel der ersten Wahl darstellt.

3. Weicher Schanker (Ulcus molle)

Der Weiche Schanker ist in Europa sehr selten geworden und wird nach Mitteleuropa nur durch Reisende (Touristen, Matrosen) eingeschleppt.

- *Erreger*

  Der Erreger ist ein stäbchenförmiges Bakterium (Streptobacillus ducreyi). Die Infektion verläuft über kleine Schleimhautverletzungen ausschließlich beim Geschlechtsverkehr.

- *Infektionsverlauf*

  Zwei bis vierzehn Tage nach der Infektion entsteht an der Eintrittsstelle ein weiches, schmerzhaftes Geschwür. Außerdem schwellen die Lymphknoten an.

- *Behandlung*

  Die Therapie erfolgt mit Antibiotika (Cephalosporine, Tetracycline).

4. Lymphopathia venerea

Die in Europa sehr seltene Geschlechtskrankheit wird aus außereuropäischen Ländern eingeschleppt.

Der Erreger, ein Bakterium aus der Gruppe der Chlamydien, dringt ausschließlich beim Genitalverkehr durch kleine Schleimhautverletzungen in den Körper ein, wandert in die Lymphknoten, wo er Entzündungen verursacht.
Die eitrigen Lymphknoten brechen auf und sondern Eiter ab. Es kommt zu »Aufquellungen« der äußeren Geschlechtsorgane und des Darmendes.
Die Behandlung wird mit Antibiotika, z. B. Doxycyclin, vorgenommen.

5. Granuloma venereum
Diese heute nur noch in Südasien, Südostasien und Südamerika vorkommende Geschlechtskrankheit wird von Touristen nach Europa eingeschleppt.
Ein Kapselbakterium dringt nicht nur über Schleimhautdefekte beim Geschlechtsverkehr, sondern auch über Schmierinfektionen in den Körper ein.
Es kommt unbehandelt zur Ausbildung großer, mit blutendem Gewebe bedeckter, nicht heilender Geschwüre im Genitalbereich.
Zur Therapie werden Antibiotika verwendet.

Die sexuell übertragbaren Krankheiten

Um eine Diskriminierung der Erkrankten zu vermeiden und auch eine bessere Bereitschaft, bei der Therapie aktiv mitzuwirken, zu erzielen, wird bei den folgenden Krankheiten der Begriff »Geschlechtskrankheiten« bewußt vermieden. Die Medizin bezeichnet sie als sexuell übertragbare Krankheiten.
Die Ansteckung mit diesen Erregern ist nicht nur beim Geschlechtsverkehr möglich. Sie können auch z. B. in Sauna oder Schwimmbad durch Schmierinfektion, d. h. durch Kontakt mit infizierten Gegenständen, übertragen werden.

In jedem Fall muß der Partner ebenfalls untersucht und mitbehandelt werden!
Hier verhalten sich viele Männer, wenn z. B. bei ihrer Partnerin eine genitale Pilzinfektion festgestellt wurde, absolut unvernünftig. Mit der Begründung »Ich habe ja keine Beschwerden, warum soll ich dann die Behandlung mitmachen?« verweigern sie das vom Arzt verordnete Pilzmittel auch bei sich anzuwenden. Damit wird nicht nur die Therapie der Partnerin sinnlos, sondern die Wiederinfektion der Partnerin ist schon vorprogrammiert (sogenannter Ping-Pong-Effekt).

1. Genitale Pilzinfektionen (Mykosen)

Als Folge der sexuellen Freizügigkeit und der Pille haben sich Pilzinfektionen im Genitalbereich derartig ausgebreitet, daß man geradezu von einer Verseuchung der Bevölkerung sprechen kann.

- *Erreger*

  Pilze gelten normalerweise als harmlose Bewohner der Haut und der Schleimhäute. Erst wenn sie sich ungehemmt vermehren, kommt es zu den typischen Beschwerden einer Pilzinfektion. Als häufigste Erreger von Pilzinfektionen der Scheide, die dann beim Geschlechtsverkehr auf den Mann übertragen werden, gelten Pilze vom Stamme Candida.
- *Infektionsverlauf*

  Beim Mann kommt es zwei bis drei Tage nach der Infektion zur Rötung der Eichel. Es bilden sich Knötchen und Pusteln (mit Eiter gefüllte, stecknadelköpfchengroße Bläschen).

  Die Entzündung ist mit einer vermehrten Bildung von Smegma verbunden. Das Glied juckt, brennt, besonders wenn Urin auf die Schleimhaut kommt. Beim Verkehr tritt ein brennendes Gefühl auf der Eichelschleimhaut

auf. Bei der Frau sind starker Juckreiz am Scheideneingang und grauweißlicher Ausfluß in geringer Menge typisch. Unbehandelt treten ein Brennen beim Wasserlassen und Schmerzen beim Geschlechtsverkehr auf.
In den meisten Fällen wird der Mann von der Frau infiziert.

- *Behandlung*
  Hier soll noch einmal auf die Notwendigkeit einer gleichzeitigen Behandlung beider Partner hingewiesen werden! Auch wenn der Mann keine Symptome zeigt, muß er sich der mehrtägigen Behandlung mit einer speziellen Creme (Antimykotikum) unterziehen.

2. Chlamydien-Infektionen

Chlamydien-Infektionen treten weltweit sehr häufig auf und können unbehandelt bei Mann und Frau zu Schäden an den Geschlechtsorganen, chronischen Schmerzen und Unfruchtbarkeit führen.
Das Gefährliche daran ist, daß die Symptome bei Mann und Frau einer Harnröhrenentzündung ähneln, relativ leicht sind und nach einigen Tagen oft von allein verschwinden. Häufig verläuft die Infektion »stumm«, d. h. ohne Beschwerden.

- *Erreger*
  Chlamydien sind bakterienähnliche Mikroorganismen. Sie sind bedeutend kleiner als Bakterien und deshalb im Lichtmikroskop nicht zu erkennen. Das erschwert natürlich die Diagnosestellung.
- *Infektionsverlauf*
  Zwischen dem 7. und 14. Tag nach der Infektion, die meist beim Geschlechtsverkehr erfolgt, treten beim Mann die Symptome einer Harnröhrenentzündung (starker Harndrang, Schmerzen beim Wasserlassen, Ziehen in der Harnröhre und schleimig-eitriger Ausfluß) auf.

Diese Beschwerden können auch ohne Behandlung nach ca. 4 Wochen von allein abklingen. Als folgenschwere Komplikationen können die Chlamydien beim Mann Nebenhoden- und Prostataentzündungen verursachen, die heute als die häufigste Ursache für die Unfruchtbarkeit des Mannes angesehen werden.

- *Behandlung*

  Die Behandlung – beider Partner – muß mindestens sieben Tage lang mit bestimmten Antibiotika (Tetracycline, Erythromycin) durchgeführt werden.

  Achtung! Um das Aufsteigen der Chlamydien in der Harnröhre und damit eine Infektion zu vermeiden, sollten Mann und Frau gleich nach dem Geschlechtsverkehr die Toilette aufsuchen, um die Blase zu entleeren.

3. *Trichomonaden-Infektionen*

- *Erreger*

  Trichomonaden sind winzige durch eine Geißel bewegliche Mikroorganismen (Protozoen).

  Sie werden beim Geschlechtsverkehr übertragen. Eine Ansteckung ist aber auch über Handtücher, Toilettensitze, Saunen, Schwimmbäder und besonders nicht optimal gepflegte Whirlpools möglich.

- *Infektionsverlauf*

  Vier bis achtundzwanzig Tage nach der Infektion zeigen sich beim Mann die Symptome einer Harnröhrenentzündung (Brennen beim Wasserlassen, Schmerzen, Ausfluß). Häufig hat der Mann keine Beschwerden, infiziert aber dann die Partnerin.

- *Behandlung*

  Auch hier ist die mehrtägige Behandlung beider Partner mit bestimmten Arzneimitteln (z.B. Metronidazol) notwendig.

  Achtung! Während der Einnahme dieser Arzneimittel besteht striktes Alkoholverbot! Denn diese Medikamente verzögern den Alkoholabbau im Körper, was schwere Vergiftungen auslösen kann.

4. Herpes-genitalis-Infektionen

Herpes genitalis stellt eine Virusinfektion dar, die durch Geschlechtsverkehr, oral-genitale bzw. anale Kontakte übertragen wird.
Praktisch ist in Mitteleuropa die gesamte Bevölkerung mit diesem Virus durchseucht. Doch nur bei einem Teil der Infizierten werden diese Viren von Zeit zu Zeit aktiv und verursachen Beschwerden.
Auf den Herpes labialis, den Lippenherpes, der durch das Virus Herpes simplex Typ I ausgelöst wird, soll hier nur hingewiesen werden.

- *Erreger*
  Herpes genitalis ist die Folge einer Infektion mit dem Virus Herpes simplex Typ II.
- *Infektionsverlauf*
  In der Mehrzahl der Fälle verläuft die Ansteckung mit Herpes simplex Typ II ohne Beschwerden. Die Viren wandern in die Nervenzellen des Rückenmarks, wo sie jahrelang, bei vielen lebenslang ruhen, d.h. die Viruserkrankung bricht nicht aus.
  Bei manchen Menschen jedoch werden die »schlafenden« Viren durch bestimmte Reize geweckt und damit aktiv.
  Zu solchen Reizen werden seelische und körperliche Belastungssituationen (Streß) gezählt, die mit einem Absinken der Immunabwehr des Körpers verbunden sind.
  Auch geringfügige Schleimhautverletzungen beim Verkehr können die Viren aktivieren. Sie wandern an den Infektionsort zurück und bilden beim Mann am Penis stecknadelkopfgroße, schmerzhafte Eiterbläschen (Fieberbläschen), verbunden mit Lymphknotenschwellun-

gen in dieser Region und manchmal auch leichtem Fieber. Die Bläschen entwickeln sich nach einigen Tagen zu kleinen Geschwüren, verschorfen dann und fallen ab.
Herpes genitalis bedeutet eine starke Belastung der Betroffenen. 37 Prozent der Kranken fühlen sich dadurch in ihrem Sexualleben stark eingeschränkt.

- *Behandlung*

  Die Behandlungserfolge des Herpes genitalis sind bis heute unbefriedigend, da es wirksame Medikamente gegen Viren bis jetzt nicht gibt.
  Virushemmende Arzneimittel (z. B. das Melissenpräparat *Lomaherpan-Creme*) können den Krankheitsverlauf abschwächen oder verkürzen, vor allem wenn sie möglichst früh – bei den ersten Krankheitszeichen wie Kribbeln oder Brennen – angewendet werden.
  Abbau von Streß, allgemeine Beruhigung, positive innere Einstellung und Autogenes Training haben sich bei Herpes genitalis ebenfalls als günstig erwiesen.

5. AIDS (Acquired Immune Deficiency Syndrome)

Nach Angaben der Weltgesundheitsorganisation (WHO) gibt es z. Z. weltweit rund 20 Millionen Infizierte. Ihre Zahl wird sich bis zum Jahr 2000 verdoppeln.
Ebenso bis zum Jahr 2000 wird die Krankheit bei rund 6 Millionen Infizierten zum Ausbruch gekommen sein.
Denn es kann Jahre dauern, bis die Krankheit bei einem AIDS-Infizierten ausbricht. Bis dahin sieht man ihm nichts an, er fühlt sich über viele Jahre hinweg ohne größere Beschwerden.
Und da er von seiner Infektion nichts weiß, kann er alle anderen Sexualpartner anstecken.
Nach dem Ausbruch von AIDS liegt die durchschnittliche Lebenserwartung bei 1,5 Jahren.
In Deutschland gibt es z. Z. ca. 60 000 HIV-Infizierte, bei ca. 15 000 ist die Krankheit bereits ausgebrochen.

- *Erreger*
AIDS wird durch das Virus HIV (Humanes Immundefiziens-Virus) übertragen, das besonders in weißen Blutkörperchen lokalisiert ist.
Damit erfolgt die Übertragung des HIV vorrangig durch die reichlich in der Samenflüssigkeit (Sperma, Ejakulat) enthaltenen weißen Blutkörperchen und durch Blut, wenn z. B. beim Drogenkonsum eine gemeinsame Nadel benützt wird.
Besonders groß ist die Gefahr beim Analverkehr für den passiven Partner, da die Darmschleimhaut für AIDS-infiziertes Sperma viel durchlässiger ist als die Schleimhaut der Scheide.
Aber auch beim Vaginalverkehr und Oralverkehr muß mit einer Übertragung von AIDS durch infiziertes Sperma gerechnet werden.
Eine Ansteckung durch soziale Kontakte (Händedruck), berührte Gegenstände, durch Bettwäsche, Nahrung, Eßbestecke, Toilettenbrillen und Insektenstiche ist nicht möglich.
Ob Küssen (Speichel) ein Infektionsrisiko darstellt, wird noch unterschiedlich beurteilt.
Die Statistik besagt, daß die Übertragung von AIDS vom Mann auf die Frau weit häufiger ist als umgekehrt.
- *Infektionsverlauf*
Nach der Infektion verursacht das AIDS-Virus den langsam zunehmenden, dann aber kompletten Zusammenbruch der körperlichen Abwehrkräfte, also des gesamten Immunsystems. Dabei treten drei – letztendlich auf dem Versagen des Immunsystems basierende – Erkrankungen auf, die zum Tod des Patienten führen:
1. *Lebensbedrohliche Infektionskrankheiten* z. B. im Bereich von Lunge und Eingeweiden
2. *Krebs* (Bildung bösartiger Tumore, z. B. Leukämie, Lymphome, die zu den »Blutkrebsen« gehören.

3. *Befall von Nervenzellen mit HIV*, das zu Ausfällen im psychischen Bereich und zu schwersten Nervenschäden führt.

Die Zeit zwischen Infektion und Krankheitsausbruch kann recht unterschiedlich sein und zwischen 5 und 12 Jahren liegen. Sie hängt vom Zustand des Immunsystems des Infizierten ab, seiner Lebensführung, seinem allgemeinen Gesundheitszustand, dem Schweregrad der Infektion und von psychosomatischen Belastungen (Streß).

- *Behandlung*

  AIDS ist trotz aller Bemühungen von Medizin und Forschung nach wie vor eine unheilbare Krankheit mit hoher Todesrate.

  Die bis jetzt eingesetzten Medikamente können bestenfalls die Beschwerden der Kranken lindern und die Lebenserwartung etwas erhöhen.

  Die Prognose der WHO gibt Anlaß zur Sorge, daß sich AIDS zu einer weltweiten Seuche entwickeln wird, die die Epidemien vergangener Zeiten wie Pest, Cholera und echte Grippe (Influenza) hinsichtlich der Opfer weit in den Schatten stellen wird.

  Es wird endlich Zeit, daß die Politiker ihrer Verantwortung gerecht werden, um durch gesetzliche Maßnahmen eine Ausbreitung der Seuche AIDS zu verhindern!

Die »Wiedergeburt« des Kondoms

Nachdem das Kondom seit den sechziger Jahren als Verhütungsmittel (Antikonzeptivum) durch die Pille fast völlig verdrängt worden war, erlebt es seit den achtziger Jahren einen gewaltigen Aufschwung. Der Grund dafür: das Auftreten und die rasche Verbreitung von AIDS.

Denn jetzt kommt es nicht nur darauf an, eine ungewollte

Schwangerschaft zu verhüten, sondern sich auch vor einer lebensgefährlichen Infektion zu schützen.
Damit ist der »Männerschutz« auch kein Tabuthema mehr. Im Gegenteil! Regelmäßige Aufklärungskampagnen in den Massenmedien werben für die Benutzung und richtige Anwendung von Kondomen als Schutz vor sexuell übertragbaren Krankheiten, besonders vor AIDS.
Nicht nur Automaten, sondern auch eine Vielzahl von Geschäften (Apotheken, Drogerien, Reformhäuser, Kaufhallen) bis hin zu Hotelrezeptionen bieten heute ein vielfältiges Kondomsortiment an: in verschiedenen Farben, Formen, Größen und Geschmacksrichtungen, feuchtbeschichtet oder trocken.
Doch eines haben alle Kondome gemeinsam: Sie bestehen aus hauchdünnem Latex, das ist der milchartige Saft des Gummibaumes, wobei die Dicke des Kondoms zwischen 0,06 und 0,07 mm liegt.
Die heutigen Markenkondome unterliegen einheitlichen Qualitätsanforderungen und werden elektronisch auf undichte Stellen geprüft. Somit erübrigt sich der »Selbsttest« durch Aufblasen oder Füllen mit Wasser.
Trotzdem bieten Präservative wie auch andere Verhütungsmittel keinen hundertprozentigen Schutz gegen eine ungewollte Schwangerschaft bzw. eine Infektion.
Als Meßlatte für die Wirksamkeit von Verhütungsmitteln dient der sogenannte *Pearl-Index*. Er liegt beim Kondom – wie auch bei der Pille – zwischen 2 und 4. Das bedeutet, wenn 100 Frauen ein Jahr beim Geschlechtsverkehr ein Kondom benutzen, tritt trotzdem bei 2 bis 4 Frauen eine Schwangerschaft ein.
Als häufigste Gründe für »Kondomversager« sind Anwendungsfehler zu nennen.
Der wichtigste Fehler: Nach dem Samenerguß (Ejakulation) lassen viele Männer den sich verkleinernden Penis weiterhin in der Scheide. So kann Sperma auslaufen, was zur Be-

fruchtung der Frau führt. Auch das unsachgemäße Anlegen des Kondoms (Faltenbildung) läßt oft das Kondom zerreißen.

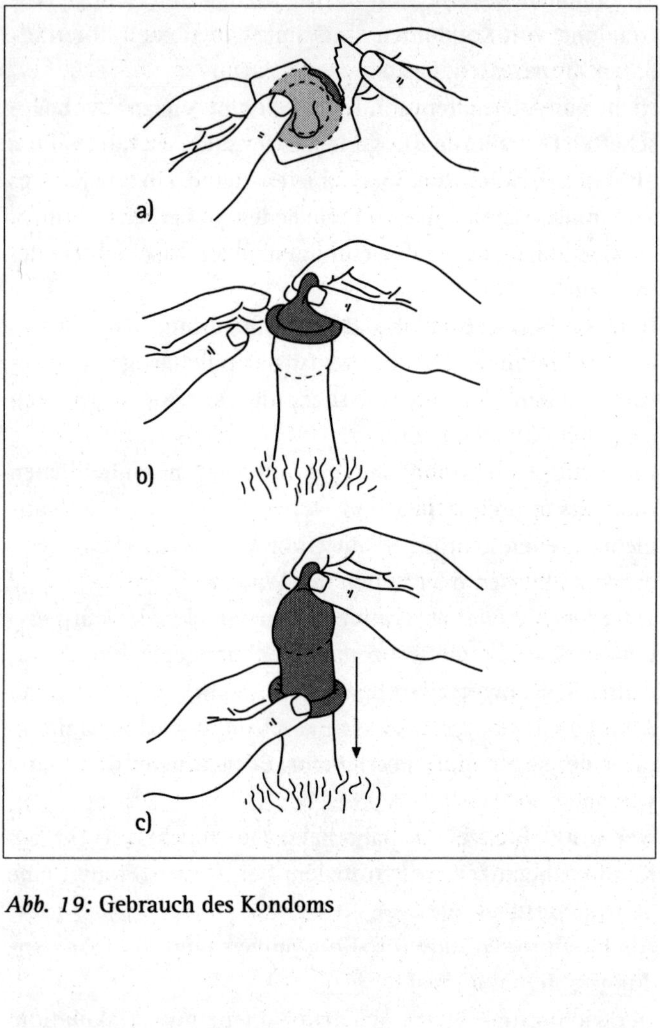

Abb. 19: Gebrauch des Kondoms

So wird das Kondom richtig angelegt:

1. Die Kondomverpackung nur an der dafür markierten Stelle aufreißen. Das Kondom vorsichtig handhaben, denn Fingernägel oder Ringe können die dünne Latexmembran verletzen.
2. Die Vorhaut zurückziehen, anschließend das noch zusammengerollte Kondom mit Daumen und Zeigefinger festhalten und auf die Eichel aufsetzen, wobei sich die Rolle außen befinden muß. Dann das Kondom mit der freien Hand vorsichtig über das steife Glied nach unten rollen. Besitzt das Kondom an der Spitze keine Ausbuchtung, um das Ejakulat aufzunehmen, dann an der Spitze etwas Platz lassen.
3. Nach dem Samenerguß keinesfalls warten, bis das Glied schlaff geworden ist, sondern den Penis gleich mit dem noch aufsitzenden Kondom aus der Scheide zurückziehen. Dabei das Kondom am Gliedansatz festhalten, damit es nicht abrutschen kann und Samenflüssigkeit in die Scheide gelangt.

Ganz aktuell sind aus dem Blinddarm von Schafen gefertigte Hautkondome *(Skinnies, skin condoms)*, die das Gefühl weniger als Latexkondome beeinträchtigen sollen. Doch Vorsicht! Neben dem höheren Preis bieten Hautkondome nur einen Schutz gegen Schwangerschaft, nicht aber gegen Virus-Infektionen, da das Material (Schafsdarm) für Viren durchlässig ist.

Obwohl Kondome heute die beste Schutzmöglichkeit darstellen, die wir kennen, gibt es viele Männer, die – trotz allgegenwärtiger AIDS-Gefahr – den Gebrauch von Kondomen ablehnen.

Dafür gibt es mehrere Gründe! Da wird meistens über eine Beeinträchtigung des Gefühls geklagt. Viele Männer sehen auch das Überstreifen des Kondoms als unerotische Handlung an, die sie »aus der Stimmung bringt«. Bei Männern,

die ohnehin Schwierigkeiten mit der Erektion (Steifwerden des Gliedes) haben, kann das Überstreifen des Kondoms ein Erschlaffen des Gliedes auslösen. So verbirgt sich hinter der Kondomabneigung nicht selten die Angst vor einem Erektionsverlust.
Trotzdem – und das soll hier betont werden – stehen diese Nachteile in keinem Verhältnis zum Schutzeffekt gegen sexuell übertragbare Krankheiten, insbesondere AIDS!

Die Vor- und Nachteile des Kondoms	
Vorteile	**Nachteile**
– Das einzige Verhütungsmittel, an dem Männer maßgeblich beteiligt sind. – Hoher Schutzeffekt gegen Schwangerschaft und Infektion – Jederzeit verfügbar – Keine Nebenwirkungen und Spätfolgen – Auch bei stillenden Frauen anwendbar – Senkt durch Berührungsverluste die Erregbarkeit des Mannes. Das kann bei zu »schnellen« Männern im Interesse der Partnerin ein Vorteil sein.	– Verminderung des Gefühls – Das Überstreifen des Kondoms als »Stimmungstöter« mit der Folge von Erektionsverlusten – Sofortiges Zurückziehen des Penis nach der Ejakulation – Störendes »Fremdkörpergefühl« in der Scheide der Frau – »Kondomversager« meist durch Fehler in der Anwendung – Höhere Anzahl von »Pannen« durch Gebrauch minderwertiger Produkte; nur Markenprodukte verwenden, auf Gütesiegel »RAL« und Herstellungsdatum achten.

So können Sie sich selbst vor sexuell übertragbaren Krankheiten schützen:

- Der beste Schutz ist eine feste Partnerschaft, in der man sich treu ist!
- Verwenden Sie bei »flüchtigen Bekanntschaften« immer ein Kondom!
- Es wird viel über »Safer Sex« (AIDS-sichere Sexualpraktiken) geschrieben und gesprochen. Doch wenn man bedenkt, daß AIDS über Sperma und Blut übertragen wird, bleibt als »Safer Sex« nur der manuelle Verkehr, d. h. die wechselseitige Stimulierung der Partner mit Fingern und Händen bis zum Orgasmus, übrig.
- Legen Sie beim Besuch von Saunen oder Schwimmbädern immer das eigene Handtuch unter. Nie auf das blanke Holz setzen.
- Wenn Sie eine fremde Toilette aufsuchen, so decken Sie die Toilettenbrille immer mit Papier ab.

Die Wechseljahre – Auch für Männer ein Problem

Herr Schlüter ist 48 Jahre alt. Seit Wochen fühlt er sich müde und erschöpft, leidet unter Stimmungsschwankungen und Schlaflosigkeit. In belanglosen Situationen reagiert er überreizt, schwitzt häufig und sexuell ist nicht mehr viel los mit ihm.
Seine beruflichen Erfolge bedeuten ihm nichts mehr. Er glaubt, den täglichen Anforderungen nicht mehr gewachsen zu sein, und die Zukunft erscheint ihm nur noch »grau in grau«.
In der Familie geht man ihm wegen seiner Unberechenbarkeit lieber aus dem Weg und seine Frau hat ihn jetzt gefragt: »Sag mal, bist du vielleicht in den Wechseljahren?«

Ein noch junges Forschungsgebiet

Seit einigen Jahren spricht man in der Medizin auch von Wechseljahren, die beim Mann auftreten – dem Klimakterium virile.
Leider ist die Wahl dieses Begriffes nicht gut. Denn bei der Frau wird mit Klimakterium (Wechseljahre) ein Lebensabschnitt charakterisiert, der durch typische Beschwerden gekennzeichnet ist. Ausgelöst durch die nachlassende Produktion der weiblichen Sexualhormone bis hin zu ihrem völligen Versiegen.
Die Benutzung des Begriffs Klimakterium beim Mann bedeutet, daß auch hier hormonelle Veränderungen stattfinden, die zu ähnlichen Beschwerden wie bei der Frau führen. Das ist nicht korrekt!

Denn die Wechseljahre beim Mann sind etwas anders geartet.
In den meisten Veröffentlichungen wird das Klimakterium des Mannes mit einem Nachlassen der Testosteronproduktion begründet.
Doch beim Mann läßt die Testosteronproduktion mit zunehmendem Alter nur geringfügig nach. Denn im Gegensatz zur Frau produziert der Mann bis zu seinem Tod Sexualhormone.
Damit liegt der Schwerpunkt für die Wechseljahre des Mannes woanders: Sie stellen eine existentielle Krise des alternden Mannes durch Überforderung des Ich-Ideals dar. Es kommt zu psychischen Konflikten, die sich unter anderem in körperlichen Beschwerden äußern.
Bei vielen Männern werden die klimakterischen Störungen durch das plötzliche Bewußtsein des Älterwerdens ausgelöst. Da stellt man fest, daß die Kinder erwachsen sind und sich nicht mehr so leiten und lenken lassen wie früher, sondern ihre eigenen Vorstellungen verwirklichen wollen. Die Beziehungen zur Partnerin verlaufen »in gewohnten Bahnen«. Erste Alterserscheinungen werden dem Mann schmerzlich bewußt: Haarausfall und der Beginn einer Glatze, graue Haare, Bauchbildung und Fettpolster an den Hüften, Prostatabeschwerden, Krampfadern an den Beinen, faltige Haut und die Benutzung einer Lesebrille. Alles Faktoren, die einen Mann schon »psychisch erschüttern« können. Und ganz wichtig: Der Mann bemerkt, manchmal nur im Unterbewußtsein, seine nachlassende Attraktivität gegenüber Frauen.
Häufig zeitgleich treten Erektionsschwierigkeiten auf bzw. Verzögerungen der Erektion, die viele als besonders harten Schlag empfinden.
Kommen in dieser Zeit noch berufliche Schwierigkeiten hinzu, weil man im Betrieb jetzt zum »alten Eisen« gehört, kommt es mit Sicherheit zum Klimakterium virile.

Die Wechseljahre beim Mann beginnen mit einer Störung des Allgemeinbefindens, die Leistungsfähigkeit ist herabgesetzt. Der Mann wird nervös, reizbar und leidet unter Stimmungslabilität. Stuhlträgheit und Schlafstörungen können sich einstellen. Dabei müssen nicht alle Symptome gleichzeitig auftreten.
Wird jetzt nicht Abhilfe geschaffen, kommen Schweißausbrüche, Hitzewallungen, Schwindelanfälle, Kopfschmerzen, Herzbeschwerden oder Erektionsstörungen hinzu.
Der Geschlechtstrieb kann abnehmen und die Menge des ausgestoßenen Ejakulates wird weniger.
Dieser Prozeß kann schon ab dem 30. Lebensjahr beginnen. Ab dem 40. Lebensjahr kann er dann deutlich ausgeprägt sein, wobei der Schwerpunkt zwischen dem 50. und 60. Lebensjahr liegt.
Nach neueren Untersuchungen leiden mindestens 20 Prozent der Männer über 54 Jahren an klimakterischen Beschwerden, wie sie bis jetzt nur von Frauen her bekannt sind.
Das Klimakterium virile kann nur wenige Monate, aber auch mehrere Jahre dauern. Und dann genauso plötzlich verschwinden, wie es aufgetreten ist.
Interessant ist, daß bei vielen Männern das Klimakterium virile ausbleibt. Das sind vor allem solche Männer, die psychisch stabil und sportlich aktiv sind und keine Angst vor dem Älterwerden haben.

Untersuchungsergebnisse

Bei einer Befragung von 240 gesunden Männern im Alter von 35 bis 64 Jahren wurde über folgende Beschwerden geklagt: Müdigkeit (68 Prozent), Kreuzschmerzen (66 Prozent), innere Unruhe und Nervosität (60 Prozent), gesteigerte Reizbarkeit und Schlafstörungen (54 Prozent), starkes

Schwitzen und rasche Ermüdbarkeit (49 Prozent), Hitzewallungen (23 Prozent).

Behandlungsmöglichkeiten

Phytotherapie

1. Bei Stimmungslabilität, leichten Depressionen und Minderwertigkeitsgefühlen ist eine Behandlung mit Johanniskraut sinnvoll, dessen Inhaltsstoffe innerlich ausgleichend, antidepressiv und beruhigend wirken.
   Meist wird heute ein Johanniskrautauszug (Extrakt) als pflanzliches Arzneimittel *(Cesradyston 200 Kapseln und Flüssigkeit)* mit Erfolg angewendet.
   Die Wirkung tritt erst nach 1 bis 2 Wochen regelmäßiger Anwendung ein, wobei die Einnahme fortzusetzen ist.
   Nebenwirkungen wie bei den entsprechenden synthetischen Arzneimitteln (Müdigkeit, verminderte Konzentrations- und Reaktionsfähigkeit) ist bei *Cesradyston 200* nicht zu befürchten.

Johanniskraut ist die einzige Heilpflanze, die nicht nur beruhigend, sondern auch gleichzeitig stimmungsverbessernd und damit antidepressiv wirkt.

2. Wenn Schlafstörungen, innere Unruhe und Reizbarkeit vorherrschen, hat sich eine Kombination von Baldrian und Hopfen in ausreichender Dosierung *(Sensinerv forte Dragees)* bewährt.
3. Treten Erschöpfungszustände, nachlassende Leistungs- und Konzentrationsfähigkeit auf, ist die Anwendung eines Auszugs (Extrakts) aus der Taigawurzel *(Eleutherococcus Lomapharm Dragees)* zu empfehlen.
   Die Inhaltsstoffe der Taigawurzel führen zu einer Stärkung der körperlichen und seelischen Kräfte und helfen dem Mann, mit klimakterischen Beschwerden besser fertig zu werden.
   Jedoch sollten hier *Eleutherococcus Lomapharm Dragees* über einen längeren Zeitraum eingenommen werden.

Die Taigawurzel hilft dem Körper, mit Streßsituationen besser fertig zu werden.

Vitamine und Spurenelemente

Beim Klimakterium virile ist auch die Anwendung der antioxidativen Substanzen sinnvoll, da gerade in diesem Lebensalter die durch Freie Radikale verursachten »Free Radical Diseases« wie z. B. Rheuma, Bluthochdruck und koronare Herzkrankheit beginnen.
Hier ist die Einnahme von:

- Vitamin C *(Cetebe Kapseln)*
- Vitamin E *(Natürliches Vitamin E 400 I.E. Kapseln Warnke Gesundheitsprodukte)*
- Betacarotin *(Beta-Carotin 15 mg Kapseln Warnke Gesundheitsprodukte)* und
- Selen *(Selen 50 Mikrogramm Tabletten Warnke Gesundheitsprodukte)* angebracht.

Sauna

Regelmäßiger Sport kurbelt den Kreislauf an!

Der Wechsel von warmen und kaltem Wasser wirkt als Reiz auf Kreislauf, Stoffwechsel, vegetatives Nervensystem und Hormonhaushalt. Der Körper kann danach mit körperlichen und seelischen Belastungen und Infektionen besser fertig werden. Deshalb sind regelmäßige Saunabesuche eine wertvolle Hilfe gegen die klimakterischen Beschwerden des Mannes. Weitere Einzelheiten entnehmen Sie bitte dem Kapitel »Sauna«.

Das können Sie bei klimakterischen Beschwerden selbst tun:

- Lassen Sie nicht das Gefühl aufkommen, daß Sie zum »alten Eisen« gehören.
- Treiben Sie regelmäßig – entsprechend ihren körperlichen Möglichkeiten – Sport.
- Suchen Sie eine neue Herausforderung, die Sie »in

Atem hält«, z. B. eine neue Arbeitsstelle, ein neues Hobby usw.

- Überlegen Sie, ob Ihnen eine Einschränkung bei Alkohol, Zigaretten und Kaffee bei Ihren klimakterischen Beschwerden hilft.
- Essen Sie viel Obst und Gemüse (Vitamine, Mineralstoffe, Ballaststoffe).
- Scheuen Sie nicht davor zurück, Ihren Hausarzt aufzusuchen, wenn die Beschwerden zu stark werden.
- Versuchen Sie nicht aller Welt zu beweisen, wie jung, gesund und leistungsfähig Sie noch sind. Damit macht man sich oft lächerlich! Jedes Alter hat seine schönen Seiten. Leben Sie bewußt, auch die Jahre des Klimakterium virile!

Die Schaufensterkrankheit – Wenn die Beine streiken

Ein älterer Mann – offenbar in Eile – geht mit großen Schritten die Straße entlang. Plötzlich bleibt er wie angewurzelt vor dem Schaufenster eines Geschäftes stehen! Scheinbar hat der Mann seine Pläne geändert, denn er nimmt sich jetzt viel Zeit, um in aller Ruhe die Auslagen zu betrachten. Erst nach einigen Minuten setzt er langsam seinen Weg fort.

Eigentlich wollte der Mann gar nicht pausieren, aber ein plötzlicher, heftiger Schmerz in den Beinen zwingt ihn zum Stehenbleiben. Um sein Unvermögen weiterzulaufen und seine Schmerzen zu verbergen, tut er so, als wollte er einen Schaufensterbummel machen.

Da sich viele, die an der arteriellen Verschlußkrankheit im zweiten Stadium, dem »zeitweiligen Hinken«, leiden, genauso wie unser Mann verhalten, trägt dieses Stadium im Volksmund die Bezeichnung »Schaufensterkrankheit« (Claudicatio intermittens).

Als Ursache verengte Gefäße

Die arterielle Verschlußkrankheit ist vor allem »Männersache«, denn Männer sind fünfmal so häufig wie Frauen betroffen. Ursache sind arteriosklerotische Veränderungen der Blutgefäße, d. h. durch Ablagerungen verengen sich die peripheren Arterien.

Die arterielle Verschlußkrankheit befällt zu 85 Prozent die untere Körperhälfte, denn Durchblutungsstörungen treten meist in den Beinen und weniger in Armen und Händen auf.

Besonders »staugefährdet« sind die großen Arterien im Oberschenkel. Wenn der Kranke geht, drücken die Muskeln des Oberschenkels auf die ohnehin verengten Arterien mit dem Ergebnis, daß die Blutzufuhr und damit verbunden die Versorgung mit Sauerstoff und Nährstoffen für das betroffene Bein nicht mehr ausreichen.
Sind die Muskeln unterversorgt, treten die typischen Schmerzen auf, die zum Anhalten zwingen. Beim Stehenbleiben läßt der Druck der Muskeln nach, und der Blutdruck und die Schwerkraft helfen, das Blut durch die verengten Arterien zu drücken. Erst dann kann der Kranke in Abhängigkeit vom Schweregrad der Verschlußkrankheit wieder eine bestimmte Strecke laufen.
Die arterielle Verschlußkrankheit beginnt mit Kältegefühl und schmerzenden Waden bei ungewohnter Belastung, z. B. beim Sport.
Später – im Stadium II – führt die Krankheit zu den typischen Beschwerden der »Schaufensterkrankheit«, und das Stadium III ist durch Schmerzen auch im Liegen gekennzeichnet. Im Endstadium (Stadium IV) spricht der Arzt vom »Raucherbein«. Hier führen die Ernährungsstörungen zum Absterben des Beines, so daß das Leben des Kranken nur durch eine Beinamputation gerettet werden kann.

Die Risikofaktoren

Mangelnde Bewegung läßt die Arterien ihre Elastizität verlieren. Fettreiche Ernährung in Verbindung mit Bewegungsmangel verändert die Zusammensetzung des Blutes.
Eine Reihe von Stoffen – und hier ist besonders das »böse« Cholesterin *(LDL)* zu nennen – lagern sich an den Innenwänden der Arterien ab, beeinträchtigt deren Elastizität und führt zu Verengungen, was wiederum Durchblutungsstörungen fördert.

Arterielle Verschlußkrankheit – gefährlich wird's, wenn zu zuviel Fett auch noch unzählige Zigaretten kommen.

Den sicher größten Risikofaktor stellt das Rauchen dar. Nicht umsonst wird das schwerste Stadium dieser Krankheit als *»Raucherbein«* bezeichnet, denn Nikotin ist Gift für Blutgefäße. Von 1000 Kranken mit Durchblutungsstörungen in den Beinen sind nur 5 Nichtraucher! So eindeutig belegt es die Statistik.

Aber auch Diabetiker und Menschen mit Bluthochdruck sind für diese Krankheit anfällig. Und nicht zuletzt fördert eine Hypercholesterinämie das Entstehen der arteriellen Verschlußkrankheit.

Die Behandlung der arteriellen Verschlußkrankheit gehört in die Hand des Arztes. Naturheilverfahren können hier wertvolle Unterstützung geben.

Behandlungsmöglichkeiten

Phytotherapie

1. Eine große Bedeutung bei der Behandlung arteriosklerotischer Gefäßveränderungen besitzt heute der Ginkgobaum. Der aus seinen Blättern gewonnene Spezialextrakt *(Isoginkgo Filmtabletten)* hemmt die Gefahr einer vorzeitigen Blutgerinnung. Durch eine Verminderung der Blutviskosität wird das Blut dünnflüssiger, seine Fließeigenschaften und Strömungsgeschwindigkeit erhöht, so daß es verengte Arterien besser als vorher passieren kann und Durchblutungsstörungen deutlich gebessert werden.

   Außerdem bewirkt der Ginkgoextrakt eine Erweiterung der Arterien.

   Isoginkgo Filmtabletten müssen aber über einen längeren Zeitraum regelmäßig eingenommen werden.
2. Auch der Knoblauch *Xund N Knoblauch Filmtabletten)* enthält Wirkstoffe, die bei arteriellen Durchblutungsstörungen die Eigenschaften des Blutes günstig verändern.

So wird die Gefahr einer Bildung von Blutgerinnseln, die Arterien verstopfen können, reduziert und das jetzt dünnflüssigere Blut kann arteriosklerotisch verengte Gefäße besser passieren.

Auf diese Weise beeinflussen *Xund N Knoblauch Filmtabletten* positiv die unangenehmen Beschwerden der Schaufensterkrankheit.

Wichtig ist jedoch die regelmäßige Einnahme dieses Naturheilmittels über einen längeren Zeitraum.

Vitamine und Spurenelemente

1. Beim Rauchen entstehen im Körper aggressive Verbindungen, die sogenannten »Freien Radikale«. Sie fördern sehr stark arteriosklerotische Gefäßveränderungen, der Grund, warum besonders Raucher an der arteriellen Verschlußkrankheit leiden.
   Genügend Vitamin E im Körper *(Natürliches Vitamin E 400 I.E. Kapseln Warnke Gesundheitsprodukte)* macht die Freien Radikale unschädlich, bevor sie die Arterien schädigen können.
2. Vitamin C *(Cetebe-Kapseln)* neutralisiert ebenfalls die schädlichen Freien Radikale und ist in der Lage, im Körper verbrauchtes Vitamin E zu »recyceln«.
3. Auch Betacarotin *(Beta-Carotin 15 mg Kapseln Warnke Gesundheitsprodukte)* gilt als bewährter »Fänger« für Freie Radikale.
4. Selen *(Selen 50 Mikrogramm Tabletten Warnke Gesundheitsprodukte)* wird im Körper als Bestandteil des Enzyms Glutathionperoxidase benötigt. Dieses Enzym besitzt eine Schlüsselstellung im Kampf gegen Freie Radikale.

Enzymtherapie

Eine Kombination tierischer und pflanzlicher Enzyme mit dem gefäßaktiven Naturstoff Rutin *(Wobenzym N Dragees)* verbessert die Arteriendurchblutung und beseitigt entzündliche Prozesse in den Arterien, was sich günstig auf die Beschwerden der Schaufensterkrankheit auswirkt.

Schon Kneipp wußte um die durchblutungsfördernde Wirkung von Wechselbädern.

Kneipp-Therapie

Der Wechsel von warm und kalt fördert die natürliche Elastizität der Blutgefäße und die Durchblutung. Deshalb sollten wechselwarme Fußbäder und warm/kaltes Abduschen täglich vorgenommen werden.

Das können Sie bei der Verschlußkrankheit selbst tun:

- Halten Sie genau das vom Arzt vorgegebene Gehtraining ein!
- Stellen Sie das Rauchen ein! Bei Unvernunft droht das »Raucherbein«.
- Reduzieren Sie drastisch Fette in Ihrer Ernährung und lassen Sie regelmäßig Ihren Cholesterinspiegel bestimmen.

Morbus Bechterew – Eine Krankheit fast nur für Männer

Die nach dem russischen Arzt von Bechterew benannte Krankheit – auch Spondylitis ankylosans genannt – gehört zu den rheumatischen Erkrankungen.
Sie ist gekennzeichnet durch entzündliche Veränderungen der Wirbelsäule, verbunden mit Schmerzen und Bewegungsbeeinträchtigung.
Morbus Bechterew befällt fast ausschließlich junge Männer und gehört zu den Krankheiten, die vom Arzt behandelt werden müssen. Dabei ist die Bereitschaft des Patienten zur Mitarbeit sehr wichtig.
In Deutschland gibt es ca. 140 000 Bechterew-Patienten.

Eine Krankheit mit Progredienz

Morbus Bechterew gehört zu den progredienten – d. h. den langsam fortschreitenden, sich verschlimmernden – Krankheiten.

Die Frühsymptome des Morbus Bechterew sind recht unspezifisch. Hier treten rheumatische Beschwerden in den Gelenken, Schmerzen und Engegefühl im Brustkorbbereich, z. B. beim Atmen, Husten oder Niesen, und Schmerzen in Rücken, Kniegelenk oder Ferse auf.

Vorbeugen gegen Morbus Bechterew ist nicht möglich. Gehen Sie deshalb schon bei den hier aufgezählten Frühsymptomen zum Arzt.

Auch eine Entzündung der Regenbogenhaut des Auges, die sich in einer Rötung des Augapfels, Schmerzen und Sichtverschlechterung äußert, gehört zu den Erstsymptomen des Morbus Bechterew.

Im Frühstadium des Bechterew können auch die Symptome

der Hautkrankheit Psoriasis (Schuppenflechte) und eine Dickdarmentzündung (Kolitis) auftreten.
Typisch dagegen sind im fortgeschrittenen Stadium die Schmerzen im Kreuz und unteren Rückenbereich, die immer stärker werden. Charakteristisch ist, daß diese Schmerzen im Liegen zunehmen, weshalb viele Kranke nachts aufwachen. Wenn sie dann aufstehen und sich bewegen, kommt es zur Schmerzabnahme.
Im Laufe der Zeit wird die Beweglichkeit der Wirbelsäule immer mehr eingeschränkt. Die Kranken können sich nur schlecht und unter Schmerzen nach vorn beugen. Dabei kommt es zu anfallsartigen Verschlimmerungen (Schübe). Im fortgeschrittenen Stadium sind die Kranken an der charakteristischen, nach vorn gebeugten Haltung, der Rundrückenbildung, bedingt durch die zunehmende Versteifung der Wirbelsäule, zu erkennen. Dabei versteifen sich die Rückenwirbel zunehmend von unten nach oben.

Warum die Diagnose so schwierig ist!

Die im Frühstadium sehr unspezifischen Beschwerden machen es auch dem erfahrenen Arzt schwer, hier schon einen Morbus Bechterew zu diagnostizieren.
Hinzu kommt, daß die Patienten nach den Frühzeichen der Erkrankung jahrelang beschwerdefrei sind.
Deshalb werden viele Kranke oft lange Zeit falsch behandelt (Ischiasleiden), manchmal sogar unnötigerweise an den Bandscheiben operiert.
Röntgenaufnahmen zeigen erst etwa vier bis zwölf Monate nach den ersten Beschwerden eine Entzündung der Darm- und Kreuzbeingelenke. Die aussagekräftigsten Bilder sind durch die Computertomographie zu erzielen.
Ein wichtiger Laborbefund ist die Untersuchung des Blutes auf das Antigen HLA-B27, ein aufwendiger und kostspieli-

ger Test. 90 Prozent der Morbus-Bechterew-Kranken besitzen in ihrem Erbgut dieses Antigen und reagieren somit HLA-B27-positiv. Allerdings haben auch zehn Prozent der Gesunden dieses Antigen, ohne an Morbus Bechterew zu erkranken.
Meist vergehen Jahre, bis die richtige Diagnose gestellt wird.
Die Ursache des Bechterew ist nicht bekannt! Früher wurden Auslöser wie Streß, Bakterien und Unterkühlung vermutet, konnten aber nicht bestätigt werden.
Wahrscheinlich ist eine Vererbbarkeit der Krankheit. Dafür sprechen das Antigen HLA-B27 als genetisches Merkmal und das auffallend gehäufte Auftreten in Familien.

Die Behandlung durch den Facharzt

Morbus Bechterew muß durch den Facharzt behandelt werden. Eine Heilung ist – wie auch bei anderen rheumatischen Erkrankungen – nicht möglich. Die bereits entstandenen Veränderungen der Wirbelsäule lassen sich nicht rückgängig machen.
Deshalb zielt die Therapie darauf ab, die Schmerzen zu lindern, die Entzündung einzudämmen und die Beweglichkeit der Wirbelsäule so lange wie möglich zu erhalten. Hier spielt die tägliche Krankengymnastik eine große Rolle, vorausgesetzt, der Patient führt die vorgeschriebenen Übungen auch gewissenhaft aus.
An Medikamenten verordnet der Arzt Rheumamittel (nichtsteroidale Antirheumatika). Kortison oder eine Therapie mit goldhaltigen Arzneimitteln.
Wärmebehandlung in Form von Salben und Bädern wirkt durchblutungsfördernd, schmerzlindernd und muskelentspannend, darf aber nur angewendet werden, wenn die Gelenke nicht akut entzündet sind.

Da eine besonders stark gekrümmte Wirbelsäule den Blick nach unten zwingt, ist eine operative Aufrichtung der Wirbelsäule *(Kolumnotomie)* möglich. Diese Operation ist aber mit vielen Komplikationen verbunden.
Die folgenden Behandlungsmöglichkeiten sollten nur nach Absprache mit dem Arzt zur Anwendung kommen:

Phytotherapie

Ein altes Schmerzmittel der Volksmedizin ist die Weidenrinde. Ihre Inhaltsstoffe zeichnen sich durch schmerzlindernde und entzündungshemmende Eigenschaften aus. Damit ist die Weidenrinde unterstützend bei der Behandlung von Morbus Bechterew zu empfehlen.
Da der Tee Magenreizungen auslösen kann, sollte besser ein pflanzliches Medikament aus der Weidenrinde *(Salix Bürger Lösung)* zur Anwendung kommen.
Salix Bürger Lösung ist gut verträglich und hat sich auch bei der Behandlung von fieberhaften Erkrankungen wie Erkältung bewährt.

Homöopathie

In der Homöopathie wird bei Rheuma die lokale Therapie als Creme *(Lomarheumin N)* mit dem Sumpfporst, einem in der Homöopathie bewährtem Rheumamittel, empfohlen.

Vitamine

Vitamin E *(Natürliches Vitamin E 400 I.E. Kapseln Warnke Gesundheitsprodukte)* wird hochdosiert zur Langzeitbehandlung rheumatischer Erkrankungen eingesetzt und hat sich auch bei Morbus Bechterew bewährt.
Es fängt die für das Entzündungsgeschehen wichtigen Freien Radikale ab, was zur Abnahme der rheumatischen Beschwerden führt. Durch die Behandlung mit Vitamin E ist eine Einsparung bei den mit Nebenwirkungen verbundenen synthetischen Rheumamitteln möglich.

Enzymtherapie
Enzympräparate *(Mulsal N Dragees)* vermindern entzündliche Prozesse im Körper, was zur Linderung der Beschwerden bei Morbus Bechterew führen kann. Voraussetzung ist eine längere, regelmäßige Anwendung, was aber bei der guten Verträglichkeit der Enzymtherapie problemlos ist.
Die Therapie mit *Mulsal N Dragees* ermöglicht ebenfalls eine Reduzierung der Behandlung mit synthetischen Rheumamitteln.

Das können Sie bei Morbus Bechterew selbst tun:

- Führen Sie Ihre heilgymnastischen Übungen täglich gewissenhaft durch.
- Liegen Sie mindestens täglich eine Stunde auf dem Bauch. Das beugt einer einseitigen Krümmung der Wirbelsäule vor.
- Ganz wichtig: So flach wie möglich liegen!
- Legen Sie auf Reisen lieber die Matratze auf den Fußboden, als eine Nacht in einem durchhängenden Bett wach und mit Schmerzen zu verbringen.
- Meiden Sie schwere körperliche Arbeit!
- Singen und Pfeifen sind für Sie Atemgymnastik!
- Bei sitzender Tätigkeit sollten Sie öfters aufstehen und die Hüften durchstrecken.
- Legen Sie während der Arbeitszeit und bei Autofahrten Pausen mit Lockerungs- und Atemübungen ein.
- Schuhe mit elastischen Sohlen schützen Ihre kranke Wirbelsäule vor Erschütterungen.
- Für Sie günstige Sportarten sind Rückenschwimmen, Radfahren, Skilanglauf und Volleyball.

Osteoporose – Nicht nur eine Frauenkrankheit

Zeitschriften und Gesundheitsmagazine berichten häufig über die Osteoporose (Knochenschwund) als reine Frauenkrankheit. Das ist falsch! Denn von den ca. 6 bis 7 Millionen Osteoporose-Kranken in Deutschland sind rund 13 Prozent Männer. Leider vernachlässigen viele Männer dieses Problem und meist ist es erst die Partnerin, die ihrem Mann zu einem Arztbesuch rät.

Was ist Osteoporose?

Die Medizin bezeichnet die Osteoporose als Stoffwechselkrankheit der Knochen.
Bedingt durch einen verstärkten Calciumabbau aus den Knochen oder einen unzureichenden Calciumeinbau in die Knochen, kommt es zu einem Verlust an Masse, Struktur und Funktion der Knochen, was deren Bruchrisiko erheblich steigert.
Dabei treten schon bei kleinsten Unfällen Brüche im Bereich von Unterarm, Rippen und Wirbelsäule auf.
Besonders bei Senioren gefürchtet sind Oberschenkelhalsbrüche, die ca. 70 000 von ihnen jährlich erleiden. Kommt es zur Ausheilung, bleibt meist Bewegungsbeeinträchtigung zurück.
Bei vielen führen Oberschenkelhalsbrüche zur Invalidität oder sie überleben sie nicht lange.
Als Begleitbeschwerden klagen die Osteoporose-Kranken über Schmerzen, mangelnde körperliche Belastbarkeit, Fehlhaltung und unzureichende Beweglichkeit.

Nicht selten ist ein vereister Gehweg der Auslöser, der bei alten Menschen zum Sturz und dann zum Oberschenkelhalsbruch führt.

Osteoporose beim Mann

Ab dem 4. Lebensjahrzehnt beginnt bei Männern und Frauen ein langsamer Knochenabbau, der in Muster und Geschwindigkeit bei jedem Geschlecht anders verläuft.
Deshalb sollten Männer um die 45 vom Arzt eine Knochendichtebestimmung vornehmen lassen, um bei Osteoporosegefahr rechtzeitig geeignete Maßnahmen zu ergreifen.
Während die Osteoporose bei der Frau meist eine Folge der Einstellung der Produktion der Sexualhormone in den Wechseljahren darstellt, sieht die Situation beim Mann anders aus. Männer leiden überwiegend an *sekundärer Osteoporose.* Das heißt, der Knochenschwund hat andere Ursachen als bei der Frau. Meist wird die Osteoporose beim Mann durch eine andere Krankheit (Rheuma, Morbus Bechterew, Leberzirrhose, Entzündung der Bauchspeicheldrüse, chronische Darmentzündungen) verursacht.
Hier muß zuerst die Grundkrankheit behandelt werden!
Doch vorrangig ist zu hoher Alkoholkonsum für die sekundäre Osteoporose beim Mann verantwortlich. Denn Alkohol verhindert die Calciumeinlagerung in die Knochen, besonders in die Wirbelsäule.
Die mit zunehmendem Alter sich verringernde Testosteronproduktion gilt auch als eine der Osteoporose-Ursachen beim Mann.
Weitere Risikofaktoren sind – wie auch bei der Frau – vor allem Calciummangel, Bewegungsarmut und die Langzeitbehandlung mit Kortison.
Während man früher der Meinung war, daß die Osteoporose beim Mann frühestens ab dem 60. Lebensjahr auftritt, mehren sich jetzt die Fälle, in denen Männer – genau wie die Frau – schon zwischen dem 40. und 50. Lebensjahr an Osteoporose erkranken. Interessant ist, daß, wie bei anderen Krankheiten auch, bei der Osteoporose eine erbliche Veranlagung von Bedeutung ist. Das bedeutet, wenn in Ihrer

Familie Osteoporose aufgetreten ist, sind Sie auch gefährdet!

Testen Sie anhand folgender Übersicht Ihr persönliches Osteoporose-Risiko:

Testosteronmangel	2
Mangelernährung	ca. 1
Alkohol	1
Verdauungsschwäche	1
Hypercholesterinämie	1,5
Familiäre Belastung	2
Bewegungsarmut	1
Nikotin	1
Kortisonlangzeitbehandlung	1
Frühere Knochenbrüche	0,5

Suchen Sie die für Sie zutreffenden Risikofaktoren heraus und addieren Sie die dazugehörigen Punkte auf!
Bei drei Punkten besitzen Sie ein wahrscheinliches Osteoporose-Risiko, bei 5 Punkten ein sicher erhöhtes Risiko.
Wichtig ist, daß die Hauptrisiken – familiäre Osteoporosebelastung, Hormonmangel, unzureichende Calciumzufuhr, Alkohol- und Nikotinmißbrauch sowie Kortisonlangzeitbehandlung – unabhängig von Alter und Geschlecht sind.

Die beste Therapie: rechtzeitige Calciumsubstitution!

Wer die fettreiche Milch scheut, trinkt einfach Magermilch (1,5% oder 0,3%).

Um die negative Calciumbilanz der Knochen – die Ursache für die Osteoporose – auszugleichen, ist auch beim Mann ab dem 45. Lebensjahr eine erhöhte Calciumzufuhr von täglich 1 bis 1,5 g notwendig.
Als idealer Calciumspender gilt die Milch, die 1 g Calcium in einem Liter enthält.

Wer als Mann keine Milch mag, sollte verstärkt Milchprodukte wie Quark, Joghurt, Dickmilch, Käse, sowie Brunnenkresse, Grünkohl oder ein Calciumpräparat zu sich nehmen.

Behandlungsmöglichkeiten

Mineralstoffe

Immer mehr Menschen nehmen täglich ein ausreichend dosiertes Calciumpräparat *(Calcium-dura Filmtabletten)* ein.

Während die tägliche Calciumaufnahme mit der Nahrung einen unsicheren Faktor darstellt, läßt sich mit nur 2 Filmtabletten *Calcium-dura* täglich der Tagesbedarf an Calcium sicher abdecken.

Vitamine

Die Aufnahme von Calcium aus der Nahrung oder einem Calciumpräparat und seine Einlagerung in die Knochen ist nur möglich, wenn im Organismus ausreichend Vitamin D_3 vorhanden ist.

Dieses Vitamin wird normalerweise aus Vorstufen in der Haut durch Einwirkung des Tageslichts gebildet.

Doch viele Menschen – besonders Senioren – leiden unter Vitamin-D_3-Mangel, da sie zuwenig ins Freie gehen. Hier ist die tägliche Einnahme eines Vitamin-D_3-Präparates *(Dekristol 400 Tabletten)* angebracht.

Das können Sie bei Osteoporose selbst tun:

- Treiben Sie Sport, denn es ist nachgewiesen, daß sportliche Betätigung einen positiven Effekt auf die Knochendichte ausübt.

- Meiden Sie Kaffee, denn Coffein fördert den Calciumabbau aus den Knochen.
- Gehen Sie viel ins Freie, besonders im Herbst und Winter, damit durch das Tageslicht genügend Vitamin D_3 in Ihrer Haut gebildet wird.
- Achten Sie als Vater darauf, daß Ihre Kinder viel Milch trinken. Die beste Möglichkeit, der Osteoporose im Alter vorzubeugen.
- Vorsicht mit Alkohol, denn er behindert den Calciumeinbau in die Knochen.

Venenerkrankungen – Jeder vierte Mann ist davon betroffen

Die Hälfte aller Frauen und ein Viertel aller Männer in Deutschland leiden an einer Erkrankung der Beinvenen, der eine Venenschwäche zugrunde liegt.
Leider ignorieren besonders Männer die anfänglichen Beschwerden dieser Krankheit, aus der sich schwerwiegende Folgeerkrankungen entwickeln.

Venen leisten Schwerarbeit!

In den Venen fließt das verbrauchte, sauerstoffarme Blut zum Herzen zurück. Besonders die Venen in Füßen und Beinen müssen das Blut mehr als einen Meter »bergauf« transportieren, wobei zusätzlich das eigene Körpergewicht auf die Blutgefäße drückt.

Beinvenen transportieren das Blut gegen die Schwerkraft.

Dieser »Kraftakt« gelingt den Venen durch die sogenannte Muskelpumpe. Bei jedem Schritt werden die Wadenmuskeln aktiviert, sie pressen die Venen zusammen, wobei das Blut nach oben gedrückt wird. In den Venen befindliche Venenklappen sorgen dafür, daß das Blut nur in eine Richtung, nämlich herzwärts, fließt.

Es fängt ganz harmlos an!

Fast jeder hat es schon einmal erlebt: Nach einem anstrengenden Arbeitstag sind Beine und Füße wie Blei, leicht geschwollen und sie schmerzen. Häufig kommen in der Nacht noch Juckreiz, Kribbeln und Wadenkrämpfe dazu.

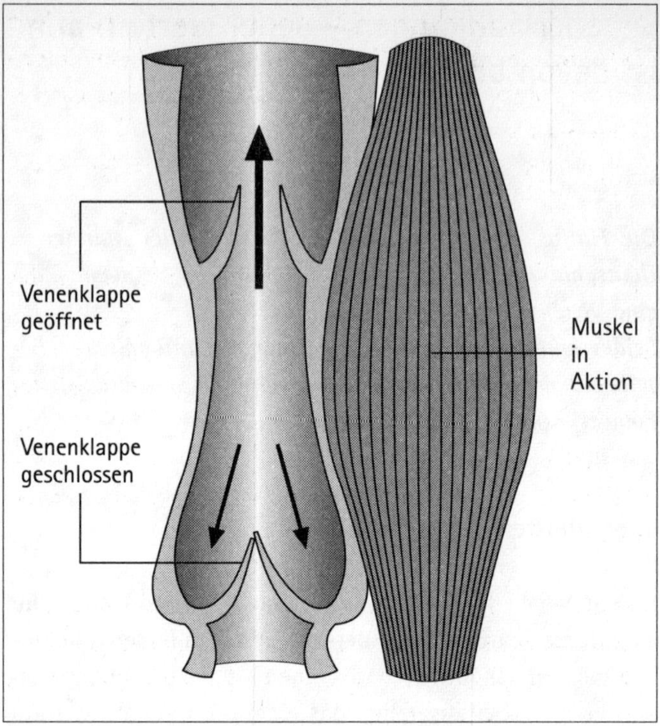

Abb. 20: Funktion von Venenklappen. Das venöse Blut kann nur zum Herzen fließen, ein Rückfluß ist nicht möglich.

Am nächsten Morgen ist alles vorbei und viele denken, daß das die normalen Folgen eines schweren Arbeitstages sind. Doch falsch! Es sind oft die ersten Anzeichen eines gestörten Blutrückflusses aus den Beinvenen zum Herzen.
Statt jetzt schon den krankhaft veränderten Venen zu helfen, um so ein Fortschreiten der Erkrankung zu verhindern, tun die meisten nichts.
So dauert es nicht lange und es werden die ersten erkrankten, aufgeblähten und geschlängelten Venen sichtbar – als Krampfadern (Varizen).

Der Arzt spricht von der Chronisch-Venösen Insuffizienz (CVI) und meint damit alle Beschwerden und Veränderungen, die Folgen einer chronischen Rückflußstörung des venösen Blutes sind.

Chronisch-Venöse Insuffizienz – nicht nur ein kosmetisches Problem.

Nach dem Schweregrad wird die CVI in drei Stadien eingeteilt:

Stadium I: Venenerweiterung an den Seiten der Füße, Krampfadern, Ödembildung
Stadium II: Zusätzlich zu Stadium I Verfärbungen der Haut, Brüche und Blutungen der Kapillaren (kleinste Blutgefäße), die zu gelblich-bräunlichen oder blau-violetten Verfärbungen führen
Stadium III: Zusätzlich zu Stadium I und II Unterschenkelgeschwüre (Ulcus cruris)

Wenn sich Krampfadern zeigen, sind meist schon die im Inneren des Beines befindlichen großen Venen geschädigt. Leider betrachten auch heute noch viele Krampfadern als rein kosmetisches Problem.
Doch unbehandelt entwickeln sich daraus schwere Folgeerkrankungen:

- *Ödeme:* In Bereichen der Beinvenen, in denen sich das Blut staut, tritt Flüssigkeit aus den Kapillaren ins umgebende Gewebe. Es bilden sich Flüssigkeitsansammlungen (Ödeme), die sich als geschwollene Füße und Beine – besonders abends – bemerkbar machen.
- *Hautveränderungen:* Dort, wo das Blut in den Beinvenen nicht abfließen kann und sich staut, verschlechtert sich auch die Versorgung der Gewebe mit Sauerstoff und Nährstoffen. Es kommt zu Spannungen und Ernährungsstörungen der Haut.
  Aus ihnen entwickeln sich Hautverfärbungen und Hautkrankheiten (Ekzeme). Das Endstadium dieser Entwick-

lung stellen die gefürchteten und behandlungsaufwendigen »offenen Beine« (Ulcus cruris, Unterschenkelgeschwüre) dar.

- *Venenentzündung:* In den kranken Venen, in denen auch die für den Blutrückfluß wichtigen Venenklappen nicht mehr richtig funktionieren, kann es zu Entzündungen kommen. Sie äußern sich in Rötung, Schwellung, Hitzegefühl, Druckempfindlichkeit und Schmerzen des betroffenen Beines.
- *Thrombose:* In kranken Venen kann sich ein Blutgerinnsel bilden, das sich vergrößert und eine Vene teilweise oder ganz verstopft.
  Beschwerden sind hier starke Schmerzen, Verfärbung des Beines, Fieber und starke Belastung des Herzens.
  Dabei kann des Blutgerinnsel losgerissen und mit dem strömenden Blut durch den Körper gespült werden, um dann woanders ein Blutgefäß zu verschließen.
  Häufig setzt es sich in einer Lungenarterie fest. Der Arzt spricht hier von Lungenembolie, einer gefährlichen und unbehandelt schnell zum Tode führenden Krankheit. 30 000 bis 40 000 Menschen sterben jedes Jahr in Deutschland an ihr.

Wie kommt es zu Venenerkrankungen?

Meist liegt eine vererbte Bindegewebsschwäche vor. Das bedeutet, wenn in Ihrer Familie Venenerkrankungen aufgetreten sind, müssen Sie auch damit rechnen.
Bei einer Bindegewebsschwäche ist das die Venen zusammenhaltende Bindegewebe zu schwach ausgebildet. Die Venenwände können irgendwann dem Druck des fließenden Blutes nicht mehr standhalten. Sie blähen sich auf, bilden Schlängelungen und Knoten und werden als Krampfadern sichtbar. Einen weiteren Risikofaktor stellen einseitige sit-

zende oder stehende Tätigkeiten dar, wie bei Verwaltungsangestellten, Lehrern oder Verkäufern. Denn bei Bewegungsarmut wird die wichtige Muskelpumpe zu wenig beansprucht und Blutstauungen in Füßen und Beinen treten auf.

Haben Sie einen Risikoberuf für eine CVI, sollten Sie regelmäßig auf Ihre Beinvenen achten!

Aber auch Alkohol, Nikotin, Übergewicht, abschnürende Kleidung, Wärme und lange Flugreisen begünstigen Venenerkrankungen.

Behandlungsmöglichkeiten

Phytotherapie

Neue Untersuchungen belegen, daß mit den hier aufgeführten und von der oberen deutschen Gesundheitsbehörde (Bundesinstitut für Arzneimittel und Medizinprodukte) empfohlenen pflanzlichen Venenmitteln genauso effektive Behandlungserfolge der CVI im Stadium I und II wie mit der Kompressionstherapie (Binden, Strümpfe) erzielt werden können.

Hinzu kommt, daß viele Verbraucher pflanzliche Arzneimittel bevorzugen, da sie das Anlegen und Tragen von Kompressionsverbänden und -strümpfen als zu schwierig und unangenehm empfinden. Deshalb brechen 50 Prozent der Patienten die Kompressionstherapie von sich aus vorzeitig ab.

1. Als Ruscogenine werden die wirksamen Inhaltsstoffe in den Wurzeln des Mäusedorns, einem im Mittelmeerraum beheimateten Strauch, bezeichnet.
   Die Ruscogenine stärken die Spannkraft der erschlafften Venen und lassen auch die Venenklappen wieder besser schließen. Dadurch kommt es zu einer Verbesserung der Durchblutung. Blutstauungen in den Venen werden beseitigt und so einer Thrombose vorgebeugt.

Es kommt zu einer allgemeinen Besserung der Beschwerden, wie Schwellung, Schmerzen, Schweregefühl und nächtlichen Wadenkrämpfen.
In der Therapie von Venenerkrankungen werden heute pflanzliche Arzneimittel *(Rhenus med Dragees)* verwendet. Sie enthalten einen Auszug (Extrakt) mit angereicherten Wirkstoffen aus den Mäusedornwurzeln.
Rhenus med Dragees – gut verträglich und ohne Nebenwirkungen – sollten über längere Zeit angewendet werden.

2. In den Samen der Roßkastanie ist ein Gemisch von Wirkstoffen enthalten, das den Namen Aescin trägt.
Ein mit Aescin angereicherter Auszug (Extrakt) aus den Roßkastanien wird als pflanzliches Arzneimittel *(Perivar Rosskaven Retardtabletten)* zur Behandlung von Venenerkrankungen verwendet.
Perivar Rosskaven stärkt die Venen, dichtet die durchlässigen Venenwände ab, so daß die Ödembildung zurückgeht. Die Durchblutung in den Venen wird verbessert und die Venenwände vor den Angriffen zerstörender Enzyme geschützt. So kommt es zu einer schnellen Abnahme der Beschwerden.
Perivar Rosskaven ist gut verträglich und auch für die notwendig werdende Langzeitbehandlung gut geeignet.
Die Anwendung von *Perivar Venensalbe*, die den Naturstoff Heparin enthält, hat sich in der unterstützenden Behandlung von Venenerkrankungen bewährt. *Perivar Venensalbe* wirkt kühlend, abschwellend und hilft bei oberflächlichen Venenentzündungen.

Homöopathie

Venenaktive Heilpflanzen wie Roßkastanie, Mariendistel, Arnika, Hamamelis, Schlangengift, Bärlapp und Steinklee sind in einer homöopathischen Kombination *(Poikiven T Tropfen)* enthalten.

Auf Grund ihrer Zusammensetzung sind *Poikiven T Tropfen* zur Behandlung aller Venenerkrankungen und damit verbundener Beschwerden geeignet.

Enzymtherapie

Pflanzliche und tierische Enzyme in Kombination mit dem Naturstoff Rutin *(Wobenzym N Dragees)* besitzen entzündungshemmende und abschwellende Eigenschaften, lösen Blutgerinnsel auf und verbessern die Fließeigenschaften des Blutes. *Wobenzym N Dragees* werden zur Behandlung von Krampfadern, Venenentzündungen und Thrombosen eingesetzt.

Das können Sie bei Venenerkrankungen selbst tun:

- Brausen Sie, wo immer Sie können, Ihre Beine kalt ab. Das kalte Wasser wirkt zusammenziehend, stärkt die Venendurchblutung und beseitigt so Blutstauungen.
- Meiden Sie Wärme und Sonnenbäder!
- Wenn immer möglich, machen Sie Zehengymnastik und wippen Sie auf den Zehen. Das regt die für die Venendurchblutung wichtige Muskelpumpe an.
- Gartenarbeit, Joggen, Schwimmen, Wandern und Radfahren halten die Muskelpumpe in Gang. Das ist besonders für Sie wichtig, wenn Sie eine monotone sitzende oder stehende Tätigkeit ausüben.
- Wenn immer möglich, legen Sie die Beine hoch. Das erleichtert den Rückfluß des venösen Blutes zum Herzen. Nicht zu vergessen ein erhöhtes Fußteil am Bettende für die Nacht!
- Überprüfen Sie und – wenn nötig – reduzieren Sie Ihr Körpergewicht!

Vor allem bei Langstreckenflügen und langen Bahn- und Autofahrten empfiehlt sich Zehen- und Fußgymnastik.

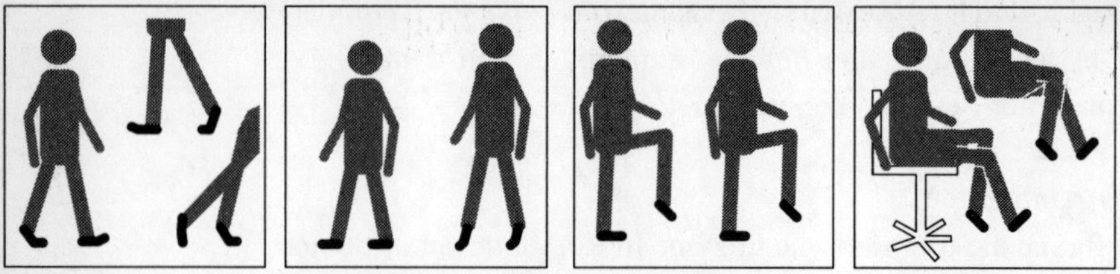

Auf und ab gehen:
Den ganzen Fuß exakt von der Ferse bis zu den Zehen abrollen. Konzentriert und nicht zu schnell.

Beide Füße voreinander stellen, dabei möglichst festhalten, auf dem ganzen Fuß stehen. Dann langsam auf die Zehenspitzen stellen. Jetzt das Gewicht vom hinteren auf den vorderen Fuß verlagern. Wenn der hintere Fuß spürbar entlastet ist, wieder in die Ausgangslage zurück. Mindestens 5mal wiederholen, dann die Fußstellung wechseln.

Energisch auf der Stelle marschieren, die Knie, so weit es geht, jeweils kräftig nach oben schwingen. Mindestens 10mal wiederholen.

Beim Sitzen beide Füße auf den Boden drücken. Nun rasch abwechselnd Zehen und Fersen mit Schwung anheben. Mindestens 10mal wiederholen.

Abb. 21: Gymnastik für Füße und Beine

Lebererkrankungen – Meistens ist der Alkohol schuld!

»Je besser der Mensch lebt, desto schlechter geht's seiner Leber!« war das Fazit eines Ärztekongresses.
Ein aktuelles Problem unserer Wohlstandsgesellschaft, denn fettreiches Essen und Alkohol machen die Leber krank. Ein Organ, ohne das wir nicht existieren können.
Und trotzdem zerstören besonders Männer durch Alkohol ihre Leber. Denn die Leberzirrhose steht bei den Todesursachen von Männern an zehnter Stelle.

Warum ist unsere Leber lebenswichtig?

Die Leber ist die größte menschliche Drüse. Sie wiegt etwa 1,5 kg und liegt gut geschützt hinter den Rippen oben rechts im Bauchraum.
Ein Anhängsel der Leber ist die Gallenblase, ein kleines birnenförmiges Säckchen. Hier wird die in der Leber gebildete Gallenflüssigkeit gesammelt, eingedickt und bei Bedarf zur Verdauung der Fette in den Darm abgesondert. Damit ist die Leber eine wichtige Verdauungsdrüse.
Doch das ist nur der Anfang! Wenn wir all die anderen vielfältigen Aufgaben der Leber umreißen wollen, dann verdient sie die Bezeichnung »biologisches Klärwerk« unseres Körpers zu Recht. Denn alles, was wir essen und trinken, auch Alkohol und Medikamente, wird mit dem Blut durch die Leber transportiert und dort »entsprechend bearbeitet«. So werden wertvolle Nahrungsbestandteile wie Vitamine, Fette, Eiweiße, Zucker, Kohlenhydrate (in Form von Glykogen) für »Notzeiten« in der Leber gespeichert.

Gleichzeitig entgiftet die Leber das Blut von schädlichen Endprodukten des körpereigenen Stoffwechsels. So wird beispielsweise der hochgiftige Ammoniak, der beim Abbau von Eiweißen im Körper entsteht, von der Leber in Harnstoff umgewandelt und mit dem Urin über die Nieren ausgeschieden. Außerdem produziert die Leber eine Vielzahl von Enzymen und Eiweißkörpern und verändert Medikamente und Chemikalien so, daß sie als wasserlösliche Stoffe mit dem Urin aus dem Körper ausgeschieden werden können. Oder sie werden an den Darm abgegeben und verlassen mit dem Stuhl den Körper.

Dabei wächst die Belastung der Leber durch Chemikalien, die wir als Arzneimittel, mit der Nahrung oder aus der Umwelt aufnehmen.

Trotz ihrer vielfältigen Funktionen hat die Leber einen Nachteil: Im Gegensatz zu anderen Organen besitzt sie keine Nerven, d. h. bei Lebererkrankungen entstehen keine Schmerzen. Deshalb werden Krankheiten der Leber meist erst sehr spät erkannt.

Dafür hat die Natur sie mit einem großen Vorteil ausgestattet: Unsere Leber kann sich schnell erholen und sogar regenerieren.

Und noch etwas: Die Kapazität unserer Leber weist beträchtliche Reserven auf, die wir im Normalfall nicht ausschöpfen. Dies zeigt sich unter anderem daran, daß eine Reihe von Leberfunktionstests selbst dann noch normal ausfällt, wenn bereits 85 Prozent der Leberzellen zerstört sind.

Alkohol – Streß für die Leber

Alkohol wird zum größten Teil in den Leberzellen (Hepatozyten) durch Enzyme abgebaut. Dabei verläuft der Alkoholabbau beim Mann schneller als bei der Frau, d. h. sie »verträgt« weniger.

So kann ein 70 kg schwerer Mann in 24 Stunden bis 170 g Alkohol abbauen, das entspricht einer Menge von zwei bis drei Flaschen Wein pro Tag.

Der eigentliche Schadstoff für die Leberzellen ist weniger der Alkohol, sondern das Abbauzwischenprodukt Acetaldehyd, das ausgesprochen giftig auf die Leberzellen wirkt und zu ihrem Untergang führen kann.

Männer, die jahrelang regelmäßig trinken, müssen ab einer täglichen Alkoholmenge von 60 g (das sind eine Flasche Wein oder 4 Flaschen Bier), Frauen schon ab 30 g Alkohol, mit einem Leberschaden rechnen.

Als erste Schädigung tritt die Fettleber auf. Durch den Abbau von Alkohol überlastet, kann die Leber Fettsäuren nicht mehr abbauen und muß sie speichern. Wenn man von der vergrößerten Fettleber überhaupt etwas spürt, dann ist es höchstens ein Druckgefühl im rechten Oberbauch. Werden in diesem Stadium fettreiche Ernährung und Alkohol reduziert, bildet sich die Fettleber von allein zurück.

Bauen Sie den täglichen Streß lieber durch Sport statt mit Alkohol ab.

Doch meist entwickelt sich die Fettleber zu einer chronischen Leberentzündung (alkoholische Hepatitis). Hierbei sterben die Leberzellen durch die Alkoholschädigung ab und der Körper versucht diesen Verlust durch die Bildung von Bindegewebszellen auszugleichen. Doch sie können nicht die lebenswichtigen Funktionen der Leberzellen übernehmen.

Schreitet der Prozeß fort, verhärtet sich die Leber und schrumpft. Der Arzt spricht von Leberzirrhose, einer Krankheit, bei der es im Endstadium zum Zusammenbruch aller Leberfunktionen kommt, was den Tod bedeutet.

Die ersten Anzeichen einer Leberzirrhose sind untypisch: Verdauungsstörungen mit oder ohne Übelkeit. Appetitlosigkeit und allgemeine Müdigkeit. Dann sammelt sich Wasser im Bauchraum, es kommt zu Schmerzen beim Schlucken fester Nahrung.

Lebensgefährlich wird es, wenn die Venen der Speiseröhre

platzen, erkennbar an hellrotem Erbrechen. Hier ist sofort ärztliche Hilfe notwendig!
Da eine Leberzirrhose, die zu 60 Prozent durch Alkoholismus verursacht wird, nicht heilbar ist, kann der Arzt nur versuchen, das Fortschreiten der Erkrankung aufzuhalten. Das bedeutet zuerst totaler Alkoholverzicht - und das ist häufig das Problem!

Behandlungsmöglichkeiten

Phytotherapie

1. Für die Vorbeugung und Behandlung von Lebererkrankungen hat das Pflanzenreich zwar nur wenig, aber dafür um so Wirksameres und wissenschaftlich gut Belegtes zu bieten.
   Gemeint ist die Mariendistel, eine alte Heilpflanze. In ihren kleinen Früchten enthält sie einen Wirkstoffkomplex, der als Silymarin bezeichnet wird.
   Wie wirksam die Mariendistel bei Lebererkrankungen ist, soll folgendes Beispiel deutlich machen: Noch vor rund 20 Jahren hatten Menschen mit einer Vergiftung durch den grünen Knollenblätterpilz kaum Überlebenschancen, da die Gifte dieses Pilzes schnell die Leberzellen zerstören.
   Dann entwickelten Wissenschaftler aus dem Silymarin ein Medikament zur Infusion, das z. Z. einzige wirksame Gegenmittel (Antidot) gegen diese lebensgefährliche Pilzvergiftung. Das Silymarin, der Wirkstoffkomplex der Mariendistel, besitzt gleich mehrere für die Leber wertvolle Eigenschaften:
2. Silymarin schützt die äußere Umhüllung der Leberzellen, die Membran. Dadurch können Lebergifte nicht so leicht in die Leberzellen eindringen und sie schädigen.

Außerdem vermindert Silymarin entzündliche Prozesse in den Leberzellen.

3. Silymarin aktiviert in den Leberzellen die Produktion wichtiger Eiweißstoffe, so daß sich die Leberzellen von Schädigungen erholen können, wodurch die Regenerationsfähigkeit der Leber unterstützt wird.

Deshalb sind Mariendistelpräparate *(durasilymarin 150 Kapseln)* heute wichtige Arzneimittel zur Behandlung der Fettleber, der chronischen Hepatitis und der Leberzirrhose. Aber auch bei der Belastung des Körpers durch leberschädliche Stoffe nutzt man die leberschützenden Eigenschaften von *durasilymarin 150 Kapseln.*
Eine Langzeittherapie mit dem sehr gut verträglichen und hochdosierten *durasilymarin 150* kann bei alkoholbedingter Leberzirrhose zu einer erheblichen Verbesserung der Überlebensrate der Kranken führen.
Darüber hinaus dient eine sechs- bis achtwöchige Frühjahrskur mit *durasilymarin 150 Kapseln* nach der bewegungsarmen und feiertagsreichen Winterzeit der Regenerierung der Leber, dem verstärkten Abbau von Stoffwechselschlacken und der Anregung der Verdauung.

Das können Sie selbst tun, um Ihre Leber zu schonen:

- Jedes Arzneimittel belastet Ihre Leber! Vermeiden Sie deshalb bei jeder Unpäßlichkeit den schnellen Griff zum Medikament.
- Sind Sie am Arbeitsplatz giftigen Substanzen ausgesetzt, dann halten Sie – auch wenn es lästig ist – die vorgeschriebenen Schutzbestimmungen ein.
- Alle Lebensmittel, die Schimmel gebildet haben, sind wegzuwerfen! Auch wenn nur Teile davon angeschim-

melt sind. Schimmel bildet das hochgiftige und Leberkrebs auslösende Aflatoxin.
Ungefährlich sind Schimmelpilzkulturen, die zur Käseerzeugung verwendet werden.

- Trinken Sie Alkohol nur maßvoll!

Krebs – Eine Krankheit, die auch von der Angst lebt

Bei wohl keiner anderen Krankheit gibt es so viel Ängste und irrige Meinungen wie bei Krebs.
So leben viele Männer in der Vorstellung, daß Krebs unheilbar ist und einem Todesurteil gleichkommt. Deshalb gehen sie nicht zu den ärztlichen Vorsorgeuntersuchungen, sie ignorieren die Symptome und manche verweigern sogar eine Behandlung. Und das trotz der Tatsache, daß viele Krebsformen heute – bei rechtzeitiger Behandlung – heilbar sind. Vielen Krebsarten kann man vorbeugen, wenn man Dinge meidet, die das Risiko erhöhen.
So könnte mancher noch leben, wenn er Krebsrisikofaktoren gemieden hätte, rechtzeitig zum Arzt gegangen wäre oder mit einer anderen inneren Einstellung gegen seine Krankheit angekämpft hätte.
Dieser Beitrag will aufklären und helfen, Ängste und Unwissenheit gegen Krebs abzubauen.

Was ist Krebs?

Krebs ist der Sammelbegriff für rund 200 bösartige Geschwulstbildungen (maligne Tumoren), die in den unterschiedlichsten Organen, z. B. Magen, Haut, Darm, Prostata usw., auftreten können.
Eine Krebserkrankung beginnt damit, daß durch eine Störung der Wachstumsregulation eine normale Körperzelle zur Krebszelle entartet und sich vermehrt.
Die Bösartigkeit der Krebszellen zeigt sich darin, daß sie schnell und ungehemmt wachsen, keine für den Organismus

wichtigen Aufgaben übernehmen, normales Gewebe zerstören und an anderen Stellen des Körpers Metastasen (Tochtergeschwülste) bilden.

Krebserkrankungen beim Mann

Eine traurige Tatsache: Die Männer in Europa erkranken und sterben häufiger an Krebs als Frauen.

Dabei rangieren der Lungenkrebs, für den das Rauchen verantwortlich gemacht wird, mit 22% und Darm- und Prostatakrebs mit je 12% an der Spitze.

Magenkrebs mit 7 Prozent entwickelt sich weiter rückläufig, wofür – so komisch das klingt – die Einführung des Kühlschranks verantwortlich gemacht wird. Denn gut gekühlte Nahrungsmittel entwickeln weniger krebsauslösende Schadstoffe, und wer einen Kühlschrank benutzt, benötigt nicht so viele geräucherte und gepökelte Lebensmittel, die krebsauslösende Nitrosamine enthalten.

Stellen Sie Ihre Ernährung auf die mediterrane Küche um!

Aus dem deutlichen Nord-Süd-Gefälle für Krebskrankheiten in Europa lassen sich wertvolle Schlußfolgerungen für die Krebsvorbeugung ableiten: Die Südeuropäer bevorzugen leichte Kost mit viel Obst und Gemüse, die als Krebsschutzstoffe die antioxidativen Vitamine E, C sowie Betacarotin und Selen enthalten. Damit ist auch der Anteil gesättigter tierischer Fette zugunsten ungesättigter pflanzlicher Fette verringert. Denn tierische Fette werden heute mit der Entstehung von Darmkrebs in Zusammenhang gebracht.

Auch die Betrachtung des Alkoholkonsums ist interessant. Südländer sprechen mehr dem Wein zu. Er enthält antioxidativ wirkende Polyphenole, die nicht nur das Risiko für Herz-Kreislauf-Erkrankungen reduzieren können, sondern auch die Krebsentstehung.

Die Risikofaktoren für Krebs

Mit steigendem Alter wächst auch das Risiko, an Krebs zu erkranken, was auf die nachlassende »Schlagkraft« des Immunsystems schließen läßt. Denn Krebszellen entstehen laufend im Körper, werden aber im Normalfall sofort von unseren Abwehrkräften vernichtet.

Verschiedene Theorien gehen davon aus, daß zur Krebsentstehung mehrere unterschiedliche innere und äußere Faktoren zusammenwirken müssen, um die Zellveränderungen auszulösen. Dabei ist die Zeitspanne von der Bildung der ersten Krebszelle bis zu einem entdeckbaren Tumor ein sich über Jahre, mitunter bis Jahrzehnte hinziehender Prozeß.

Zu den äußeren krebsauslösenden (karzinogenen) Faktoren, die aus der Umwelt auf uns einwirken, gehören Chemikalien, Strahlen (UV-Strahlen, Röntgenstrahlen) und bestimmte Viren. Bei den inneren Ursachen muß eine erbliche Veranlagung genannt werden. Das bedeutet nicht, daß wer Krebsfälle in der Familie hatte, nun auch an Krebs erkrankt. Sondern, daß Erbfaktoren die Auslösung von Krebs durch karzinogene (krebsauslösende) Stoffe begünstigen können. Trotzdem sollten solche Menschen aktiv krebspräventive Maßnahmen betreiben.

Schätzungen besagen, daß ca. 90 Prozent der Krebserkrankungen durch aus der Umwelt auf uns einwirkende Faktoren ausgelöst werden und bei ca. 10 Prozent die erbliche Veranlagung die Krebsentstehung begünstigt.

Der Tabakkonsum dürfte für 30 Prozent aller Krebstoten verantwortlich sein, weitere 5 bis 10 Prozent gehen auf das Konto berufsbedingter Karzinogenbelastungen. Drei Prozent sind auf Strahlen und 50 Prozent auf die Ernährung zurückzuführen.

Es gibt keine Anhaltspunkte dafür, daß psychische Zustände und Erkrankungen wie Trauer, Aggressivität, Stimmungsschwankungen und Depressionen Krebs auslösen. Dennoch räumt die Wissenschaft heute ein, daß viele Krebsformen durch psychische Faktoren mitbeeinflußt werden können. Streß, der ja zu verstärkten Hormonausschüttungen im Körper führt, könnte so an der Entstehung von manchen Krebsformen mitverantwortlich sein, so die Meinung mancher Krebsforscher. Auf der anderen Seite wird auch über Krebserkrankungen berichtet, wo die innere Einstellung des Kranken, sein Optimismus und Lebenswille entscheidend zur Überwindung der Krankheit beigetragen haben.

Die Warnsignale einer Krebserkrankung

Die Medizin kann heute schon viele Krebserkrankungen, wenn sie rechtzeitig erkannt und behandelt werden, heilen. So starben bis Ende der siebziger Jahre fast alle Patienten mit fortgeschrittenem Hodenkrebs innerhalb weniger Monate nach der Diagnosestellung. Heute beträgt die Heilungschance – von maximal fortgeschrittenen Fällen abgesehen – 90 bis 98 Prozent.
Deshalb sollte bei folgenden Beschwerden, die nicht unbedingt eine Krebserkrankung bedeuten müssen, vorsichtshalber der Arzt aufgesucht werden:

- Ein unerklärlicher *Gewichtsverlust,* der zwei Wochen oder länger anhält.
- Ungewöhnliche *Absonderungen* oder *Blutungen,* vor allem Blut im Urin oder Stuhl.
- *Knoten in der Brust* oder an einer anderen Stelle.
- Eine *Wunde,* die nicht heilen will.
- *Schwierigkeiten* beim *Schlucken* oder *Verdauungsstörungen.*
- *Veränderungen* an einem *Leberfleck* oder einer *Warze.*
- *Hartnäckiger Husten* oder länger anhaltende *Heiserkeit.*
- *Störungen in der Darmtätigkeit* wie Durchfall oder

Verstopfung, wenn sie länger als zwei Wochen andauern.
- Störungen in der *Blasenfunktion.*

Etwa die Hälfte aller Patienten mit frisch diagnostiziertem Krebs lebt dank der verbesserten Behandlungsmethoden wie Operation, Arzneimittel (Zytostatika) und Bestrahlung auch noch nach fünf Jahren.
Die größten Heilungschancen haben Männer bei folgenden Krebsformen: Hodgkin-Krankheit, Hautkrebs, Hoden- und Schilddrüsenkrebs. Schlechte Heilungsaussichten bestehen bei Krebs der Bauchspeicheldrüse, der Speiseröhre, der Lunge, des Magens, des Dick- und Mastdarms, der Prostata, der Harnblase, der Nieren und des blutbildenden Gewebes.

Das können Sie selbst tun, um einer Krebserkrankung vorzubeugen:

- Gehen Sie jährlich zu den für Männer ab dem 45. Lebensjahr kostenlos stattfindenden Vorsorgeuntersuchungen. Der Arzt untersucht hier auf Haut-, Mastdarm- und Prostatakrebs. Bis jetzt nutzt nur ca. jeder achte Mann diese Möglichkeit.
- Rauchen Sie nicht!
- Trinken Sie weniger Alkohol!
- Meiden Sie starke Sonnenstrahlung! Sonnenbrand erhöht die Anzahl der Pigmentflecken auf der Haut. Diese können sich mit der Zeit bösartig verändern und zu Hautkrebs führen.
- Untersuchen Sie monatlich Ihre Hoden!
- Auf Grund des Zusammenhangs mit der Entstehung von Darmkrebs sollten Sie den Anteil tierischer Fette (Fleisch, Wurstwaren) in Ihrer Ernährung reduzieren.
- Essen Sie wegen des Gehaltes an krebsschützenden an-

tioxidativen Stoffen mehr Obst und Gemüse. Oder nehmen Sie – besonders wenn Krebsfälle in der Familie aufgetreten sind – diese Schutzstoffe täglich als Arzneimittel ein.

Tägliche Dosierung:
- Vitamin E: 400 I.E. *(Natürliches Vitamin E 400 I.E. Kapseln Warnke Gesundheitsprodukte)*
- Vitamin C: 500 mg *(Cetebe-Kapseln)*
- Betacarotin: 15 mg *(Beta-Carotin 15 mg Kapseln Warnke Gesundheitsprodukte)*
- Selen: 50 Mikrogramm *(Selen 50 Mikrogramm Tabletten Warnke Gesundheitsprodukte)*

Die antioxidativen Stoffe scheinen vor allem vor Krebserkrankungen der Atemwege und des Verdauungstraktes zu schützen.

- Achten Sie auf eine ballaststoffreiche Ernährung. Dabei wird heute vor allem den Ballaststoffen aus Obst und Gemüse eine Schutzwirkung gegen Darmkrebs zugeschrieben.
- Halten Sie die Gesundheits- und Sicherheitsvorschriften am Arbeitsplatz ein!
- Treiben Sie Sport! Regelmäßige Bewegung zählt heute zu den Präventivmaßnahmen gegen Krebs.

Psychosomatische Störungen – »Krank und der Doktor findet nichts!«

Der dreißigjährige Klaus B. ist Autoschlosser und seit anderthalb Jahren arbeitslos.
Seit zwei Monaten hat er nun eine neue Stelle in Aussicht, doch genau seit dieser Zeit leidet er an einem unerklärlichen, hartnäckigen Durchfall.
Sein Arzt hat ihn untersucht und konnte die Ursache nicht finden. Auch der Verdacht auf eine Magen- und Darminfektion wurde nicht bestätigt.
Nun spricht sein Arzt von einer funktionellen Störung! Klaus B. ist ratlos.
Da fällt ihm ein, daß er als Schüler öfters Durchfall bekam, vor allem wenn Arbeiten und Prüfungen drohten. Denn vor seinen Lehrern hatte Klaus B. Angst und seine Eltern zeigten für seine Nöte kein Verständnis.
Doch jetzt erfüllen ihn widerstreitende Gefühle: Auf der einen Seite die Freude über die neue Arbeit, endlich wieder ein sicheres monatliches Einkommen und vorbei die Zeit des täglichen »Rechnenmüssens«. Auch die Familie ist wieder optimistisch.
Doch auf der anderen Seite bedrückt ihn, was auf ihn zukommt: ein neuer Chef, neue Arbeitskollegen und eine Technik, mit der er sich erst vertraut machen muß.
Klaus B. beginnt seine neue Tätigkeit und nach vier Wochen ist sein Durchfall verschwunden.
Es gefällt ihm im neuen Betrieb, sein Chef ist nett, die Kollegen sind okay und mit der Technik gibt es keine Probleme. Nur manchmal muß Klaus B. noch an seinen monatelangen Durchfall denken, den er sich nicht erklären kann.

Was sind psychosomatische Störungen?

Erst seit ein paar Jahren beginnt sich in der Medizin verstärkt die Erkenntnis durchzusetzen, daß das psychische Befinden des Menschen, seine Gefühle, Sorgen, Hoffnungen – bei Klaus B. die Angst vor der neuen Arbeitsstelle – aufs engste mit körperlichen Vorgängen, gesundheitlichen Beschwerden und sogar Krankheiten verbunden ist.

Umgekehrt muß jede Krankheit als »psychosomatisches Geschehen« verstanden werden. Denn jeder körperliche Zustand, jede Verletzung oder Krankheit beeinflußt auch das seelische Wohlbefinden des Menschen.

Die Medizin definiert »Psychosomatik« als Lehre von den Beziehungen zwischen Seele (Psyche) und Körper (Soma). Somit können psychosomatische Störungen und Krankheiten als körperliche Krankheitszeichen, die seelische Ursachen haben, bezeichnet werden.

Bei den psychosomatischen Krankheiten unterscheidet die Medizin heute drei Gruppen:

Der Volksmund kennt schon lange funktionelle Störungen:

»Rückgrat zeigen!«

»Herzzerreißend!«

»Die Galle läuft über!«

»Die Nase voll haben!«

»Sich grün und gelb ärgern!«

»Weiche Knie bekommen!«

»Die Stimme verschlagen!«

»Sein Kreuz tragen!«

»Viel um die Ohren haben!«

»Sich den Kopf zerbrechen!«

»Etwas nicht mehr sehen können!«

1. Funktionelle Störungen

Hier kommt es zu Störungen der Funktion von Organen oder deren Zusammenspiels, ohne daß sich die Organe krankhaft verändert haben.

Funktionelle Störungen treten vorwiegend in den Bereichen Herz-Kreislauf, Magen-Darm-Trakt, Bewegungsapparat, Atmungsorgane und Urogenitalsystem auf.

Etwa 30 Prozent der Patienten, die heute den Arzt aufsuchen, klagen über Beschwerden, die sich nach vielen »Fehldiagnosen« als funktionelle Störungen herausstellen.

Patienten mit derartigen Beschwerden gehören oft zu den »Problempatienten« des Arztes, denn Diagnose und Therapie der funktionellen Störungen sind meist schwierig.

Die Hilflosigkeit des Arztes äußert sich auch in Diagnosen

wie *»vegetative Dystonie«* oder *»psychovegetative Störung«*, die für funktionelle Störungen häufig gebraucht werden.
Wichtig ist die Feststellung, daß Patienten mit funktionellen Beschwerden oftmals von Arzt und Mitmenschen nicht »für voll genommen werden«, da ja der Arzt bei ihnen »nichts findet«. So werden sie schnell als Simulanten und Hypochonder abgestempelt und »ziehen oft von Arzt zu Arzt« in der Hoffnung, daß ein Arzt »mal endlich was findet!«
Abschließend muß gesagt werden, daß funktionelle Störungen genau so belastend wie eine organische Krankheit sein können.

»Gänsehaut bekommen!«

»Jemandem die Stirn bieten!«

»Nicht zu Potte (Stuhle) kommen!«

2. Konversionssymptome

Das Wort »Konversion« bedeutet Umwandlung, Umformung. Hier wird ein unverarbeiteter psychischer Konflikt durch körperliche Beschwerden sinnbildlich zum Ausdruck gebracht und damit beantwortet und verarbeitet. Dabei kommt es nicht zur krankhaften Veränderung von Organen. Typische Konversionssymptome sind Lähmungen, Gehstörungen und Taubheit. Die meßbaren Funktionen der betroffenen Organe sind dabei in keiner Weise beeinträchtigt.

3. Psychosomatosen

Hier handelt es sich um die psychosomatischen Krankheiten im engeren Sinn.
Psychosomatosen sind Reaktion des Körpers auf einen anhaltenden vegetativen Spannungszustand bei entsprechender Anfälligkeit.
Im Gegensatz zum Konversionssymptom kommt es hier zu einer krankhaften Veränderung des jeweils anfälligen Organs. Am bekanntesten ist das Magengeschwür.
Welches Organ bei einer psychosomatischen Krankheit in Mitleidenschaft gezogen wird, hängt von erblicher Veranlagung und/oder dem Lebenswandel (Genußgifte) sowie den einzelnen Risikofaktoren ab.

Viele Psychosomatosen, wie z. B. Magengeschwür und Durchblutungsstörungen des Herzen, die auf Streß, Hektik und berufliche Überlastung zurückzuführen sind, werden heute auch als Managerkrankheiten bezeichnet.
Auch wenn eine Abgrenzung manchmal schwierig ist, gibt die folgende Tabelle eine Übersicht über die einzelnen psychosomatischen Störungen:

Funktionelle Störungen	Konversionssymptome	Psychosomatosen
Durchfall Verstopfung Übelkeit Gewichtsveränderungen Atembeschwerden Heiserkeit Herzklopfen, -jagen, -stechen Kreislaufschwäche Ohnmacht Impotenz zu zeitiger Samenerguß Blasenentleerungsstörungen (Reizblase) Rückenbeschwerden Schweißausbrüche Schwindel Gesichtsblässe (Hände-)Zittern Nervöse Prostatabeschwerden (Prostatopathie)	Lähmungen Taubheit Gehstörungen Stummwerden	Bronchialasthma Herzinfarkt Bluthochdruck Magengeschwür Zwölffingerdarmgeschwür Entzündungen des Dickdarms (Colitis ulcerosa, Morbus Crohn) Neurodermitis Psoriasis (Schuppenflechte) Eßstörungen (Magersucht, Eßsucht, Brechsucht) Magenschleimhautentzündung Überfunktion der Schilddrüse (Hyperthyreose) Neigung zu Infektionskrankheiten Migräne

Wie beeinflußt die Seele den Körper?

Hier muß einiges zum vegetativen Nervensystem gesagt werden. Im Gegensatz zum Zentralnervensystem (Gehirn) und dem peripheren Nervensystem unterliegt es nicht unserem Bewußtsein und damit unserem Willen, sondern re-

gelt selbständig die Funktionen der inneren Organe wie Magen, Darm, Blase, Herz u. a.
Damit ist das vegetative Nervensystem für lebenswichtige Funktionen unseres Körpers wie Atmung, Kreislauf, Stoffwechsel und Wasserhaushalt verantwortlich.
Dennoch können Gefühle, z. B. Angst, das vegetative Nervensystem beeinflussen und zu körperlichen Veränderungen wie Angstschweiß und starkem Herzklopfen führen. Diese Beeinflussung von sonst nicht steuerbaren Körperfunktionen durch Gefühle erfolgt über das zum zentralen Nervensystem gehörende limbische System.
Diese Verbindung zwischen dem limbischen System und vegetativen Nervensystem haben wir alle schon erlebt, wenn wir uns geschämt haben, errötet sind oder ins Stottern kamen. Schwerwiegender werden die Zusammenhänge, wenn die körperlichen Funktionen durch Gefühle nicht kurzzeitig verändert werden. Sondern wenn die Veränderungen zu einem langanhaltenden Belastungsprozeß werden. Dann läßt sich meist nicht mehr feststellen, woher die verspannte Nackenmuskulatur, der erhöhte Blutdruck oder das Herzjagen kommen. Die gefühlsmäßig ausgelösten körperlichen Veränderungen haben sich verselbständigt und werden zu einem belastenden Dauerzustand.
Das ist das Wesen der psychosomatischen Krankheiten!
Wir sind uns meist nicht mehr ihrer Ursachen bewußt und sie lassen sich mit naturwissenschaftlichen Methoden kaum oder gar nicht diagnostizieren.

Etwas zu den Ursachen

Müdigkeit, Erschöpfung oder Konzentrationsschwäche sind normale Signale unseres Körpers, die anzeigen, daß die Grenzen der Leistungsfähigkeit erreicht und die Kraftreserven aufgebraucht sind. Es ist Zeit für Ruhe und Erholung.

Anspannung und Entspannung – wenn das nicht mehr gewährleistet ist, laufen Körper und Seele aus dem Ruder.

Wenn die körperlich-seelischen Reserven erschöpft sind und wir trotzdem weiterarbeiten, kommt es zur Überarbeitung. Einem Zustand, der durch eine »Übererregung« unseres gesamten Nervensystems gekennzeichnet ist. Wir laufen auf »Hochtouren«; auch die vom vegetativen Nervensystem gesteuerten Organe. Als Folge treten bei vielen funktionelle Störungen auf: Magenbeschwerden, Muskelverspannungen, Kopfschmerzen, starkes Herzklopfen u. a. m.

Wir sind wie »aufgezogen« und können uns trotz Erschöpfung und Müdigkeit nicht entspannen oder einschlafen. Wird die Überarbeitung zu einem Dauerzustand und damit auch unser vegetatives Nervensystem auf Dauer überfordert, so können sich aus den funktionellen Störungen psychosomatische Krankheiten entwickeln.

Aus den Magenbeschwerden wird dann irgendwann ein Magengeschwür, die nervösen Herzbeschwerden führen zu Angina pectoris oder Herzinfarkt und aus den Hustenanfällen entwickelt sich Bronchialasthma.

Deshalb müssen funktionelle Störungen immer als Warnsignal verstanden werden, daß wir unsere Leistungsgrenze erreicht haben und dringend Erholung benötigen! Leider ignorieren viele Menschen diese Warnsignale und treiben so »Raubbau« an ihrer Gesundheit.

Das hier Gesagte gilt genauso für das Streßphänomen!

Aber auch emotionale Probleme können psychosomatische Störungen auslösen. Ungelöste Konflikte in der Partnerschaft, in der Familie oder am Arbeitsplatz wirken sich intensiv auf unsere seelische Zufriedenheit aus.

Auch Seelenhygiene ist wichtig.

Der Volksmund kennt für diese Situationen Formulierungen wie »Krank vor Zorn«, »Das liegt mir im Magen«, oder »Unter die Haut gehen«.

Deshalb spielt die Bewältigung innerer Konflikte eine große Rolle für ein ausgeglichenes Seelenleben.

Häufig sind es mehrere Problemkreise, die zusammentreffen und zu psychosomatischen Störungen führen.

Zu den laufenden Überstunden im Betrieb kommen Differenzen in der Ehe und auch die monatlichen Abzahlungen für das Haus sind jedesmal problematisch. Wenn dann noch der Zigaretten- oder Alkoholkonsum ansteigt, läßt die psychosomatische Krankheit nicht lange auf sich warten.

Häufig unterschätzt werden die Auswirkungen belastender Kindheitserlebnisse, wie z. B. die Ehescheidung der Eltern, auf die Psyche des Erwachsenen. Diese negativen, meist unverarbeiteten Kindheitserfahrungen prägen auch das Wohlbefinden, die emotionale Erlebnisfähigkeit und die Zufriedenheit im Erwachsenenalter.

Behandlungsmöglichkeiten

Bei der Anwendung der hier empfohlenen Naturarzneimittel darf aber nicht die Beseitigung der den psychosomatischen Störungen zugrunde liegenden Ursachen wie Überarbeitung, Streß, Angst, zwischenmenschliche Konflikte usw. vergessen werden.

Phytotherapie

1. Sind nervöse Schlafstörungen und Unruhe der Schwerpunkt der funktionellen Störungen, ist die Anwendung einer Kombination von Baldrian und Hopfen *(Sensinerv forte Dragees)* sinnvoll.
2. Funktionelle Störungen der Gallentätigkeit sind ebenfalls häufig. Die meisten sind sich dessen nicht bewußt, wenn sie an leichter Übelkeit, verstärktem Speichelfluß, Druckschmerzen im rechten Oberbauch und Verdauungsproblemen (dyspeptische Beschwerden) leiden. Hier äußern sich die funktionellen Störungen in Problemen bei der Produktion und Absonderung des Gallensaftes. Bei funktionellen Gallenbeschwerden hat sich

Wenn die Galle »spuckt«, dann sind bitterstoffhaltige Heilpflanzen richtig.

eine Kombination von Schöllkraut, Wermut und Löwenzahn *(Gallemolan forte Kapseln, Gallemolan G Flüssigkeit)* bewährt.

Die Inhaltsstoffe von *Gallemolan forte* und *Gallemolan G* – besonders die Bitterstoffe – normalisieren die Gallenproduktion und ihre Absonderung in den Dünndarm, was zu einer Abnahme der Beschwerden führt.

3. Kopfschmerzen als funktionelle Störung sind zu einer »Volkskrankheit« geworden.

   Meist spricht man vom »Spannungskopfschmerz« und meint damit ein typisches Überforderungssymptom unserer Zeit. Viele registrieren Kopfschmerzen nicht als Warnsignal des Körpers, sondern »betäuben« ihre Probleme mit dem schnellen Griff zur synthetischen Schmerztablette. Ist ein Schmerzmittel notwendig, dann sollte man das pflanzliche Schmerzmittel *(Salix Bürger Lösung)* bevorzugen. Es wirkt genauso gut wie ein synthetisches Schmerzmittel.

   Bei Spannungskopfschmerzen hat sich eine alte Heilpflanze – die Weidenrinde – bewährt.

   Salix Bürger Lösung enthält einen Auszug aus der Weidenrinde, einer alten Heilpflanze der Volksmedizin bei Kopfschmerzen, rheumatischen Beschwerden und Erkältungskrankheiten.

   Der früher gebrauchte Weidenrindentee ist auf Grund seines schwankenden Wirkstoffgehaltes und der Gefahr von Magen- und Darmreizungen heute nicht mehr zu empfehlen. Da *Salix Bürger Lösung* einen auf einen gleichbleibenden Wirkstoffgehalt standardisierten Auszug aus der Weidenrinde enthält, ist eine gleichbleibende Wirkung garantiert. Durch Entzug der Gerbstoffe sind Magen- und Darmreizungen bei *Salix Bürger Lösung* nicht zu befürchten.

   Salix Bürger Lösung lindert auch Rücken- und Verspannungsbeschwerden.

4. Auch Männer leiden an häufigem Harndrang und unkontrolliertem Harnabgang, tagsüber als auch nachts.

Hinzu kommen oftmals Schmerzen und Brennen beim Wasserlassen.
Besonders beim Husten, Pressen, Niesen, Heben und anderen körperlichen Anstrengungen verliert der Betroffene unwillkürlich Urin.
Schließt der Arzt eine organische Erkrankung der Blase und Prostata aus, dann bleibt nur die Diagnose »Reizblase«, eine funktionelle Störung der Blasentätigkeit. Ursache ist eine nervlich bedingte Übererregbarkeit des Blasenmuskels.
Die Reizblase kann sich zu einem unangenehmen chronischen Leiden entwickeln, das die Teilnahme der Kranken am sozialen Leben belastet.
Hier hat sich eine Behandlung mit Kürbissamen *(Nomon mono Kapseln* und *Nomon mono Liquidum)* bewährt. Die Kürbissameninhaltsstoffe beruhigen und stärken die gestörte Blasenmuskulatur, was zur Abnahme der Beschwerden führt.

Kürbissamen gegen Reizblase!

Homöopathie

Jsostoma S Tabletten, ein Komplexmittel, enthalten magenwirksame Bestandteile wie Brechnuß, Kamille, Blutwurzel und Huflattich.
Jsostoma S Tabletten werden angewendet bei akuter und chronischer Magenschleimhautentzündung (Gastritis), nervösen und funktionellen Magen- und Darmstörungen, die sich in Völlegefühl, Blähungen und Leibschmerzen äußern.

Mineralstoffe

1. Zu den psychosomatischen Krankheiten gehören die Magenschleimhautentzündung (Gastritis) sowie Magen- und Zwölffingerdarmgeschwüre.
   Sie entstehen, wenn Ärger, Streß, Hektik und Probleme »auf den Magen schlagen« und das »übererregte« vegetative Nervensystem die Produktion von Magensalzsäu-

re erhöht. Genußgifte wie Alkohol, Kaffee und Zigaretten fördern diese Entwicklung.

Es kommt zu Entzündungen und Verletzungen der Schleimhaut in Speiseröhre, Magen oder Zwölffingerdarm.

Als Beschwerden treten krampfartige Schmerzen, Sodbrennen, Druck im Oberbauch, Übelkeit und manchmal auch Erbrechen auf.

Das medizinische Tonmineral Smektit läßt Entzündungen der Schleimhäute von Speiseröhre, Magen und Darm abheilen.

Hier hilft das Naturarzneimittel *Colina,* das als natürlichen Wirkstoff das Tonmineral Smektit enthält.

Colina »repariert« die geschädigte Schleimhaut von Magen und Darm, indem es die Bestandteile des Schleims stärker miteinander vernetzt und so die Schleimhaut stabilisiert.

Dadurch können Magensalzsäure und Schadstoffe besser abgewehrt werden, und die unangenehmen Beschwerden klingen ab.

Bei Durchfall – auch nervös bedingtem – ist *Colina* ebenfalls zu empfehlen. *Colina* bindet die Durchfall auslösenden Giftstoffe (Toxine), aber auch Viren und Bakterien und macht sie so »kampfunfähig«, was zur schnellen Abnahme der Durchfallsymptome führt.

2. Nervöse Herzbeschwerden können sehr belastend sein. Die funktionellen Herzbeschwerden werden meist – wie bei Streß – durch ein Calciumübergewicht und einen Magnesiummangel verursacht.

   Magnesium – nicht nur wichtig für die Nervenleitung, auch für die Pumpkraft des Herzens.

   Deshalb ist bei nervösem Herzjagen und -klopfen die Einnahme einer Kombination von Magnesium und Vitamin E *(Magnesium Tonil Kapseln)* sinnvoll.

   Die Herstellung des physiologischen Calcium-Magnesium-Gleichgewichts im Körper führt auch zur Abnahme der funktionellen Herzbeschwerden.
3. Doch viele Männer leiden oft gleich an einer Vielzahl von funktionellen Störungen, die vom Arzt unter dem Begriff *»vegetative Dystonie«* zusammengefaßt werden.

Auch sie sind die Folge einer Fehlregulation des vegetativen Nervensystems.
Typisch sind plötzliche Schweißausbrüche, migräneartige Zustände, nervöse Beschwerden des Herzens und der Verdauungsorgane, Kreislaufschwäche und Verspannungen der Muskulatur.
Diese belastenden Beschwerden werden häufig durch Verschiebungen im Mineralstoffhaushalt des Körpers ausgelöst.
Hier hilft die gezielte Einnahme von Calcium, Magnesium, Kalium und Phosphor in ausgewogenem Verhältnis als Mineralstoffpräparat *(Phosetamin Filmtabletten).*
Phosetamin normalisiert den Mineralstoffhaushalt des Körpers und beseitigt so die Fehlregulation des vegetativen Nervensystems, was zum Abklingen der Beschwerden führt.

Wenn ein gestörter Mineralstoffhaushalt die Ursache funktioneller Störungen ist.

Aromatherapie

1. Ätherische Öle wie *Lavendelöl, Bergamotteöl, Rosenöl* und *Melissenöl* sind auf Grund ihrer entspannenden, ausgleichenden und beruhigenden Wirkung auch zur unterstützenden Behandlung von psychosomatischen Krankheiten geeignet.
   Geben Sie in Abhängigkeit von der Raumgröße 10 bis 20 Tropfen in die Aromalampe und atmen Sie tief ein.
2. Haben Sie auf Grund von Streß, Hektik, Ärger und Problemen Schwierigkeiten mit Ihrer »Männlichkeit«, sind Sie innerlich zu verkrampft, so daß Sie nicht für die Freuden der Liebe empfänglich sind, oder kommt es bei Ihnen zum vorzeitigen Samenerguß (Ejaculatio praecox), dann sollten Sie es mit *Muskatellersalbeiöl* und/oder *Jasminöl* versuchen.
   Tropfen Sie schon vor dem Liebesakt zwei bis vier Tropfen dieser ätherischen Öle in das geschmolzene Wachs

Bei funktionellen Beschwerden nicht die ätherischen Öle vergessen!

rund um den Docht einer Kerze und lassen Sie ihren Duft auf sich einwirken.

Warmes Wasser und ätherische Öle – eine Wohltat für Körper, Seele und Geist!

3. Das Baden mit ätherischen Ölen – die Verbindung von warmem Wasser und Aroma – kann funktionellen Störungen vorbeugen oder sie lindern. Verwenden Sie eine Kombination von Lavendel-, Eucalyptus-, Zitronen-, Rosmarin- und Fichtennadelöl *(Frühmesner Badeöl).*

Enzymtherapie

Enzyme bei nervösen Prostatabeschwerden.

Bei funktionellen Beschwerden im Prostatabereich, der Prostatopathie, ist die Anwendung eines Enzympräparates *(Wobenzym N Dragees)* sinnvoll.

Bach-Blütentherapie

Bach-Blüten können Ihnen helfen, innerlich »loszulassen« und abzuschalten, die Voraussetzung für Entspannung und Erholung!

1. Sie sind übereifrig, weil Sie glauben, sich für eine gute Sache einsetzen zu müssen. Dabei treiben Sie Raubbau mit Ihren Kräften. Sie sind regelrecht fanatisch und leicht reizbar.
   Erkennen Sie sich hier, dann sollten Sie Eisenkraut *(Vervain)* einnehmen.
2. Sie sind eine starke Persönlichkeit. Immer wollen Sie den Ton angeben und um jeden Preis Ihren Willen durchsetzen. Sie sind sehr ehrgeizig.
   Ist das Ihr Problem, dann ist die Weinrebe *(Vine)* das geeignete Mittel.
3. Sie fühlen sich niedergeschlagen und erschöpft. Trotzdem geben Sie nicht auf und verfolgen hartnäckig die gesteckten Ziele.
   Hier kann Ihnen die Eiche *(Oak)* helfen.
4. Es fällt Ihnen schwer, innerlich abzuschalten. Sie haben Angst vor seelischen Kurzschlußhandlungen. Hin und wieder kommt es zu unbeherrschten Temperamentsausbrüchen.
   Hier ist ein Versuch mit Kirschpflaume *(Cherry Plum)* empfehlenswert.

5. Obwohl Sie nach außen sorglos und sogar fröhlich wirken, sind Sie von quälenden Gedanken und innerer Unruhe erfüllt.
   Erkennen Sie sich hier, so sollten Sie Odermennig *(Agrimony)* anwenden.

Kneipp-Therapie
Der durch den Wechsel von warm und kalt ausgelöste Reiz kann das erregte vegetative Nervensystem normalisieren, was psychosomatische Störungen günstig beeinflußt.
Beim *kalten Armbad* füllen Sie das Waschbecken mit kaltem Wasser und tauchen die Arme bis zur Mitte der Oberarme für 15 bis 20 Sekunden ins Wasser. Dann das Wasser nur mit der Hand abstreifen und die Arme durch Bewegung erwärmen.
Besonders bei Hitzewallungen, Kopfschmerzen und nervösen Herzbeschwerden zu empfehlen.

Wasser ist eines der ältesten Heilmittel.

Das können Sie bei psychosomatischen Störungen selbst tun:

- Versuchen Sie Abstand zu gewinnen, um sich Ihre eigenen Wünsche und Bedürfnisse bewußt zu machen. Hierzu brauchen Sie Muße und Ruhe. Für viele ist eine Reizüberflutung, die zu psychosomatischen Störungen führt, schon normal.
- Lassen Sie, wenn Sie im Auto unterwegs sind, mal das Radio ausgeschaltet. Und wenn Sie eine Kaufhalle mit hektischen Rhythmen überschüttet, so suchen Sie eine andere auf und kaufen Sie hier in Ruhe ein.
- Und die Mahlzeiten kann man auch ohne Fernsehen einnehmen. Geist und Körper werden Ihnen diese Ruhepause danken!
- Wenn nötig, halten Sie schriftlich fest, wann Unruhe, Ge-

reiztheit, Nervosität, Angst und funktionelle Störungen, wie Schweißausbrüche, Herzbeschwerden usw., auftreten.

- Stellen Sie an Hand Ihrer Aufzeichnungen fest, ob diese Beschwerden mit einem bestimmten Ereignis oder einer bestimmten Situation im Betrieb oder der Familie zusammenhängen.
- Lernen Sie, Zeit für sich zu gewinnen. Tun Sie einfach mal nichts und verbummeln Sie die Zeit!
- Ihr seelisches Wohlbefinden ist kein gleichbleibender Zustand. Je vielfältiger die sozialen Kontakte sind, desto besser. Einsamkeit macht krank!
- Zum seelischen Wohlbefinden gehört auch die Bereitschaft, sich auseinanderzusetzen, zu streiten, zu verzeihen, Kränkungen zu überwinden, Positionen zu vertreten und Konflikte zu bewältigen.

Streß – Worüber Männer im Beruf klagen

Blitzschnell regiert Dieter B. mit einer Vollbremsung, um einen Unfall zu verhindern. Als sein Wagen Sekunden später steht, ist er total geschafft: Angstschweiß perlt ihm auf der Stirn und die Haare stehen ihm zu Berge.
Dieter B. hat sich und andere vor Schaden bewahrt – mit Hilfe einer Streßreaktion!

Was ist Streß?

Streß ist ein lebenswichtiger – manchmal sogar lebensrettender – Vorgang im Körper, bei dem in Bruchteilen von Sekunden alle Energiereserven für eine extreme Muskelleistung bereitgestellt werden.
Auslöser für die Streßreaktion sind dabei bestimmte Alarmsignale (Streßfaktoren, Stressoren) aus der Umwelt.
Schon seit Urzeiten reagiert der Mensch bei Gefahren automatisch und ohne zu denken mit einer blitzschnellen Energiebereitstellung, die ihn befähigt, z. B. sofort zu kämpfen oder zu fliehen, was für ihn lebensrettend sein kann. Denn jedes Überlegen wäre Zeitverschwendung, eine Erklärung für die mit Streß gekoppelten Denkblockaden.
Der Streßforscher Hans Selye beschrieb Streß so: *»Streß ist das körperliche Anpassungsprogramm des Menschen an neue Situationen, seine unspezifische und stereotype Antwort auf alle Reize, die sein persönliches Gleichgewicht stören.«*

Was passiert bei Streß im Organismus?

Durch die Wahrnehmung eines Streßfaktors kommt es zur Aktivierung des vegetativen Nervensystems. Im Nebennierenmark werden die Streßhormone Adrenalin und Noradrenalin und in der Nebennierenrinde das Hydrocortison freigesetzt, die im Körper die verschiedenartigsten Reaktionen auslösen:
Verengung der Blutgefäße, Anstieg von Blutdruck, Pulsfrequenz und Herzzeitvolumen, bessere Muskeldurchblutung, Mobilisierung von Fett- und Zuckerreserven und Aktivierung der Muskeltätigkeit, alles Maßnahmen, die uns körperlich in Höchstform bringen.
Im Moment der Gefahr nicht benötigte Körperfunktionen werden gedrosselt: die Durchblutung von Eingeweiden und Haut, die Verdauung, das Immunsystem und die Sexualtätigkeit.
Die Wissenschaft hat festgestellt, daß eine Streßreaktion unabhängig von den auslösenden Streßfaktoren immer in den gleichen drei Phasen abläuft:

1. *Alarmphase:* Ausschüttung der Streßhormone, die den Körper zu Höchstleistungen befähigen.
2. *Widerstandsphase:* Der Körper setzt sich mit dem Streßfaktor auseinander.
3. *Erschöpfungsphase:* Der Körper ist nach der Widerstandsphase erschöpft und braucht ausreichend Zeit, um sich zu regenerieren.

Streß heute

Wir benötigen heute kaum noch unsere Streßreaktion für blitzschnelle körperliche Aktivitäten wie z. B. Flucht oder Kampf. Dafür begegnen uns im Alltag eine Vielzahl von

Streßfaktoren, auf die wir mit einer Streßreaktion antworten:

- *psychische Streßfaktoren:* Angst, Unsicherheit, Depression
- *körperliche Streßfaktoren:* Hitze, Kälte, Überarbeitung, Lärm, Infektionen, Hunger, Verletzungen
- *soziale Streßfaktoren:* Armut, Einsamkeit, Arbeitslosigkeit, sozialer Abstieg, Krankheit, Probleme in Betrieb und Familie

Wenn Streß krank macht

Objektiv gesehen ist Streß nichts Negatives. Im Gegenteil! Jeder von uns braucht einen gesunden Streß – in der Medizin als *Eustreß* bezeichnet –, um Höchstleistungen zu erreichen und Bewährungssituationen erfolgreich zu bestehen wie z. B. Prüfungen, Wettkämpfe, Bewerbungsgespräche und Geschäftsabschlüsse. Alles Situationen, die unseren höchsten Einsatz erfordern.

Streß wird erst gefährlich, wenn aus Eustreß Dysstreß wird.

Schädlich und krankmachend wirkt Streß nur (die Medizin spricht von *Dysstreß*), wenn wir

1. nach einer Streßreaktion unserem Körper nicht die benötigte Erholungsphase gewähren, und das ist bei den in unserer hektischen Zeit auf uns laufend einstürmenden Streßfaktoren kaum noch möglich, und
2. wenn wir die bei einer Streßreaktion bereitgestellten Energiereserven nicht durch körperliche Aktivitäten verbrauchen, sondern im Körper ablagern. Dies führt nach und nach zu einer Selbstzerstörung unseres Organismus.

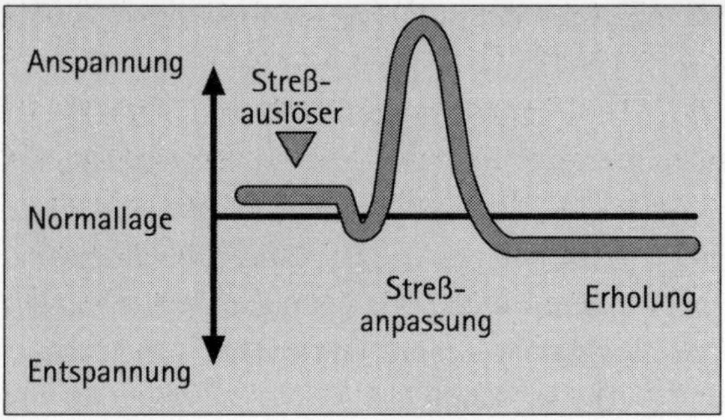

Positiver Streßverlauf: Auf die Anspannung folgt Erholung

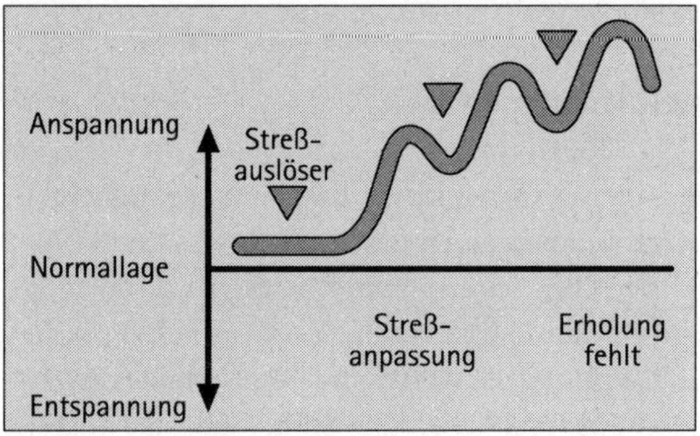

Negativer Streßverlauf: Die »Streßspirale« dreht sich weiter

Abb. 22: Eu- und Dysstreß

So hätte unser Kraftfahrer Dieter B. nach seiner Vollbremsung anhalten und durch einen Dauerlauf die bereitgestellten Energien verbrauchen müssen.
Vielen Krankheiten geht so eine Langzeitschädigung des Körpers durch bei Streß nicht verbrauchte Energien voraus. Dabei kommt es im Laufe der Jahre zu folgenden Schäden:

- Die mobilisierten, aber nicht verbrauchten Fettsäuren werden nach und nach in Cholesterin umgewandelt und in den Arterien eingelagert, was der Arteriosklerose (Arterienverkalkung) Vorschub leistet. Die bei Streß erhöhte Blutgerinnungsneigung fördert diese Entwicklung.

- Durch die Verschiebung des Hormonhaushaltes bei Streß entstehen Anomalien im vegetativen Nervensystem, die den Kreislauf belasten und das Infarktrisiko erhöhen.
- Nervliche Belastungen führen zu einer erhöhten Salzsäureproduktion im Magen und einer Verkrampfung des Darmes.
- Streß löst Verschiebungen im Hormonhaushalt aus, was sich negativ auf die natürlich ausgleichende Sexualität des Mannes auswirkt.
- Ständiger Streß schädigt die Nieren und damit die normale Blutreinigung, was zu Schäden am Gefäß- und Nervensystem führen kann.

Streß beim Mann

Für viele Männer ist der Streß im Beruf das eigentliche Problem: Ständiger Leistungsdruck am Arbeitsplatz ohne entsprechende Erfolgserlebnisse, dauernder Ärger mit Kollegen und Vorgesetzten oder gar die Angst um den Arbeitsplatz.

Wenn dann noch Probleme mit der Partnerin oder den Kindern, finanzielle Schwierigkeiten, Einsamkeit und Isolation hinzukommen, lassen gesundheitliche Störungen nicht lange auf sich warten.

Welche Krankheit dabei auftritt, läßt sich mit Sicherheit nicht voraussagen. Es hängt von der individuellen körperlichen und psychischen Konstitution des Mannes, von erblicher Veranlagung und dem »Vorleben« (Mißbrauch von Tabak, Alkohol, Kaffee, sportliche Aktivitäten usw.) ab.

Während Frauen mehr zu erschöpfungsdepressiven und hypochondrischen Zuständen neigen, leiden Männer mehr an psychosomatischen Krankheiten: Magenschleimhautent-

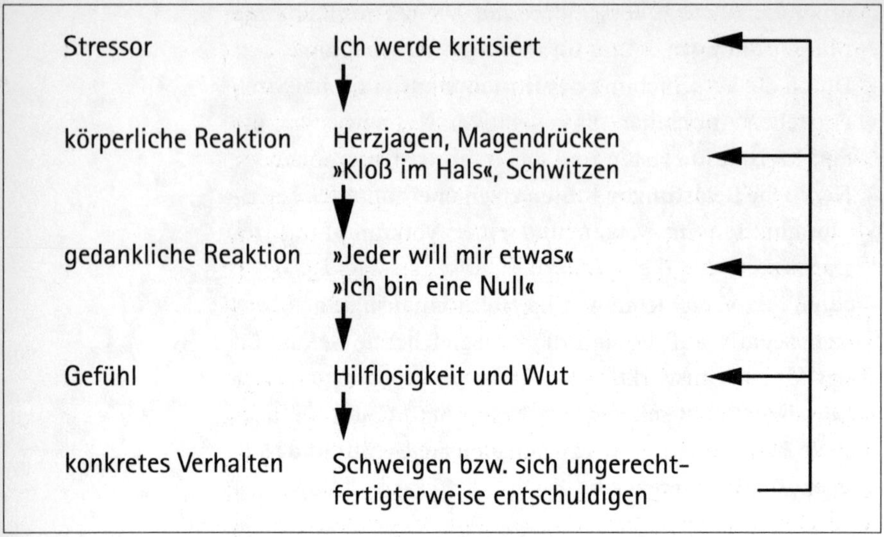

Abb. 23: Häufiger Streßverlauf auf unberechtigte Kritik

zündung, Magen- und Zwölffingerdarmgeschwüre, Bluthochdruck, Angina pectoris, Schmerzen und Verspannungen der Muskulatur und Impotenz. Sie gelten als die klassischen Managerkrankheiten!
Da ständiger Streß auch die Abwehrkräfte des Körpers (Immunsystem) lähmt, besteht ein erhöhtes Risiko für Infektionskrankheiten.

Das Syndrom des »trockenen Ehemanns«

Streß des Mannes kann – wenn nur er berufstätig ist – zur Entfremdung und zu Eheproblemen führen, wobei nicht nur Potenzstörungen gemeint sind. In der Medizin wurde dafür der Begriff des »trockenen Ehemanns« geprägt, d. h. des abwesenden Ehemanns.

Dies ist der Anlaß, daß die Frau mit gesundheitlichen Beschwerden den Arzt aufsucht. Sie wird ständig gekränkt und das macht krank! Denn Abend für Abend spielt sich zu Hause die gleiche Szene ab: Der Mann kommt müde und erschöpft nach Hause und will nur seine Ruhe. Seine Frau dagegen hat ihn schon erwartet, sie will mit ihm reden, Neuigkeiten austauschen und diskutieren. Er aber starrt nur in die Zeitung oder auf den Bildschirm und schweigt. Der Ehemann ist zwar da, aber doch abwesend. So kommt es zur Entfremdung!
Andere Ehemänner kommen gestreßt nach Hause und müssen erst einmal Dampf ablassen. Ein falsches Wort der Frau, eine Unartigkeit der Kinder und schon reagiert der Mann seine im Betrieb angestauten Aggressionen ab und die harmonische Feierabendstimmung ist dahin. Auch hier sind familiäre Probleme schon vorprogrammiert, die zu weiterem Streß führen.

Streßbewältigung beginnt im Kopf!

Ganz wichtig zur Streßbewältigung ist die innere Einstellung zu diesem Thema. Ängstliche Menschen empfinden jede Bewährungssituation nicht als Herausforderung, sondern als Überlastung. Doch jede belastende Situation, für die es keinen Ausweg oder keine Bewältigung gibt, ergibt eine negative Streßbelastung.
Hinzu kommt, daß extrem ehrgeizige Menschen sich selbst ständig einem extremen Leistungsdruck aussetzen. Deshalb besteht die Kunst, trotz Hektik und Streß zu leben, nicht nur im jederzeit Handelnkönnen, sondern auch im Loslassenkönnen, im Unterlassen, im Nichtstun zur richtigen Zeit. Analysieren Sie sich in Streßsituationen: Was ist wichtig, was nicht? Was muß ich gleich erledigen, was hat Zeit? Und vor allem wieviel Zeit? Finden Sie einen Ihrer Persönlichkeit

Wichtig: Anspannung und Entspannung

entsprechenden Lebensrhythmus, in den sie Streß, Entspannung, Sport und persönliche Dinge sinnvoll einbinden. Bauen Sie gezielt Streßfaktoren ab, z. B. indem Sie morgens mit dem Auto eine viertel Stunde eher zur Arbeit losfahren, sie aber durch eine defensive Fahrweise noch frisch im Betrieb ankommen.

Beachten Sie auch, daß psychische und soziale Streßfaktoren viel stärker belasten als körperliche Stressoren. Eine neue in den USA bei 1500 Personen durchgeführte Studie ergab, daß zwischen der reinen Arbeitsbelastung und dem Risiko für Herzattacken bzw. Infarkttod kein Zusammenhang besteht. Wahrscheinlich sind psychisch belastende Begleitfaktoren im Beruf viel bedeutsamer: drohende Arbeitslosigkeit, schlechte Bezahlung, Konflikte am Arbeitsplatz und das Problem Beruf und Familie in Einklang zu bringen. Naturheilverfahren bieten unterschiedliche Hilfe bei Streß an.

Behandlungsmöglichkeiten

Phytotherapie

Auch gegen Streß ist ein Kraut gewachsen!

1. Der in Rußland, Korea, Japan und Nordchina beheimatete Teufelsstrauch – auch Taigawurzel genannt – ist die einzige Heilpflanze mit adaptogenen Eigenschaften, d. h. mit streßlindernder Wirkung.

   Dabei erhöhen die Inhaltsstoffe der Taigawurzel die Widerstandskraft gegen Streßfaktoren und steigern die Anpassungsfähigkeit des Organismus bei außergewöhnlichen Belastungen. Außerdem wurde eine Aktivierung der Abwehrkräfte des Körpers (Immunsystem) festgestellt.

   Im Ergebnis kommt es zu einer Verbesserung der physischen und psychischen Leistungsfähigkeit, die hilft, streßbedingte Erschöpfungszustände, wie Müdigkeit,

Krankheitsanfälligkeit, nachlassende geistige Belastbarkeit und psychische Labilität schneller zu überwinden. Als Naturheilmittel wird heute ein konzentrierter Auszug (Extrakt) aus der Taigawurzel *(Eleutherococcus Lomapharm Dragees)* verwendet.
Für einen Behandlungserfolg ist es wichtig, daß *Eleutherococcus Lomapharm Dragees* über längere Zeit regelmäßig eingenommen werden. Das ist aber bei der guten Verträglichkeit dieses Naturarzneimittels problemlos.

2. Treten als Folge des Stresses Schlafstörungen, Unruhe und Nervosität auf, dann ist eine Kombination von Baldrian und Hopfen *(Sensinerv forte Dragees)* zu empfehlen.

Aromatherapie

Einige ätherische Öle wie z. B. Lavendelöl wirken entspannend, innerlich ausgleichend und stimmungsverbessernd. Deshalb beruhigt ein Vollbad mit einer Kombination ätherischer Öle *(Frühmesner Badeöl)* nach einem hektischen Arbeitstag die aufgebrachten Nerven. *Frühmesner Badeöl* hilft abzuschalten und macht einen fit für die angenehmen Dinge des Feierabends.

Mineralstoffe

Bei vielen Männern schlägt Streß aufs Herz. Sie leiden unter Schmerzen und Beklemmungsgefühlen im Herzbereich, die bis in den linken Arm ausstrahlen können (Angina pectoris), Herzrhythmusstörungen und erhöhtem Blutdruck. Beschwerden, die, wenn nichts unternommen wird, zum Herzinfarkt führen können.
Hier hat sich Magnesium, das »Antistreßmineral«, bewährt, am besten in Kombination mit Vitamin E *(Magnesium Tonil Kapseln)*.
Die Tätigkeit des Herzens wird im wesentlichen von den Mi-

Magnesium schont das Herz.

neralstoffen Calcium und Magnesium gesteuert, die sich wie Gegenspieler verhalten. Calcium aktiviert die Herztätigkeit, während Magnesium auf das Herz beruhigend und ausgleichend einwirkt und »Überreaktionen« verhindert.
Leider ist bei Streß die Magnesiumaufnahme aus der Nahrung reduziert und die Magnesiumausscheidung aus dem Körper erhöht. Und das gerade in einer Situation, wo besonders Magnesium benötigt wird, um die Streßfolgen auf das Herz abzufangen.
Deshalb ist in Streßsituationen als Herzschutz besonders viel Magnesium notwendig, um den antriebssteigernden Effekt des Calciums zu bremsen, damit das Herz auch bei Streß ohne Beschwerden ruhig und gleichmäßig arbeitet.
Magnesium Tonil Kapseln stärken das Herz, beseitigen die unangenehmen Herzbeschwerden und fangen Freie Radikale ab.

Bach-Blütentherapie

In akuten Streßsituationen haben sich die Notfalltropfen *(Rescue)* bewährt. Sie helfen, das oftmals bei Streß gestörte seelische Gleichgewicht wiederherzustellen.
Geben Sie im Rahmen einer Ersten Hilfe 4 Tropfen *Rescue* in ein Glas Wasser und trinken Sie das Glas in kleinen Schlucken innerhalb von 10 Minuten. Tritt noch keine Wirkung ein, dann trinken Sie ein zweites Glas.

Sauna

Da die Sauna als Reiz auf das vegetative Nervensystem und die hormonellen Drüsen wirkt, sind Saunabesuche ein guter Streßausgleich.

Das können Sie bei Streß selbst tun:

- Bauen Sie gezielt Streßfaktoren ab!
- Treiben Sie Sportarten wie Laufen, Schwimmen, Radfahren oder Rudern. Sie sind als Streßausgleich besonders geeignet.
- Lernen Sie mit Ihren Kraftreserven hauszuhalten und sie gezielt einzusetzen.
- Untergraben Sie Leistung und Erfolg nicht durch falschen Leistungsdruck, sondern erfreuen Sie sich daran.
- Betrachten Sie Streßsituationen als Herausforderung und als Möglichkeit für neue Erfahrungen.
- Betrachten Sie sich nicht als »Gefangener des Schicksals«, sondern nehmen Sie Ihr Leben selbst in die Hand. Der Erfolg wird Ihnen recht geben!
- Zärtlichkeit, Partnerschaft und Sex sind ein wichtiger Ausgleich zum täglichen Streß! Planen Sie viel Zeit dafür ein.
- Lernen Sie, mit Streß umzugehen und flüchten Sie nicht in den Mißbrauch von Alkohol, Nikotin und dämpfenden Medikamenten.
- Lärm ist ein wichtiger – meist unterschätzter – Streßfaktor. Erlernen Sie die Fähigkeit, die Stille zu genießen und aus ihr Kraft zu schöpfen. Schalten Sie Radio und Fernseher einfach mal ab.
- Lernen Sie Entspannungsmethoden wie Yoga, Meditation und autogenes Training. Denn wer sich bewußt entspannen kann, ist nicht so streßanfällig.

Das Immunsystem – Hier brauchen Männer Hilfe!

Joachim S. ist Außendienstmitarbeiter einer Metallwarenfabrik.
Sein Kundenkreis wurde jetzt erweitert, was die Firmenleitung mit notwendig werdenden Sparmaßnahmen begründete. Was blieb Joachim S. übrig, als die neue Situation zu akzeptieren.
Nun ist er jeden Tag noch länger unterwegs, und die täglich gefahrene Kilometerzahl ist beachtlich. Doch gerade jetzt, wo es darauf ankommt, bekommt Joachim S. gesundheitliche Probleme. Er fühlt sich schnell erschöpft, leidet häufig an Erkältungen und quält sich seit Wochen mit einer Pilzinfektion im Hodenbereich.
Der Zusammenhang ist leicht erklärt: Der verstärkte Streß beeinträchtigt die Tätigkeit des Immunsystems von Joachim S., die Ursache seiner gesundheitlichen Beschwerden.

Die starke Seite der Frau – das Immunsystem

Frauen gelten allgemein als »zart besaitet« und anfälliger gegen Krankheiten als das »starke Geschlecht«.
Doch das ist ein fataler Irrtum, vor allem wenn es sich um Infektionskrankheiten handelt. Denn das Immunsystem der Frau besitzt eine deutlich höhere »Schlagkraft« als das des Mannes.
Untersuchungen belegen, daß Frauen weniger an Infektionskrankheiten leiden als Männer. So werden Männer viel häufiger von Krankheiten wie Hirnhautentzündung, Lungenentzündung, Tuberkulose, Masern, Mumps, Hepati-

tis, Geschlechts- und Darmkrankheiten heimgesucht als Frauen.
Der Unterschied zwischen Mann und Frau in der immunologischen Schlagkraft beruht wahrscheinlich auf den Sexualhormonen.
So weiß man heute, daß die Östrogene wichtige Abwehrzellen (B-Lymphozyten) regelrecht aktivieren, während sie unter dem Einfluß des männlichen Sexualhormons Testosteron Schwächeerscheinungen zeigen. Und die T-Lymphozyten scheinen durch Testosteron regelrecht »gelähmt« zu werden.

Ohne Immunsystem – keine Chance zu überleben

Fremde Mikroorganismen (Viren, Bakterien, Pilze) bedrohen uns in jeder Minute unseres Lebens.
Bei jedem Atemzug saugen wir Tausende davon auf. Eine kleine Hautabschürfung und wir öffnen unzähligen von Schädlingen den Weg ins Körperinnere.
Ohne die körpereigenen Abwehrkräfte (Immunsystem) würden uns diese »Feinde« innerhalb von 24 Stunden töten. Doch das Immunsystem erweist sich als immenses Verteidigungsarsenal gegen einen Gegner, den wir nicht sehen.

Die Zellen des Immunsystems arbeiten Hand in Hand mit Hormonen, Nerven und Gehirn. Auch das Gefühl spielt mit.

Das menschliche Immunsystem ist im Durchschnitt etwa 1,5 kg schwer und besteht aus einer Vielzahl spezialisierter Eiweiße (Proteine) und Zellen, die im gesamten Organismus verteilt sind.
Es dient der Abwehr und Vernichtung alles Körperfremden sowie fehlprogrammierter Körperzellen – der Ursache für Krebs.
Wie enorm leistungsfähig unser Immunsystem ist, zeigt sich darin, daß es in der Lage ist, mehr als 100 Millionen verschiedene »Feinde« zu erkennen, was ganz wichtig ist, um sie dann erfolgreich zu bekämpfen.

Doch wie eine Armee, so besteht auch unser Immunsystem aus verschiedenen Waffengattungen.
In Blut und Gewebe ständig auf Streife sind die sogenannten *Freßzellen (Phagozyten).* Sie greifen mit ihren krakeligen Armen nach den fremden Mikroorganismen und verschlingen sie. Ihre »Beute« zerlegen sie und heften sich die Bruchstücke auf ihre äußere Hülle.
Dieser Vorgang lockt *T-Lymphozyten* an. Das sind im Gegensatz zu den Phagozyten keine Allesfresser. Sie gehen auf Grund ihrer Spezialausbildung gezielt auf Feindessuche.
Stoßen sie auf eine Freßzelle, die ihnen ihre Beutestücke präsentiert, vermehren sie sich massenhaft und rufen durch die Abgabe von Signalsubstanzen (Lymphokine) weitere Freßzellen herbei.
Andere Zellen – die *B-Lymphozyten* – unterstützen die Tätigkeit der T-Lymphozyten und produzieren Antikörper. Antikörper sind »Waffen«, die nur gezielt gegen einen Krankheitserreger gerichtet sind. Mit den Antikörpern kennzeichnet unser Immunsystem alle Eindringlinge wie mit einer Signalleuchte, so daß sie von den sogenannten Killerzellen schnell entdeckt und vernichtet werden können. Dies geschieht in großem Maße dann, wenn sich die feindlichen Viren und Bakterien gegen die ersten Abwehrzellen, die wachsamen und gefräßigen Phagozyten, durchsetzen konnten. Nicht zu vergessen sind die *Natürlichen Killerzellen:* Sie sind auf die Abtötung von Viren und Tumorzellen spezialisiert.
Ist der Feind besiegt, dann werden abschließend die »Baupläne« für die speziellen Antikörper gespeichert. Sollte der gleiche Eindringling nochmals auftauchen, sind seine Daten bereits erfaßt und die richtigen Antikörper können umgehend produziert werden.
Damit wird der gleiche Feind durch die spezifischen Antikörper markiert, so daß die Killerzellen sofort auf die Spur der Eindringlinge gebracht werden und sie vernichten.

Faktoren, die unser Immunsystem schwächen:		
Krankheiten	**Arzneimittel**	**Diverse Faktoren**
– Diabetes – Krebs – Allergien – Infektionskrankheiten – Multiple Sklerose	– Krebsmittel – Antibiotika – Rheumamittel – Glukokortikoide	– Ernährungsfehler – Überernährung – Unterernährung – Bewegungsarmut – Hochleistungssport – Alkohol- und Nikotinmißbrauch – Hitze oder Kälte – UV-Strahlung – Schwere Verletzungen, z. B. Verbrennungen – Streß – Depressionen

Behandlungsmöglichkeiten

Phytotherapie

Der Sonnenhut – Echinacea – gilt heute in der Medizin als bewährte Heilpflanze zur allgemeinen Stärkung des Immunsystems des Menschen.

Der Rote Sonnenhut ist eine alte Heilpflanze der nordamerikanischen Indianer. Sie legten die zerquetschte Pflanze als Brei auf Wunden, um einer Infektion vorzubeugen, behandelten damit Schlangenbisse, Insektenstiche und Erkältungen.

Heute werden verschiedene Arten des Sonnenhutes angebaut und arzneilich genutzt.

Die Inhaltsstoffe des Sonnenhutes regen die Vermehrung der Abwehrzellen des Immunsystems an und steigern die Aktivität der Freßzellen. Als Folge erhöht sich die Leistungsfähigkeit unseres Immunsystems.

Bewährt hat sich eine Kombination aus Echinacea und zwei

homöopathischen Substanzen *(Lymphozil forte E Tabletten)*. Das sind Calcium carbonicum Hahnemanni (Austernschalenkalk) und Lachesis (Schlangengift). Sie werden in der Homöopathie zur Behandlung verschiedenster Krankheiten – auch Infektionskrankheiten – angewendet und verstärken in *Lymphozil forte E Tabletten* die immunstimulierende Wirkung von Echinacea.

Nach Einnahme des Sonnenhutes kommt es oft zu einem kurzen, harmlosen Anstieg der Körpertemperatur. Das ist das Zeichen erhöhter Reaktionsbereitschaft des Körpers.

Lymphozil forte E Tabletten sind zu empfehlen bei Anfälligkeit gegen Infektionskrankheiten auf Grund einer Schwäche des Immunsystems, bei Erkrankungen der Atemwege, beim grippalen Infekt und bei chronischen und entzündlichen Erkrankungen der Haut und der Schleimhäute.
Für den Patienten bedeutet die Einnahme von *Lymphozil forte E:*

- Der Krankheitsverlauf verkürzt sich,
- die Krankheitssymptome sind weniger schwerwiegend,
- Komplikationen treten seltener auf und
- der Körper erholt sich besser von der Erkrankung

Auch die vorbeugende Anwendung von *Lymphozil forte E* ist sinnvoll.
Die Anwendung dieses Naturheilmittels sollte regelmäßig über einen längeren Zeitraum erfolgen, aber 8 Wochen nicht überschreiten. Denn nach dieser Zeit ist die maximale Stärkung des Immunsystems erreicht.

Angst – Macht auch Männer krank

Dieter M., ein erfolgreicher Jungunternehmer, erreicht seine komfortable Dachwohnung immer nur treppensteigend. Wenn ihn jemand daraufhin anspricht und auf den bequemeren Fahrstuhl hinweist, erklärt er: Die fünf Stockwerke seien sein tägliches Fitneß-Training!
Die wahren Beweggründe verschweigt er. Dieter M. leidet in Fahrstühlen unter panischen Angstgefühlen!

Wenn Angst zur Krankheit wird

Etwa 10 Prozent aller Deutschen leiden an einer Angsterkrankung. Dabei ist das Verhältnis von männlichen zu weiblichen Angstpatienten 1:2. Die Behandlung erfolgt meist durch den Hausarzt.
An sich ist Angst eine normale Empfindung. Angstgefühle können uns vor Gefahren schützen und uns auf bedrohliche Situationen aufmerksam machen. Wir handeln dann betont vorsichtig und wachsam, z. B. wenn wir nachts eine uns unbekannte Straße mit dem Auto befahren.
Angst löst im Körper ganz bestimmte Reaktionen aus. Durch die verstärkte Ausschüttung des Hormons Adrenalin kommt es zu Veränderungen im Organismus, die unsere Reaktionsfähigkeit erheblich erhöhen. Die biochemischen Vorgänge sind dabei die gleichen, wie wir es vom Streß her kennen, doch die seelische Verarbeitung ist eine ganz andere. Angst lähmt und blockiert uns, verhindert jeden klaren Gedanken, kann uns die Lebensfreude rauben und macht uns krank.
Bei vielen Menschen, die heute ablehnend, feindselig und immer häufiger aggressiv reagieren, ist Angst die eigentli-

Panikattacken beginnen oftmals nach Veränderungen im Leben, z. B. nach einem Arbeitsstellenwechsel, Umzug, Geburt eines Kindes u. a.

Herzphobien sind oft die Folge von Scheidungen, Todesfällen in der Familie und extremer körperlicher Belastung.

che Ursache für ihr Verhalten. Und auch die deutlich gezeigte Überlegenheit gegenüber anderen ist oft nur der Versuch, Angstgefühle zu überspielen.

Angst und Besorgtheit können auch zu einem Dauerzustand werden. Hier befinden sich die Betroffenen in einer permanent gespannten seelischen und körperlichen Haltung, ständig mit Bedrohungen rechnend. Hier wird die Angst zum lebensbeherrschenden Faktor, ja sie wirkt direkt lebensfeindlich.

Bei vielen Ängsten besteht ein direkter und auch verständlicher Zusammenhang zur auslösenden Situation, z. B. bei der Prüfungsangst oder der Angst vorm Alleinsein.

Warum manche Menschen bei Überlastung, Hektik und Streß mit einer Panikattacke reagieren, ist ungeklärt. Die Psychologie vermutet hinter einer Panikattacke oder Phobie massive Trennungsängste. Aber auch eine überbehütete Kindheit, in der dem Kind die Außenwelt voller Gefahren und Bedrohungen geschildert wurde, wird heute als Ursache von Angststörungen angesehen.

Doch für viele Angstformen gilt das nicht. Angst tritt hier in Situationen auf, die für den normalen Menschen keineswegs angstauslösend sind, z. B. während der Fahrt mit dem Fahrstuhl oder beim Passieren einer Brücke.

Für viele Angstanfälle, die mit heftigen körperlichen Symptomen verbunden sind – den sog. Panikattacken –, ist überhaupt kein auslösendes Moment erkennbar.

Warum viele Angstkranke den Arzt meiden

Krankhafte Angststörungen sind behandlungsbedürftig! Der Angstpatient ist ein Kranker, der wie jeder andere auch ein Recht auf wirksame Hilfe hat.

Leider scheuen viele Angstkranke den Weg zum Arzt. Falsche Scham – und die Angst – hindern sie, sich ihrem Arzt zu offenbaren. Glauben doch viele, dann in die Kategorie »Geisteskrankheiten« eingestuft zu werden. Von den Folgen ganz zu schweigen, wenn die Angsterkrankung in der Familie oder im Betrieb bekannt würde. So kämpfen viele Angstkranke über Jahre hinweg einen verzweifelten Kampf mit sich selbst. Jahre, die sie in Angst und innerer Verzweiflung und ohne Lebensfreude verbringen.

Dieser Test soll Ihnen helfen, Angstsymptome zu erkennen. Bitte beantworten Sie sich selbst folgende Fragen:

1. Kennen Sie das Gefühl, ganz plötzlich und unerwartet von Angst und Beklommenheit überfallen zu werden?

Ja Nein

2. Waren Sie schon einmal beim Arzt, weil bei Ihnen anfallsartig Beklemmung, Schwindel, Herzrasen und Atemnot auftraten? Doch Ihr Arzt hat keine organische Ursache für Ihre Beschwerden festgestellt.

Ja Nein

Ergebnis: Eine oder beide Fragen mit »Ja«.
Diese Beschwerden sind typisch für Panikattacken. Wegen dieser körperlichen Symptome denken die meisten an eine organische Erkrankung.

1. Wollen Sie immer alles perfekt machen?

Ja Nein

2. Sind Sie ein Mensch, der häufig an seinen Leistungen zweifelt?

Ja Nein

3. »Fressen« Sie Ihre Probleme meist in sich hinein, statt mit anderen darüber zu reden?

Ja Nein

4. Sind Ihre Gefühle für Ihren Partner schwankend, was Sie sich aber nicht anmerken lassen?

Ja Nein

Ergebnis: Eine oder mehrere Antworten mit »Ja«.
Wer glaubt, immer alles perfekt machen zu müssen, oft an seinen Leistungen zweifelt, steht unter ständiger innerer Anspannung. Angst und Panik können der Ausdruck einer ständigen Überforderung sein.

Zu Frage 4: Die Psychologie vermutet hinter Angststörungen tief sitzende Trennungsängste und damit die Angst vor dem Alleinsein.

Die Einteilung der Angsterkrankungen

Hinter jeder Angst können Probleme stehen, die sich die Betroffenen nicht eingestehen.

Die Angst ist eine der häufigsten seelischen Störungen unserer Zeit. Die Psychologie versteht Angst als Ausdruck äußerer oder innerer Bedrohungen, wobei die Skala der Angststörungen vom situationsbedingten Erschrecken bis zur alles beherrschenden Existenzangst reicht.
Oder anders definiert: »Angst ist ein unangenehmer gemütsmäßiger Zustand mit (zumeist) körperlichen Begleiterscheinungen, hervorgegangen aus einem Gefühl der Bedrohung, das entweder konkret oder nicht objektivierbar ist!« (Prof. Dr. med. Faust, Ulm)
Das Belastende bei Angsterkrankungen sind die körperlichen Beschwerden. Sie reichen von Kopfschmerzen, Hautblässe, erweiterten Pupillen, Ohrgeräuschen und Sehstörungen bis hin zu Schwindel, Herzbeschwerden jeglicher Art, Gänsehaut, Magen-Darm-Störungen (Schmerzen, Blähungen, Durchfall), Impotenz, Blasenstörungen und Schlafschwierigkeiten.
Angsterkrankungen kann man in zwei Gruppen einteilen:

1. *Primär-Ängste,* das sind Angsterkrankungen im engeren Sinne. Hierzu gehören Angstzustände (Panikattacken) und Phobien.

2. *Sekundär-Ängste:* Sie treten im Zusammenhang mit seelischen oder körperlichen Erkrankungen (Depression, Schizophrenie, Herzinfarkt, Schilddrüsenüberfunktion) auf.

Im folgenden eine vereinfachte Übersicht über die häufigsten Angsterkrankungen:

1. Panikattacken:
Das sind plötzlich auftretende intensive Angstzustände mit einer Vielzahl körperlicher Symptome. Die Kranken kennen die auslösenden Objekte bzw. Situationen nicht.
2. Generalisierte Angststörung:
Hier wird die Angst zu einem Dauerzustand und äußert sich in übertriebenen Sorgen, z. B. über familiäre, berufliche oder finanzielle Belange. Die Kranken sind ruhelos und unfähig, sich zu entspannen.
3. Phobien:
Hier kennt der Kranke die auslösenden Objekte bzw. Situationen. Die Angst steht aber in keinem Verhältnis zur tatsächlichen Gefahr. Man unterteilt die Phobien nach den Auslösern in

- *Agoraphobie:* Die sogenannte Platzangst ist weit verbreitet. Die Kranken fürchten eine Vielzahl öffentlicher Situationen, wie z. B. weite Plätze, große Säle, lange Straßen und Menschenansammlungen.
- *Klaustrophobie:* Angst vor engen Räumen wie z. B. Fahrstühle.
- *Sozialphobie:* Angst vor Ereignissen und Situationen, in denen man mit anderen Menschen konfrontiert wird und damit im weitesten Sinne einer Bewertung durch andere ausgesetzt ist, z. B. in Gegenwart anderer Menschen zu sprechen oder ein Restaurant zu betreten (»Wo alle Blicke auf mich gerichtet sind!«).

Nicht selten liegt der Sozialphobie eine unsichere Persönlichkeitsstruktur zugrunde. Sozialphobien haben ihre Wurzeln meist schon in der Pubertät.

- *Zoophobie:* Angst vor bestimmten Tieren (Spinnen, Mäuse).

Angsterkrankungen und ihre Folgen

Angsterkrankungen sind immer mit sozialen Folgen verbunden.
Alltägliche Dinge wie Einkaufen, Familienfeiern, Freunde zu besuchen, zu einer Veranstaltung zu gehen oder zur Arbeit zu fahren kann für die Kranken zu einer unüberwindbaren Hürde werden.
Die Angst vor einem Angstanfall isoliert den Kranken immer mehr. Da die Angst vor der Angst sein Leben im zunehmendem Maße beherrscht, zieht er sich zurück, nimmt nicht mehr am öffentlichen Leben teil und verläßt kaum noch seine Wohnung.
Meist wird dieses Verhalten von den Mitmenschen falsch verstanden und der Angstkranke wird als »Eigenbrötler«, »Sonderling« und »einen, den man gehen lassen muß« abgestempelt. Am Ende einer solchen Krankheitsgeschichte stehen nicht selten Depressionen, Selbstmordgedanken, Arbeitslosigkeit, Alkoholismus und sozialer Abstieg.

Behandlungsmöglichkeiten

Auf Grund der körperlichen Symptome, die meistens mit einer Angsterkrankung verbunden sind, denken viele Betroffene an eine körperliche Erkrankung, »wandern« von Arzt zu Arzt, ohne daß »etwas gefunden wird«.
So dauert es häufig Jahre, bis die richtige Diagnose gestellt wird, die Voraussetzung für eine Therapie.
Die moderne Medizin verfügt heute über mehrere Therapiekonzepte zur Behandlung von Angsterkrankungen.

Bei Phobien ist die *Konfrontationstherapie* eine Möglichkeit. Der Kranke muß – entsprechend den Ursachen seiner Phobie – in Anwesenheit seines Therapeuten in überfüllten Fahrstühlen fahren, über hohe Brücken gehen, sich in engen Räumen aufhalten, eine Spinne über seine Hand laufen lassen u. a. m. Der Therapeut ist dabei und paßt auf, daß nichts passiert.

Der realen Konfrontation mit der angstauslösenden Ursache sollte eine gedankliche Auseinandersetzung vorausgehen.

Natürlich treten alle die gefürchteten körperlichen Symptome wie Schweißausbruch, Gänsehaut, Herzklopfen, Atemnot und Schwindel auf und der Kranke möchte am liebsten fliehen. Doch die Anwesenheit des Therapeuten zwingt ihn zum Ausharren. Und dann geschieht für den Kranken ein Wunder: Der Phobiker erfährt, daß er die Angstsituation überstehen kann, ohne daß die befürchtete Katastrophe eintritt.

Er erlebt, daß er nicht in Ohnmacht fällt und es nicht zum Herzstillstand kommt. Damit hat der Patient zum ersten Mal den Teufelskreis der Angst vor der Angst durchbrochen. Bestand bis jetzt seine Taktik, mit der Angst zu leben, nur darin, angstauslösende Situationen um jeden Preis zu vermeiden, hat er zum ersten Mal erfahren, daß das, was er immer befürchtet hat, nicht eingetreten ist.

Neben der für den Kranken »harten« Konfrontationstherapie gibt es noch eine Reihe anderer *verhaltenstherapeutischer Ansätze.* Bei der *systematischen Desensibilisierung* wird der Phobiker schrittweise an die angstauslösende Situation herangeführt und lernt gleichzeitig Verfahren, sich zu entspannen, z. B. Muskelentspannungstraining.

Bei Patienten mit *Panikattacken* oder *generalisierten Angststörungen* kommen andere Verfahren oder Kombinationstherapien zur Anwendung.

Kliniken bieten meist eine Kombinationstherapie an: Im *verhaltenstherapeutischen Training* lernt der Patient die Angstsituation zu bewältigen, um dadurch die Angst vor der Angst zu verlieren. Gleichzeitig wird der Kranke psychisch gestärkt. Im *Rollenspiel* lernt der Kranke, seine Bedürfnisse zum Ausdruck zu bringen und nicht akzeptable Forderungen anderer Personen abzulehnen.

Auch die Persönlichkeitsstruktur des Patienten entscheidet, ob eine Gesprächstherapie, Gestalttherapie oder die Konfliktbewältigung mittels eines Psychodramas gewählt wird.

In der *Gesprächstherapie*, der *Gestalttherapie* oder dem *Psychodrama* sollen die Patienten ihr »inneres Ich« kennenlernen, verborgene Konflikte werden freigelegt. Sie können die Ursache der Angsterkrankung sein.

Die psychotherapeutische Behandlung ist oft mit einer *medikamentösen Therapie* verbunden. Dabei schafft die angstlindernde Wirkung bestimmter Arzneimittel häufig erst einmal die Basis, damit der Kranke sich intensiv mit sich selbst beschäftigen kann.

Tranquilizer (»Seelenberuhigungsmittel«) können beim Angstanfall die Angstsymptome wirkungsvoll lindern bzw. dem Angstanfall vorbeugen. Da sie zur Abhängigkeit führen, werden sie nicht länger als vier bis sechs Wochen verabreicht.

Die körperlichen Symptome einer Angstattacke wie Herzbeschwerden, Atemnot, Schweißausbrüche u. a. lassen sich durch bestimmte Arzneimittel, sogenannte Betablocker, lindern.

Gute Erfahrungen werden mit Antidepressiva gemacht. Dabei ist es wichtig, das richtige Mittel zu finden, wobei die Zeit bis zum Wirkungseintritt zwei bis drei Wochen dauern kann.

Behandlungsmöglichkeiten

Phytotherapie

Auch bei Angst bietet die Natur wirksame pflanzliche Hilfe.

Zu den wenigen wirksamen Möglichkeiten, die die Naturmedizin bei Angsterkrankungen bietet, gehören die Wurzeln des Rauschpfeffers (lat. Piper methysticum), eines zwei bis drei Meter hohen Strauches, der auf den Inseln im Südpazifik beheimatet ist.

Der deutsche Name Rauschpfeffer ist irreführend, da die Pflanzeninhaltsstoffe keinen Rausch verursachen, sondern angstlösend, entspannend und beruhigend wirken.
Die Insulaner bereiten aus den Wurzeln des Rauschpfeffers einen Trank namens Kava-Kava, den sie gemeinsam auf Festen zu sich nehmen oder auch Gästen als Willkommenstrunk anbieten. Nach dem Genuß von Kava-Kava stellt sich ein Gefühl des Wohlbefindens, der inneren Entspannung und Ruhe ein. Das hat aber mit einem Rausch im Sinne von Drogenabhängigkeit und Sucht nichts gemein.
Heute ist der Rauschpfeffer eine geschätzte Arzneipflanze zur Behandlung leichter bis mittelschwerer Angststörungen. Ihre Inhaltsstoffe wirken angstlösend, muskelentspannend, erregungsdämpfend, beruhigend und schlaffördernd. Dabei tritt die Wirkung erst nach einigen Tagen der Anwendung ein, mild und langsam.
Das Trinken eines Tees ist nicht sinnvoll, da die wirksamen Inhaltsstoffe der Rauschpfefferwurzeln, die Kavapyrone, schlecht wasserlöslich sind.
In der Therapie von Angsterkrankung werden pflanzliche Medikamente *(Antares 120 Tabletten)* eingesetzt, die einen wirkstoffreichen Auszug (Extrakt) aus den Wurzeln enthalten.
Dabei ist *Antares 120* auf einen immer gleich bleibenden Wirkstoffgehalt eingestellt – standardisiert – und ausreichend dosiert, so daß täglich nur ein bis zwei Tabletten eingenommen werden müssen.
Im Gegensatz zu den synthetischen Arzneimitteln ist dieses pflanzliche Medikament gut verträglich und die Gefahr einer Abhängigkeit wie bei den synthetischen Arzneimitteln besteht nicht. Deshalb kann *Antares 120* auch über einen längeren Zeitraum eingenommen werden.

Das können Sie bei einer Angsterkrankung selbst tun:

- Viele Ängste entstehen durch Überforderung! Versuchen Sie nicht alles perfekt zu machen.
- Bleiben Sie mit Ihren Ängsten nicht allein! Versuchen Sie mit Ihnen vertrauten Menschen darüber zu sprechen. Sogar ein halblaut geführtes Selbstgespräch kann Sie erleichtern.
- Schließen Sie sich einer Selbsthilfeorganisation an, denn »geteiltes Leid ist halbes Leid«. Hier versuchen die Betroffenen gemeinsam ihrer Ängste Herr zu werden.
- Entspannungstechniken wie autogenes Training, Yoga, progressive Muskelentspannung nach Jacobsen helfen Ihnen, die Angst leichter in den Griff zu bekommen.
- Regelmäßig Sport treiben! Sie verbessern dadurch Ihr Körpergefühl und können sich besser abreagieren. Wandern Sie, laufen Sie, gehen Sie schwimmen oder fahren Sie Rad. Sie steigern dadurch das Vertrauen in die eigenen Fähigkeiten.
- Jede schwere Angststörung gehört in die Behandlung des Arztes oder Psychotherapeuten! Versuchen Sie hier nicht den »Helden zu spielen« und zu glauben, Ihre Angststörung allein in den Griff zu bekommen.
- Nehmen Sie die verordneten Medikamente gewissenhaft ein.

Fragen Sie bei den Volkshochschulen und Krankenkassen nach entsprechenden Kursen.

Depressionen – Die unterschätzte Gefahr

Depressionen und depressive Verstimmungszustände nehmen in alarmierendem Maße zu!
Drei bis fünf Prozent der Weltbevölkerung leiden – so die Weltgesundheitsorganisation (WHO) – an depressiven Zuständen.
Untersuchungen in Deutschland zeigen, daß diese Zahlen wahrscheinlich zu niedrig sind. Experten gehen davon aus, daß etwa jeder fünfte Erwachsene an einer psychischen Störung leidet, wobei die Altersgruppe der Dreißig- bis Sechzigjährigen besonders gefährdet ist.
Das Risiko, an einer Depression zu erkranken, liegt bei Männern zwischen acht und zwölf Prozent.
Doch nur knapp 60 Prozent der depressiv Behandlungsbedürftigen suchen den Arzt auf.

Stimmungsschwankung – Trauer – Depression

Wir alle sind nicht immer »gut drauf«, sondern unterliegen Stimmungsschwankungen.
Denn unser Gefühlsleben wird von vielen Faktoren beeinflußt: dem Zusammenleben mit anderen Menschen (Ehepartner, Kinder, Arbeitskollegen, Nachbarn), dem Wetter, körperlichen und seelischen Belastungen, Krankheiten u. a.
Auf jeden Fall sind Stimmungsschwankungen nicht krankhaft, sondern ganz normal, auch wenn hier schon häufig das Modewort »depressiv« gebraucht wird.
Auch Trauer, z. B. über den Verlust eines geliebten Menschen, ist keine Depression. Sie stellt eine normale Reaktion

Medizinisch gesehen wird eine Depression durch einen Mangel an Neurotransmittern im Gehirn ausgelöst. Neurotransmitter sind Botenstoffe, die für die Informationsweiterleitung von Nervenzelle zu Nervenzelle verantwortlich sind.
Besonders wichtig sind hier die Neurotransmitter Serotonin, Dopamin und Noradrenalin.

auf eine unangenehme Lebenssituation dar. Durch das Trauern werden unangenehme Gefühle verarbeitet und der Trauernde gewinnt neue Lebenskraft.
Ganz anders die Depression! Hier beherrschen Lustlosigkeit, Überdrüssigkeit und Freudlosigkeit den Kranken. Der Depressive fühlt sich elend, körperlich wie tot, erschlagen, kraftlos. Trotz dieser totalen Apathie ist eine innere Unruhe typisch. Das Denken ist einförmig und beschäftigt sich nur mit dem eigenen Befinden. Weitere Charakteristika einer Depression sind unaufhörlich kreisende Gedanken, Schuldgefühle ohne Grund, Beziehungsstörungen zu anderen und Angst bis hin zu Wahnvorstellungen und Selbstmordgedanken.
Ein depressiv Kranker kann meist nicht weinen, obwohl Tränen innerlich entlasten.

Depression – eine Krankheit mit vielen Gesichtern

Auf keinen Fall ist eine Depression der Ausdruck mangelnder Intelligenz oder Willensschwäche.

Versuchen Sie nicht, Ihrer Depression durch den verstärkten Verbrauch von Alkohol, Zigaretten, Kaffee oder Medikamenten, z. B. Schlafmitteln, zu entfliehen. Das »funktioniert« nicht! Sondern gehen Sie zum Arzt!

Eine Depression zu erkennen ist schwierig – auch für den Arzt. Denn der depressiv Kranke klagt, falls er den Arzt aufsucht, meist über »banale« körperliche Beschwerden wie Kopfschmerzen, Verstopfung, Herzjagen, Rückenbeschwerden, Oberbauchschmerzen und Schweißausbrüche.
Andere schildern unspezifische Symptome wie Schlaflosigkeit, Müdigkeit, Schmerz-, Druck- und Kältegefühle, Appetit- und Gewichtsverlust, Störungen des Liebesverlangens (Libido) sowie Leistungs- und Konzentrationsabfall.
Doch schon das Verhalten des Kranken kann erste Hinweise für eine Depression liefern.
Wenn der Kranke

- eine deutlich reduzierte Gestik und Mimik erkennen läßt,
- einen ängstlichen oder »abgehetzten« Eindruck macht,
- unruhig ist,

- Kommunikations- und Konzentrationsstörungen erkennen läßt und
- an seiner Umgebung desinteressiert ist,

muß mit einer Depression gerechnet werden.
Depressive machen oft einen körperlich vorzeitig gealterten Eindruck. Typisch sind gebeugte Haltung, schleppender Gang, müder Gesichtsausdruck, blasse, schlaffe, welke Haut, sprödes, glanzloses Haar und eine leise, monotone Stimme.
Besonders für Männer, die ja das »starke Geschlecht« repräsentieren, ist es sehr schwer, ein seelisches Leiden zu akzeptieren; dazu noch eine Depression, die ja in der »landläufigen Meinung« mit Weinen, Jammern und Klagen verbunden ist.
Daß Depressionen schwerwiegende Erkrankungen sind, beweist die Statistik: Immerhin finden in Deutschland jährlich 15 000 Selbstmorde statt, die überwiegend von depressiv Kranken verübt werden.

Als Gegenstück zur Depression existiert die Manie. Hier sind gehobene euphorische Stimmung, Rededrang, Wagemut, Prahlerei, erhöhte Reizbarkeit bis hin zur Aggression typisch. In diesem Rahmen muß auch der weit verbreitete »Kaufrausch« gesehen werden. Ohne genügend Geld wird alles gekauft, was gefällt. Damit ist der finanzielle und persönliche Ruin vorprogrammiert. Den manischen Phasen folgen oft Phasen tiefster Depression.

Testen Sie sich selbst!

Sollten Sie bei sich eine Depression vermuten, dann beantworten Sie sich ehrlich folgende Fragen:

1. Fühlen Sie sich in den letzten Wochen bedrückt und niedergeschlagen?
2. Entfalten Sie in Beruf und Freizeit weniger Initiative als vor Wochen oder Monaten?
3. Interessieren Sie sich für das Tagesgeschehen; gehen Sie Ihren Hobbys so wie früher nach?
4. Fühlen Sie sich als Versager?
5. Machen Sie sich häufig Selbstvorwürfe?
6. Haben Sie Schuld- oder Minderwertigkeitsgefühle?

Arzneimittel, die als Nebenwirkungen depressive Störungen auslösen können.	
Arzneimittelgruppe	**Wirkstoffbeispiele**
– Analgetika (Schmerzmittel)	Ibuprofen
– Antirheumatika	Indometacin, Phenylbutazon
– Antibiotika	Ampicillin, Co-trimoxazol, Metronidazol, Tetracyclin
– Antiepileptika	Carbamazepin, Phenytoin
– Antihypertensiva (Mittel gegen hohen Blutdruck)	Clonidin, Propranolol, Reserpin, Verapamil
– Anti-Parkinson-Mittel	Amantadin, Levodopa
– Tranquilizer, Hypnotika (Beruhigungs- und Schlafmittel)	Benzodiazepine bei Langzeiteinnahme
– Migränemittel	Methysergid, Pizotifen
– Neuroleptika (Mittel zur Behandlung von Geisteskrankheiten)	Fluphenazin, Flupentixol, Haloperidol
– Nootropika (Mittel zur Verbesserung der Gehirnleistungen)	Piracetam, Flunarizin, Cinnarizin
– weibliche Sexualhormone	die »Pille«
– Kortikosteroide	

7. Sehen Sie die Zukunft schwärzer als früher?
8. Befällt Sie manchmal ein Gefühl der Sinnlosigkeit?
9. Grübeln Sie immer wieder über pessimistische Gedanken nach?
10. Fällt es Ihnen schwer, Entscheidungen zu treffen?
11. Haben Sie weniger Kontakt zu Verwandten und Freunden als früher?
12. Leiden Sie an Schlafstörungen?
13. Haben Sie weniger Appetit, an Gewicht verloren oder leiden Sie neuerdings an Verstopfung?
14. Haben Sie in letzter Zeit Schwierigkeiten in sexueller Hinsicht?

Diese und ähnliche Fragen stellt auch der Arzt, um eine Depression abzuklären. Wenn Sie mehrere der Fragen mit »Ja« beantworten, kann bei Ihnen eine Depression vorliegen! Auf alle Fälle gehören Sie sofort in ärztliche Behandlung, wenn Ihre Beschwerden zu einer merklichen Beeinträchtigung Ihres normalen Lebens führen und in Ihren Gedanken Todessehnsucht und Selbstmordgedanken auftauchen!

Die Einteilung der Depressionen

Eine Depression, die sich vorwiegend in körperlichen Symptomen äußert, wird als larvierte (versteckte) Depression bezeichnet.

Hier eine vereinfachte Darstellung der unterschiedlichen Depressionen:

1. Symptomatische Depressionen:
Hier wird ein direkter Zusammenhang zwischen körperlichen Erkrankungen oder Funktionsstörungen angenommen. Bekannt ist die sogenannte Wochenbett-Depression, bei der hormonelle Ursachen eine Rolle spielen.

2. Organische Depressionen:
Diese Depressionen werden durch Störungen bzw. Erkrankungen des Gehirns verursacht, z. B. durch Gehirn-Arteriosklerose.

3. Endogene Depressionen:
Diese Art entsteht ohne äußeren, erkennbaren Anlaß oder Grund, also »von innen heraus«. Die endogenen Depressionen treten selten auf. Sie sind vererbbar.

Bei vielen Menschen – vor allem Senioren – ist Einsamkeit die Ursache ihrer depressiven Störungen. Hier hat sich ein Haustier, eine Katze oder ein Hund, als sehr hilfreich erwiesen.

4. Psychogene (seelische) Depressionen:
Diese Depressionen haben ihre Ursachen in starken seelischen Belastungen (z. B. Tod eines nahen Verwandten) oder werden durch unbewältigte Konflikte in Kindheit, Familie und Beruf hervorgerufen.
Psychogene Depressionen treten derzeit am häufigsten auf.

5. Erschöpfungsdepressionen:
Sie sind die Folge längerer seelischer oder körperlicher Überforderung.

Saisonbedingt – die Winterdepression

Für viele beginnt im Herbst eine Leidenszeit, die »Winterdepression« (SAD – seasonal affective disorders).
Typisch für diese Krankheit, an der in den USA ca. fünf Prozent der Bevölkerung leiden, sind in der dunklen Jahreszeit starke Stimmungsschwankungen und -tiefs, Antriebslosigkeit und Depression. Beschwerden, die in der sonnigen Jahreszeit nicht oder kaum auftreten.
Hinzu kommt ein unnatürlicher Heißhunger auf Süßigkeiten, was die »Pfunde« im Winter ansteigen läßt.
Schuld an der Winterdepression ist das Hormon Melatonin. Es wird bei Lichtmangel – während der Wintermonate – verstärkt in der im Gehirn befindlichen Zirbeldrüse gebildet und macht uns apathisch und depressiv.
Hier kann eine *Lichttherapie* helfen: In der unangenehmen Jahreszeit – auch wenn die Sonne nicht scheint – täglich eine halbe Stunde ins Freie gehen oder sich zwei bis drei Stunden unter einer Speziallampe mit mindestens 2500 Lux aufhalten.
Denn Licht auf unserem Körper reduziert die übermäßige Melatoninproduktion, und die unangenehmen psychischen Beschwerden gehen zurück.

Die Behandlung von Depressionen

Bei schweren Depressionen, vor allem bei Zuständen mit Selbstmordgedanken, müssen die synthetischen Antidepressiva zum Einsatz kommen.

Die Therapie einer Depression ist Aufgabe des Facharztes und erfolgt heute vorwiegend mit speziellen Medikamenten, den synthetischen Antidepressiva.
Die Entwicklung dieser Arzneimittel stellt einen großen Fortschritt in der Depressionsbehandlung dar; können doch die Kranken – vorausgesetzt, sie nehmen das Medikament gewissenhaft ein und es besteht keine Suizidgefahr – heute vorwiegend ambulant behandelt werden.

Früher war meist eine stationäre Therapie notwendig und auch die Behandlungsmethoden, z. B. Schlafentzug, waren nicht die angenehmsten.

Es gibt heute eine Vielzahl von Antidepressiva, die sich in ihrem Wirkungsspektrum unterscheiden, wobei der Arzt entsprechend den Beschwerden das geeignete Mittel auswählt.

Die einzelnen Mittel können depressionslösend und stimmungsaufhellend, antriebshemmend oder -steigernd wirken oder ihren Schwerpunkt im Bereich der Angstbeseitigung haben.

Bei der Einnahme eines synthetischen Antidepressivums besteht Alkoholverbot!

Wichtig gerade bei diesen Medikamenten ist es, den Patienten über die Wirkung aufzuklären und auch die zahlreichen möglichen Nebenwirkungen (z. B. Störungen der Potenz, Sehstörungen, Mundtrockenheit, Verstopfung, Herzrhythmusstörungen, Gewichtszunahme durch Appetitsteigerung, allergische Reaktionen, Leberstörungen) nicht zu vergessen.

Vor allem muß er wissen, daß bei der Anwendung kein Soforteffekt zu erwarten ist, sondern die volle Wirkung erst nach 2 bis 3 Wochen regelmäßiger Einnahme eintritt. Meist wird neben der medikamentösen Therapie noch eine Psychotherapie in Form von Gesprächen zwischen Therapeut und Patienten durchgeführt. Hier sollen Leistungsfähigkeit und Selbstwertgefühl gesteigert und übertriebene Selbstbeschuldigungen vermindert werden.

Denn die Gefühle depressiver Resignation lassen sich meist in dem Satz: »Ich kann nichts, ich bin nichts, man mag mich nicht – und an allem bin ich selber schuld!« zusammenfassen. Wobei viele Depressive der festen Meinung sind, an diesem Zustand nichts ändern zu können.

Schwere Depressionen durch Viren?

Im Sommer 1996 veröffentlichte eine Berliner Forschergruppe interessante Untersuchungsergebnisse, die unsere Vorstellungen von der Depression womöglich verändern könnten.

Das Forschungsteam fand im Blut von Patienten mit schwerer manischer Depression – hier wechseln depressive und manische Phasen ab – das von Pferden und Schafen her bekannte *Borna-Virus*.

Das Borna-Virus, das im Gehirn kranker Tiere nachweisbar ist und dort zu Veränderungen führt, kann schwere Verhaltensstörungen auslösen, die zur Notschlachtung zwingen. Beim Menschen konnten die Wissenschaftler eine eindeutige Beziehung zwischen der Schwere der depressiven Störung und der Häufigkeit des Borna-Virus nachweisen. Ob und wie das Borna-Virus vom Tier auf den Menschen übergeht, ist noch unklar.

Weiterhin steht noch nicht fest, ob das Borna-Virus die Hauptursache von endogenen Depressionen darstellt oder ob es vielleicht nur einer der depressionsauslösenden Faktoren ist.

Natürlich müssen diese ersten Forschungsergebnisse durch weitere, ausführliche Untersuchungen bestätigt werden, um hier eine endgültige Aussage treffen zu können.

Auch die obere deutsche Gesundheitsbehörde, das Bundesinstitut für Arzneimittel und Medizinprodukte, befürwortet in einer Positiv-Monographie die Anwendung des Johanniskrauts bei »psychovegetativen Störungen, depressiven Verstimmungen, Angst und nervöser Unruhe«.

Behandlungsmöglichkeiten

Phytotherapie

Seit einigen Jahren gewinnt das Johanniskraut bei der Behandlung leichter und mittelschwerer Depressionen zunehmend an Bedeutung.

Johanniskraut ist die einzige Heilpflanze mit wissenschaftlich nachgewiesenen antidepressiven Eigenschaften!

Schon Paracelsus (1493 bis 1541), der große Arzt des ausgehenden Mittelalters, erkannte, daß das Johanniskraut nicht nur beruhigend und entspannend wie z. B. Hopfen und Baldrian wirkt, sondern daß diese Pflanze Depressionen heilen kann.
Er schrieb: »... und das soll ein jeglicher Arzt wissen, daß Gott ein groß Arcanum (Heilkraft!) in dies Kraut gelegt hat, allein wegen der dollen geister und fantaseien (gemeint sind Depressionen und geistige Verwirrtheit – der Autor!), die den menschen in verzweiflung bringen und nicht durch den Teufel, sondern allein von Natur.«
Die antidepressiven Eigenschaften dieser Heilpflanze sind das Ergebnis des Zusammenspiels mehrerer Inhaltsstoffe. Sie beeinflussen – genau wie die synthetischen Antidepressiva – den Stoffwechsel der Botenstoffe im Gehirn (Neurotransmitter).
Dabei sind Johanniskraut und Johanniskrautpräparate im Gegensatz zu den synthetischen Antidepressiva gut verträglich und besitzen nicht deren belastende Nebenwirkungen. Aufmerksamkeit, Konzentration und Reaktionsvermögen werden durch das Johanniskraut nicht beeinträchtigt und somit bleibt auch die Fahrtüchtigkeit erhalten.
Statt des Tees kommen heute in der Therapie auf einen gleichbleibenden Wirkstoffgehalt – standardisierte – eingestellte Johanniskrautpräparate *(Cesradyston 200 Kapseln und Cesradyston 200 Flüssigkeit)* zur Anwendung.
Vergleichende Untersuchungen ergaben, daß mit einem modernen Johanniskrautpräparat *(Cesradyston 200)* bei leichten bis mittelschweren Depressionen die gleichen Therapieerfolge wie mit einem synthetischen Antidepressivum erzielt werden.
Wichtig ist auch hier eine längere, regelmäßige Einnahme, was aber bei der guten Verträglichkeit von *Cesradyston 200* problemlos ist.
Zwei bei drei Wochen dauert es aber, bis die stimmungsauf-

hellende, antidepressive Wirkung des Johanniskrauts eintritt.
Da die Johanniskrautinhaltsstoffe auch den Melatoninstoffwechsel im Körper beeinflussen, läßt sich eine Winterdepression ebenfalls erfolgreich mit *Cesradyston 200* behandeln.

Das können Sie bei einer Depression selbst tun:

- Eine Depression ist eine Krankheit, die heilbar ist. Warten Sie nicht zu lange und gehen Sie mit Ihren Beschwerden zum Arzt.
- Nehmen Sie das vom Arzt verordnete Medikament gewissenhaft ein. Sind die Nebenwirkungen belastend, sprechen Sie mit Ihrem Arzt darüber.
- »Zerfleischen« Sie sich nicht selbst! Sprechen Sie mit Menschen, die Ihnen nahestehen, über Ihre Krankheit und bitten Sie um ihr Verständnis. Denn häufig stößt das Verhalten eines Depressiven bei Mitmenschen, die nichts von seiner Krankheit wissen, auf Unverständnis.
- Überlegen Sie, ob Ihnen ein Tier hilft und welches Haustier für Sie geeignet ist.
- Bauen Sie Streß ab und versuchen Sie, wenn es reale Gründe für Ihre Depression gibt, diese zu beseitigen!
- Suchen Sie in Kursen, der Mitgliedschaft bei Vereinen, auf Reisen oder in der Nachbarschaft die Kontakte zu anderen Menschen.
- »Fressen« Sie Ihre Probleme nicht in sich hinein, sondern machen Sie sich »Luft«.

Schlafstörungen – Nachts hellwach und am Tage müde

Kaiser Napoleon war dafür bekannt, daß er nachts nur drei bis fünf Stunden Schlaf brauchte.
Dafür fiel er am Tag aus intensivster geistiger Tätigkeit heraus plötzlich in einen minutenlangen Tiefschlaf bzw. in eine totale Geistesabwesenheit, die ihn erfrischten. Diese »lethargische Abwesenheit« überkam den Kaiser auf Audienzen oder mitten im Schlachtgetümmel und hätte ihm einmal fast das Leben gekostet.
Wir dagegen benötigen rund 8 Stunden Schlaf täglich und verschlafen somit ein Drittel unseres Lebens.
Leider klagen ca. dreißig Prozent der Deutschen über Schlafstörungen, und das Ergebnis einer schlaflosen Nacht wird häufig in dem Satz zusammengefaßt: »Ich habe mal wieder kein Auge zugemacht!«

Schlaf ist eine physiologische Bewußtseinsveränderung mit entsprechenden vegetativen Reaktionen und dem Erlöschen zielgerichteter Bewegung.
Prof. Dr. med. Faust

»Die Nacht ist nicht allein zum Schlafen da ...«

Für unsere Vorfahren war das Schlafen – der scheinbar leblos daliegende Mensch – ein unheimliches Phänomen. Der Schlaf wurde deshalb auch gern als »Bruder des Todes« bezeichnet.
Doch mit dem Tod hat der Schlaf nichts gemein. Im Gegenteil! Während wir schlafen, sind Gehirn und Körper hellwach.
Auf der einen Seite nehmen unsere Sinne die Umwelt nur noch reduziert wahr und auch unser Nervensystem läßt sich nur noch vermindert erregen. Die Atmung verläuft ruhiger und nicht so tief, der Blutdruck fällt ab, die Körpertempe-

Denken Sie immer daran: Der Körper holt sich den Schlaf, den er braucht – wenn nicht heute, dann morgen oder übermorgen!

ratur sinkt, das Herz arbeitet langsamer und die gesamte Muskulatur entspannt sich.

Das Elektroenzephalogramm analysiert das Schlafprofil

Körperbewegungen im Schlaf – auch das Hin- und Herwälzen im Bett – dienen der Erholung. Wer sich im Schlaf nicht ausgiebig bewegen kann (Übergewicht, Gipsbein, durchgelegene Matratze), fühlt sich am Morgen weniger gut erholt. Bis 50 Änderungen der Schlafposition pro Nacht sieht die Wissenschaft als normal an.

Unser Schlaf ist eine Folge unterschiedlicher Schlafphasen, wobei man über Elektroden, die an der Kopfhaut angeklebt werden, in jeder Phase unterschiedliche Hirnaktivitäten messen kann.

Im Schlaflabor werden die Hirnströme der einzelnen Schlafphasen als Elektroenzephalogramm (EEG) registriert. Das EEG ist das wichtigste Instrument für die Schlafforschung und für die Untersuchung von Schlafstörungen.

Mit Hilfe des EEG kann das Schlafprofil jedes Menschen – d. h. die Folge der einzelnen Schlafphasen – und damit auch die Art und Schwere von Schlafstörungen untersucht werden.

Der Schlaf wird heute – auf der Grundlage der unterschiedlichen Hirnströme – in fünf Phasen eingeteilt:

Einschlafzuckungen sind häufig und normal, auch wenn sie den Schlafenden aufwecken können. Verstärkt treten sie bei Streß, Nervosität, Überempfindlichkeit und Überforderung auf.

- *Wachzustand:* Hier mißt das EEG schnelle hirnelektrische Aktivitäten.
- *Schlafphase I:* Beim Einschlafen werden die Hirnwellen langsamer und träger. Die Schlafphase I entspricht einem oberflächlichen Schlaf-Dämmerzustand, aus dem sich der Schläfer leicht wecken läßt.
- *Schlafphase II:* Bei diesem noch oberflächlichen Schlaf registriert das EEG langsame Wellen und auch öfters große, träge Wellen.
- *Schlafphase III und IV:* Sie werden als Tiefschlaf bezeichnet. Die elektrische Hirnaktivität wird noch langsamer und die einzelnen Wellen noch träger und höher.
- *Schlafphase V:* Hier ändert sich plötzlich das Kurvenbild

im EEG. Die Hirnströme werden schneller und gleichen fast denen im Wachzustand.

Ganz typisch in der Schlafphase V sind ruckartige Augenbewegungen bei geschlossenen Augenlidern, weshalb diese Schlafphase auch als REM-Schlaf (rapid eye movements) bezeichnet wird. Hinzu kommen Muskelzuckungen der Arme und Beine. Im REM-Schlaf erleben wir die intensivsten Träume, auch wenn wir am nächsten Tag nichts mehr davon wissen.

Sprechen im Schlaf ist häufig und völlig harmlos.

Träume deutet die Wissenschaft als Verarbeitung von Tagesproblemen in unserem Unterbewußtsein.

Interessant ist, daß gesunder Schlaf kein diffuser Zustand ist, sondern eine feste »Schlafarchitektur« darstellt. Charakterisiert durch eine klar gegliederte Folge von NON-REM-Schlaf (Schlafphase I bis IV) und REM-Schlaf (Schlafphase V).

Was den zeitlichen Ablauf des Schlafes betrifft, so beginnt er mit dem NON-REM-Schlaf, der ca. neunzig Minuten dauert, gefolgt von einem zwanzigminütigen REM-Schlaf. Bei normalem Schlaf durchlaufen wir jede Nacht vier bis sechs NON-REM- und REM-Schlafzyklen, wobei die NON-REM-Zyklen immer kürzer und die REM-Zyklen länger werden.

Im Tiefschlaf (Schlafphase III und IV) regeneriert sich der Körper.

Somit können nicht nur Ein- und Durchschlafstörungen die Erholung unseres Organismus im Schlaf beeinträchtigen, sondern es wirken sich auch Störungen der »Schlafarchitektur« nachteilig aus.

Schnarchen ist für den Partner lästig und kann im Rahmen des Schlaf-Apnoe-Syndroms problematisch werden. Deshalb bei Schnarchen den Arzt fragen und folgende Faktoren prüfen: Übergewicht, Alkoholkonsum, dämpfende Medikamente (Beruhigungs- und Schlafmittel), ständige Rückenlage z. B. durch Übergewicht und Behinderung der Nasenatmung.

Die Arten von Schlafstörungen

Nächtliches Erwachen ist die Regel, auch wenn wir uns am nächsten Morgen nicht mehr daran erinnern können.

Interkontinentalflüge werden immer häufiger. Eine Folge dieser mehrstündigen Zeitverschiebung sind Schlafstörungen. Flüge in Westrichtung sind leichter zu verkraften als zurück.

Hier ist einleitend zu sagen, daß unser Schlafbedürfnis mit zunehmendem Alter abnimmt.
Während ein Säugling täglich noch ca. 16 Stunden schläft, benötigt ein junger Erwachsener nur etwa 8 Stunden Schlaf pro Nacht. Im Alter kann es noch weniger werden. Wichtig ist auch die Feststellung, daß nicht jeder Mensch gleich viel Schlaf braucht!
Aber auch die »Schlafarchitektur« ändert sich mit dem Alter. So haben Senioren weniger Tiefschlafstadien, d. h. im Alter ist oberflächlicher, leicht störbarer Schlaf durchaus normal.
Hier die wichtigsten Schlafstörungen (Insomnien):

1. Einschlafstörungen:
Hierunter ist das verzögerte Einschlafen von einer halben bis zu mehreren Stunden zu verstehen. Sie treten meist akut auf und sind vorwiegend auf seelische und psychosoziale Probleme zurückzuführen.
»Einschlafstörungen sind häufig Abschaltstörungen«, weshalb sie meist auf nichtmedikamentöse Schlafhilfen ansprechen.

2. Durchschlafstörungen:
Sie sind durch häufiges Erwachen nach dem ersten Einschlafen charakterisiert. Der Schlaf ist oberflächlich und wenig erholsam.
Durchschlafstörungen sind meist chronisch und treten vor allem im höheren Lebensalter auf.
Eine schwere Schlafstörung – so die Definition – liegt vor, wenn über einen Zeitraum von vier Wochen und mehr mindestens drei- bis viermal in der Woche Ein- und/oder Durchschlafstörungen auftreten, die so belastend sind, daß sie das Wohlbefinden und die Leistungsfähigkeit am Tag beeinträchtigen.

Die Ursachen von Schlafstörungen

Ein- und/oder Durchschlafstörungen können recht unterschiedlich ausgelöst werden. Das Auffinden der Ursachen ist die Voraussetzung für eine erfolgreiche Therapie.
Hier die wichtigsten Auslöser für Schlafstörungen:

1. Psychosozial bedingte Schlafstörungen:
Hier sind seelische und zwischenmenschliche Belastungsfaktoren in Beruf und Familie wie Ärger, Aufregung, Angst, Sorgen, Schuldgefühle, aber auch Freude zu nennen. Sie sind meist die Folgen von Streß, Überforderung, Erschöpfung, familiären, sexuellen und beruflichen Schwierigkeiten.

Alkohol ist als »Schlummertrunk« problematisch. Man schläft durch die Alkoholwirkung ganz gut ein, wacht aber später wieder auf und liegt dann oft stundenlang wach. Alkohol verändert negativ die »Schlafarchitektur«.

2. Äußerlich bedingte Schlafstörungen:
Hier können ein neuer Schlafraum, ein neues Bett, Temperaturschwankungen und Lärm (der Störfaktor Nr. 1) schuld sein. Aber auch Verschiebungen des Lebensrhythmus, bedingt durch Schichtarbeit, Flugreisen und klimatische Einflüsse, können die Ursache sein.

3. Psychisch bedingte Schlafstörungen:
Hierzu gehören Depressionen (hier sind Schlafstörungen ganz typisch), Angststörungen, Schizophrenie und Suchtkrankheiten (Alkoholismus, Medikamente, Drogen).

4. Organisch bedingte Schlafstörungen:
Schlafstörungen treten oftmals als Symptom bestimmter Krankheiten auf. Beispiele sind Schädigungen des Gehirns wie Hirntumore, Epilepsie, Parkinsonsche Krankheit und Kopfschmerzen. Weiterhin sind Herzerkrankungen, zu hoher oder zu niedriger Blutdruck, Bronchitis, Bronchialasthma, Leberkrankheiten, Magen- und Darmentzündungen und -geschwüre, Nierenleiden, Überfunktion der

Schilddrüse, Zuckerkrankheit, Prostataleiden, Schmerzzustände jeglicher Ursache (rheumatische Erkrankungen) und Venenerkrankungen bedeutsam.
Das gehäufte Auftreten von Schlafstörungen bei Senioren basiert oftmals auf einer Arteriosklerose der Blutgefäße im Gehirn.

5. Arzneimittelbedingte Schlafstörungen:
Schlafstörungen können auch als Nebenwirkungen bestimmter Arzneimittel auftreten. Hier muß man an Psychopharmaka (Psychostimulantien, Antidepressiva, Neuroleptika), Appetitzügler, Nootropika (Mittel zur Verbesserung der Gehirnleistung), bestimmte Kreislaufmittel, Cortisonpräparate, Grippe-, Husten-, Schnupfen-, Bronchitis- und Asthmamittel (auch als Spray) sowie Diuretika (wassertreibende Mittel) denken.
In diese Gruppe gehört auch das Coffein, egal ob als Tasse Kaffee oder als Bestandteil von Arzneimitteln.

Der Schlaf – Spiegel unserer Seele

Die meisten Schlafstörungen sind seelischer, psychosozialer Natur und weniger krankheits- oder medikamentenbedingt.
Alles, was uns seelisch oder körperlich beschäftigt, kann unseren normalen Schlaf stören. Unabhängig davon, ob wir uns dessen bewußt sind oder nicht.
»Ein ruhiges Gewissen ist ein gutes Ruhekissen!« sagt der Volksmund und meint damit, daß der Schlaf ein unbestechlicher Spiegel unserer Gemütsverfassung ist. Dinge, die uns unbequem sind, um deren Lösung wir uns »drücken« und die wir am Tag verdrängen, rauben uns nachts den Schlaf.
Interessant ist auch eine Untersuchung, inwieweit guter Schlaf auch vom Beruf abhängt. So leiden laut der Ärz-

Ein pflanzliches Beruhigungs- und Schlafmittel ist in der Selbstmedikation einem synthetischen Präparat vorzuziehen.

tezeitschrift »Ärztliche Praxis« Selbständige öfters an Schlafstörungen als andere Berufsgruppen.
Während 20 Prozent der Selbständigen und Freiberufler nicht ruhig und gut schlafen, klagten nur 7 Prozent der Beamten über Schlafprobleme. Ein plausibler Grund dafür könnten Unterschiede bei Berufsstreß und Existenzangst sein, so die Ärztezeitschrift.

Vorsicht bei synthetischen Schlafmitteln!

Die meisten machen es sich einfach: Bei Schlafstörungen gehen sie in die Apotheke und kaufen (meist) ein synthetisches Schlafmittel.
Das belegt auch die Statistik! Fast jeder zweite Deutsche nimmt gelegentlich oder sogar regelmäßig Schlafmittel (Hypnotika) ein.
Doch das ist für einen gesunden und erholsamen Schlaf nicht gerade förderlich.

Es gibt keine Regel, wie lange man schlafen muß. Auch ein kurzer Schlaf kann erholsam sein.

Mittels des EEG läßt sich nachweisen, das besonders synthetische Schlafmittel den natürlichen Schlaf beeinflussen. Es kommt nicht nur zu Veränderungen des REM-Schlafes, sondern auch der anderen Schlafphasen. Deshalb ist ein durch Schlafmittel »erzwungener« Schlaf weniger erholsam als der »natürliche« Schlaf.
Ganz abgesehen vom unangenehmen »Hangover« am nächsten Tag. Darunter versteht man ein »Nachwirken« des Schlafmittels, das sich in bleierner Müdigkeit und erheblich verminderter Reaktions- und Konzentrationsfähigkeit äußert und schon vielen Autofahrern zum Verhängnis geworden ist.
Außerdem kann der Gebrauch synthetischer Schlafmittel zu einem Dauerzustand werden. Der Körper gewöhnt sich an das Mittel, so daß der Schlaf sich nur noch bei der Einnahme eines Schlafmittels einstellt.

Im Schlaf bleibt die Wahrnehmungsbereitschaft erhalten. Die Wissenschaft vermutet, daß der Schlaf von einer oder mehreren »inneren Uhren« des zentralen Nervensystems als Teil eines 24-Stunden-Rhythmus gesteuert wird.

Hinzu kommt, daß bei längerer Einnahme durch den Gewöhnungseffekt die Wirksamkeit des synthetischen Schlafmittels nachläßt, so daß der Verbraucher die Dosis erhöhen muß.
Deshalb sollten Sie synthetische Schlafmittel nur auf Verordnung Ihres Arztes einnehmen!

Die Behandlung von Schlafstörungen

Das berühmte Glas Milch mit Honig am Abend beruhigt die Magennerven, strahlt von dort über den ganzen Körper aus und fördert das Einschlafen.

Wenn es in der Werbung auch manchmal anders vermittelt wird, so stellen Schlafstörungen, so belastend sie sein können, keine Lebensgefahr dar.
Wie schon erwähnt, so steht erst einmal die Ursachenklärung der Schlafstörung im Vordergrund. Denn davon hängt die Art der Behandlung ab.
Gelingt es Ihnen nicht, Ihre Schlafstörung selbst in den Griff zu bekommen, dann sollten Sie sich unverzüglich Ihrem Arzt anvertrauen.
Die Naturmedizin bietet eine Reihe von wirksamen Mitteln gegen Schlafstörungen, vor allem wenn sie auf seelischen oder psychosozialen Ursachen basieren.

Behandlungsmöglichkeiten

Phytotherapie

1. In der Heilpflanzenkunde ist die schlaffördernde Wirkung einer Kombination von Baldrian und Hopfen *(Sensinerv forte Dragees)* unumstritten.
   Die Pflanzeninhaltsstoffe besitzen ausgleichende, entspannende, beruhigende und schlaffördernde Eigenschaften. Außerdem verändern sie nicht die normale »Schlafarchitektur«.
   Sensinerv forte Dragees haben sich bei Unruhezustän-

Ein pflanzliches Beruhigungs- und Schlafmittel ist in der Selbstmedikation einem synthetischen Präparat vorzuziehen!

den und nervös bedingten Einschlafstörungen (nicht abschalten können!) bewährt.
Sie sind gut verträglich, da die Nebenwirkungen synthetischer Schlafmittel (Gewöhnung, Hangover, Leistungsbeeinträchtigung) nicht zu befürchten sind.

2. Sind Angstzustände und Besorgtheit die Ursachen der Schlafstörung, dann ist die Anwendung der Wurzeln des Rauschpfeffers *(Antares 120 Tabletten)* zu empfehlen.
3. Ein typisches Symptom jeder Depression sind Schlafstörungen.
   In diesem Fall ist der Einsatz des Johanniskrautes *(Cesradyston 200 Kapseln und Cesradyston 200 Flüssigkeit)* sinnvoll.

Im Schlaf bleibt die Wahrnehmungsbereitschaft – wenn auch vermindert – erhalten.

Homöopathie

Bei nervös bedingten Schlafstörungen, aber auch bei Erregungs- und Angstzuständen hat sich eine Kombination von Hafer, Hopfen, Passionsblume und Zinkisovalerianat *(Jsosedat Tropfen)* bewährt.

Aromatherapie

1. Der Lavendel gilt seit langem als streßabbauendes, entspannendes und beruhigendes ätherisches Öl, das durchaus schlaffördernd wirken kann.
   Wenn Sie abends nach Hause kommen, geben Sie in Abhängigkeit von der Raumgröße 10 bis 20 Tropfen *Lavendelöl* in die Aromalampe.
2. Ein warmes Bad mit ausgewählten ätherischen Ölen kann Ihnen helfen, den stressigen Arbeitstag zu vergessen, die verkrampfte Muskulatur zu entspannen und Sie auf die Nachtruhe vorbereiten.
   Bewährt hat sich hier eine Kombination von Lavendel-, Eucalyptus-, Zitronen-, Rosmarin- und Fichtennadelöl *(Frühmesner Badeöl)*.

Bach-Blütentherapie

Nach Dr. Bach können seelische Disharmonien durch die positive Schwingungsenergie der Bachblüten wieder ausgeglichen werden. Zur Therapie jeden Gemütszustands ist eine andere Blüte geeignet.

Eine Behandlung von Schlafstörungen mit Bach-Blüten kann sinnvoll sein, da sie auf die Ursachen des gestörten Schlafes einwirken.

1. Ihr Geist ist überaktiv, die Gedanken kreisen unaufhörlich in Ihrem Kopf und Sie kommen nicht zur Ruhe. Dann ist die Weiße Kastanie *(White Chestnut)* angebracht.
2. Sie werden von Vorahnungen und vagen Ängsten geplagt, die Ihnen den Schlaf rauben. Hier ist die Zitterpappel *(Aspen)* das geeignete Mittel.
3. Sie haben sich körperlich und seelisch vollkommen verausgabt und können jetzt keinen Schlaf finden. Ihnen ist alles zuviel.
   Dann sollten Sie Olive *(Olive)* bevorzugen.
4. Können Sie nicht schlafen, weil Ihnen eine seelische Erschütterung die Ruhe raubt, dann ist die Anwendung des Doldigen Milchsterns *(Star of Bethlehem)* zu empfehlen.

Kneipp-Therapie

1. *Das kalte Halbbad:* Wer mutig ist, sollte es bei Schlafstörungen mit diesem Reizmittel für das erregte Nervensystem versuchen.
   Die Badewanne in Hüfthöhe mit kaltem Wasser füllen und sich 5 bis 10 Sekunden hineinsetzen. Dann die Wanne verlassen, sich nur leicht abtrocknen und ins Bett gehen.
2. *Der kalte Fußwickel:* Socken aus Baumwolle oder Leinen mit kaltem Wasser tränken, auswringen und überziehen. Darüber ein Paar trockene Wollsocken ziehen.
   Das Ganze 1 bis 2 Stunden anwenden oder wenn man nachts wach wird, die nassen Socken ausziehen.

Das können Sie bei Schlafstörungen selbst tun:

- Für Menschen mit schweren Schlafstörungen kann sich das »Schlafen-Wollen« zu einem »Horrortrip« entwickeln.
- Machen Sie sich wegen Ihrer Schlaflosigkeit keine Sorgen und grübeln Sie nicht über deren Folgen am nächsten Tag nach.
  Betrachten Sie Ihre Schlaflosigkeit als »Ruhen in angenehmer Mattigkeit«.
- Können Sie nicht schlafen, dann stehen Sie auf und beschäftigen Sie sich mit etwas Angenehmen, z. B. Lesen, Fernsehen usw. Öffnen Sie das Fenster und atmen Sie die frische Nachtluft tief ein.
- Wenn Sie schlecht schlafen, dann meiden Sie am Abend aufregende Filme und Lektüre. Halten Sie sich beim Abendbrot zurück, denn mit vollem Magen schläft man schlecht.
- Belasten Sie familiäre oder berufliche Probleme, dann zögern Sie eine Lösung nicht hinaus, egal, wie sie für Sie ausgeht. Gewißheit ist für Ihren »inneren Frieden« wichtiger als gar keine Lösung.
- Sind Ihre Schlafstörungen streßbedingt, dann bauen Sie Streßsituationen ab, lernen Sie »Nein« zu sagen und nehmen Sie an Entspannungskursen wie Yoga und autogenem Training teil.
- Lärm ist ein sehr wichtiger Störfaktor für einen erholsamen Schlaf.
  Manchmal hört man die Ansicht: »Ich habe mich an den Lärm gewöhnt, er stört mich nicht mehr!« Das ist grundsätzlich falsch!
  Untersuchungen belegen, daß Lärm stört, auch wenn man ihn nicht mehr bewußt wahrnimmt. Durch Lärm wird der Schlaf »zerstückelt«, wir wachen häufiger auf, der erholsame Tiefschlafanteil wird reduziert.

Deshalb sollte das Schlafzimmer der ruhigste Raum in der Wohnung sein.

- Achten Sie auf die »Schlafhygiene«. Dazu gehört ein ausreichend großes Bett, die geeignete Matratze, die richtige Raumtemperatur (ca. 16 °C), die Verdunklung des Schlafzimmers u. a. m.
- Leiden Sie an Schlafstörungen, dann stehen Sie morgens sofort auf, legen Sie sich tagsüber nicht hin und arbeiten Sie sich tagsüber bewußt müde.
- Schlaf ist nicht auf Knopfdruck möglich. Deshalb abends seelische und körperliche Belastungen rechtzeitig beenden und die letzte Zeit vor dem Schlafengehen »vertrödeln« oder – vornehmer ausgedrückt – »den Tag ausklingen lassen«.
- Greifen Sie nicht zur synthetischen Schlaftablette, ohne vorher die in diesem Kapitel gegebenen Tips auch wirklich berücksichtigt zu haben!

Schnarchen – Stört nicht nur, sondern macht auch krank

Darüber spricht man nicht in Deutschland! Doch viele Paare schlafen heute getrennt. Nicht weil sie im Streit miteinander leben, sondern weil der Mann schnarcht.
Doch was für die Frau eine Lärmbelästigung ist, kann auch ein Hinweis auf eine Krankheit des Mannes sein – die Schlafapnoe.

Männer – Meister der »Sägekunst«

Viele Männer schnarchen! Daß Frauen hier in der Minderzahl sind, wird darauf zurückgeführt, daß das weibliche Sexualhormon Progesteron zum intensiveren Atmen anregt und somit dem Schnarchen entgegenwirkt.
Generell ist Schnarchen nicht ungesund, wenn es gelegentlich auftritt. Erst wenn Sie öfters oder regelmäßig schwer schnarchen, sollten Sie handeln! Denn intensives Schnarchen kann mit einer ernsthaften Erkrankung verbunden sein – der Schlafapnoe.
Apnoe heißt übersetzt Windstille oder Atemlosigkeit und charakterisiert auch gleich die Beschwerden: Beim Schnarchen kommt es zum zeitweiligen Aussetzen der Atmung!

Die Schlafapnoe und ihre Folgen

Etwa 10 Prozent der Männer zwischen 35 und 60 Jahren, die schnarchen, leiden unter einer Schlafapnoe. Dabei nimmt die Gefahr, diese Krankheit zu bekommen, mit steigendem Alter zu.

Der Arzt spricht von Schlafapnoe, wenn mehr als zehnmal in einer Stunde jeweils länger als 10 Sekunden die Atmung aussetzt.

Doch der kranke Mann merkt von seiner Schlafapnoe in der Regel nichts. Häufig ist es die vom Schnarchen gequälte Ehefrau, die ihren Mann veranlaßt, den HNO-Arzt aufzusuchen. Es existieren heute Untersuchungen, die eindeutig belegen, daß diese nächtliche Atemregulationsstörung einen der wichtigsten Risikofaktoren für Herz- und Kreislauferkrankungen beim Mann darstellt. Bluthochdruck, Herzrhythmusstörungen, Herzmuskelschwäche, Schlaganfall und Herzinfarkt können sich aus einer unbehandelten Schlafapnoe entwickeln.

Es wird sogar berichtet, daß Ehen, bei denen ein Partner schnarcht, häufiger scheitern als jene zwischen Nichtschnarchern.

Wenn die Atmung zeitweise stillsteht

Ursache für die Schlafapnoe ist ein Erschlaffen der Muskulatur im Bereich des Gaumensegels, des Zungengrundes und der Rachenseitenwände. Das führt zum Verschluß der oberen Atemwege mit dem Ergebnis: Der Atem stockt!

Beendet wird dieser Atemstillstand durch eine Nervenreaktion. Der Kranke schreckt unter der Atemnot auf, ohne jedoch völlig wach zu werden, und die Atmung setzt wieder ein. Dieser Vorgang wird von lautem Schnarchen begleitet.

Der häufige Atemstillstand (Schlafapnoe) führt zu Veränderungen der Sauerstoff- und Kohlendioxidkonzentration im Blut, wobei eine Mangelversorgung des Körpers mit Sauer-

stoff charakteristisch ist. Auch kommt es zu Schwankungen der Anzahl der Herzschläge (Herzfrequenz), was auf die Dauer Herzrhythmusstörungen und Bluthochdruck auslöst.
Während des Schlafens bemerkt der Kranke von seinen Beschwerden selbst nichts. Doch tagsüber zeigen sich die Folgen dieser Krankheit deutlich: Müdigkeit, Konzentrations- und Reaktionsschwäche – Autofahrer mit Schlafapnoe besitzen ein dreimal höheres Unfallrisiko als der »Normalbürger« –, Leistungsabfall und Reizbarkeit.

Die Risikofaktoren der Schlafapnoe

Neben einer erblichen Veranlagung für diese Krankheit müssen vor allem Übergewicht, Alkohol, Streß, schwere Mahlzeiten am Abend sowie Beruhigungs- (Tranquilizer) und Schlafmittel als Risikofaktoren für die Krankheit genannt werden. Unterschätzt hierbei wird meistens der Alkohol. Doch er führt zu einer Erschlaffung der Muskulatur der oberen Atemwege, was die Schlafapnoe eindeutig begünstigt.

Die Behandlung durch den Arzt

Bei leichten Fällen der Schlafapnoe reicht es häufig schon, die Risikofaktoren abzubauen.
Ist die Erkrankung schwerer, wird der Arzt als Arzneimittel den Naturstoff Theophyllin verabreichen. Er erweitert die Atemwege und steigert den Atemantrieb. Bei etwa 50 Prozent der Apnoiker erweist sich Theophyllin als hilfreich.
Bei den schweren Krankheitsfällen, d. h. bei mehr als 20 Atempausen pro Stunde, wird eine physikalische Therapie *(Überdruckbeatmung, CPAP)* notwendig.

Nach einer Einstellung im Schlaflabor bekommt der Patient ein Atemgerät mit nach Hause. Über eine Nasenmaske, die er nachts anlegt, wird ihm mit einem ganz bestimmten Druck Luft in die Lunge geblasen. Sie zwingt ihn, ständig gegen diesen Luftstrom anzuatmen und verhindert so einen Atemstillstand während des Schlafens. Die Überdruckbeatmung ist praktisch bei allen schweren Fällen von Schlafapnoe erfolgreich, stellt aber gleichzeitig eine Langzeittherapie dar.

Behandlungsmethoden

In der Vergangenheit gab es eine Vielzahl von Mitteln zur Behandlung des Schnarchens, die aber kaum den gewünschten Erfolg brachten.

Ähnlich wie beim Rauchen gibt es jetzt auch Pflaster gegen das Schnarchen.

Seit einiger Zeit ist in der Apotheke das Nasenpflaster *Breathe Right* erhältlich, das rein mechanisch zu einer Verbesserung der Nasenatmung führt.

Personen, die unter Beschwerden wie verstopfter Nase, allergischer Rhinitis, einer Verkrümmung der Nasenscheidewand oder Nasenatmungsproblemen leiden, kann das Nasenpflaster helfen. Aber auch Sportler benutzen *Breathe Right*, um ihre Atmung und damit die Sauerstoffversorgung des Körpers während des Wettkampfs zu verbessern.

Besonders interessant ist das Nasenpflaster *Breathe Right* für Schnarcher. Untersuchungen und Tests haben gezeigt, daß das Nasenpflaster das Schnarchen vermindern, teilweise sogar verhindern kann.

Die durch das Pflaster ausgelöste verbesserte Nasenatmung führt zu einer Umstellung der Mundatmung des Schnarchers zur Nasenatmung.

Wie wirkt das Nasenpflaster? *Breathe Right* wird quer über die Nase geklebt, wobei die zwei Klebestellen auf den Nasenflügeln haften. Durch die Spannkraft des Pflasters wer-

den die Nasenflügel angehoben, was die Nasengänge öffnet und die Atmung sofort verbessert.
Vom Nasenpflaster *Breathe Right* gibt es zwei Größen: Die Größe Small ist für Erwachsene und Kinder, deren Nasen relativ klein sind. Die Größe Medium/Large ist für Erwachsene mit durchschnittlicher und großer Nase.
Die Anwendung von *Breathe Right* ist problemlos über einen längeren Zeitraum möglich.

Das können Sie selbst bei Schnarchen tun:

- Bauen Sie Übergewicht und Streß ab.
- Seien Sie vorsichtig im Gebrauch von Schlaf- und Beruhigungsmitteln.
- Verzichten Sie vor dem Schlafengehen auf Alkohol.
- Vermeiden Sie während des Schlafens die Rückenlage.
- Leichte Mahlzeiten am Abend reduzieren das Schnarchen.
- Beherzigen Sie diese Ratschläge und denken Sie dabei auch an den Menschen, der das Schlafzimmer mit Ihnen teilt!

Problem Körpergewicht – Warum schlanke Männer mehr vom Leben haben

Unsere Gesellschaft legt besonders Wert auf Äußerlichkeiten. Mit den Maßstäben, die die Massenmedien z. B. in der Werbung vorgeben, werden wir alle gemessen.
So belegen Untersuchungen, daß Menschen, die attraktiv sind, es im Leben leichter haben. Sie bekommen eher den gewünschten Job als andere, knüpfen schneller Kontakte und haben natürlich auch mehr Chancen beim anderen Geschlecht.
Zum angenehmen Erscheinungsbild gehört auch eine schlanke Figur.
Denn wer schlank ist, d. h. sein Normalgewicht hat, wirkt nicht nur anziehender, er ist auch meist gesünder und hat eine größere Lebenserwartung als Menschen mit Übergewicht. Kurzum: seine Lebensqualität ist einfach besser!

Die Zahl der Dicken steigt weltweit

Ungeachtet aller Appelle sind die Übergewichtigen auf dem Vormarsch. Das hat vor allem zwei Gründe: zuwenig Bewegung und zuviel Essen.
Obwohl wir nur noch wenig körperliche Ausarbeitung haben, essen viele noch wie die »Scheunendrescher«. Aber nicht um verausgabte Körperenergie zu ersetzen, sondern einfach, weil es schmeckt oder aus Frust. Und auch heute noch animieren Mütter häufig ihre Söhne zum Essen mit dem Spruch: »Du mußt tüchtig essen! Du willst ja ein starker Mann werden!«

In Deutschland sind rund 25 Prozent der Menschen übergewichtig!
Die These, daß der dick wird, der viel ißt, gilt als überholt. Denn mancher Übergewichtige ißt nicht mehr als ein »Normalgewicht«. Die Erklärung bietet die Wissenschaft: Die Neigung, Fett zu speichern, ist sehr unterschiedlich ausgeprägt und wird von den Erbanlagen (Genen) bestimmt. Damit kann die Anlage für die Fettsucht (Adipositas) auch erblich bedingt sein.

Ein Trost für Übergewichtige: Es kann auch an den Genen liegen.

Manche Menschen setzen überschüssige Nahrungskalorien sofort in Wärme um und werden dadurch nicht dick. Die sogenannten »guten Futterverwerter« können das nicht und speichern jede überschüssige Kalorie als Fett.
Ein anderer Grund für die Fettsucht ist ein gestörter Hunger-Sättigungs-Mechanismus: Das Gehirn signalisiert einen Energiebedarf, der sich als Hungergefühl äußert, obwohl man eigentlich satt ist. Deshalb essen Übergewichtige häufig zu viel.
Bei manchen Dicken sind die Enzyme – besonders die Lipoproteinlipase – besonders aktiv. Sie werten die Nahrungsmittel besonders gut aus und sorgen dafür, daß nichts verlorengeht und das Nahrungsfett als Körperfett deponiert wird.

Es liegt an den Fettzellen

Der Überfluß an Nahrungsenergie wird vom Körper in Fett umgewandelt und als Reserve für »Notzeiten« in den Fettzellen gespeichert. Dazu können Fettzellen auf das Zehnfache ihrer Normalgröße anwachsen.
Ist die Speicherkapazität erschöpft, werden neue Fettzellen angelegt.
Die Forschung unterscheidet heute drei Typen von Übergewichtigen: Beim ersten Typ sind die Fettzellen zu groß, der

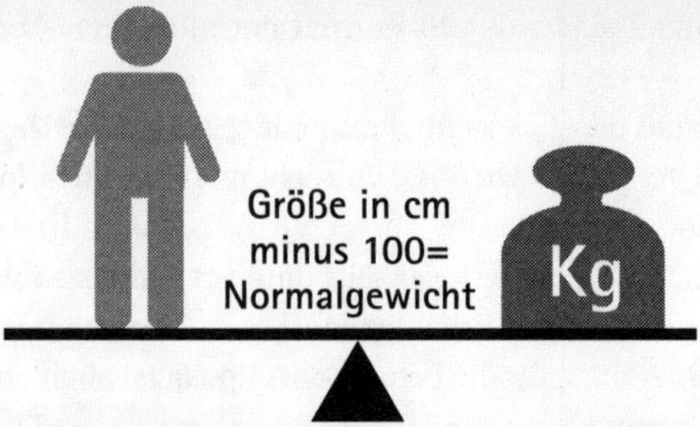

Körpergröße in cm	Normalgewicht in kg (= Körpergröße minus 100)	Idealgewicht* in kg	
		Männer	Frauen
146	46	41,4	39,1
148	48	43,2	40,8
150	50	45,0	42,5
152	52	46,8	44,2
154	54	48,6	45,9
156	56	50,4	47,6
158	58	52,2	49,3
160	60	54,0	51,0
162	62	55,8	52,7
164	64	57,6	54,4
166	66	59,4	56,1
168	68	61,2	57,8
170	70	63,0	59,5
172	72	64,8	61,2
174	74	66,6	62,9
176	76	68,4	64,6
178	78	70,2	66,3
180	80	72,0	68,0
182	82	73,8	69,7
184	84	75,6	71,4
186	86	77,4	73,1
188	88	79,2	74,8
190	90	81,0	76,5
192	92	82,8	78,2
194	94	84,6	79,9
196	96	86,4	81,6
198	98	88,2	83,3
200	100	90,0	85,0

* Das **Idealgewicht** liegt beim Mann um 10% unter dem Normalgewicht; bei der Frau liegt es um 15% unter dem Normalgewicht

Abb. 24: Das Normal- und Idealgewicht bei Mann und Frau

zweite besitzt zu viele Fettzellen und der dritte Typ hat beides.

Während ein Normalgewichtiger 30 bis 40 Milliarden Fettzellen im Körper aufweist, sind es beim Dicken bis fünfmal so viele.

Eine einfache Berechnung des Soll- oder Normalgewichts in Kilogramm kann nach der *Brocca-Formel* vorgenommen werden: Ziehen Sie von Ihrer Körpergröße in Zentimetern 100 ab! Das akzeptable Gewicht für Männer kann dabei von minus 10 bis plus 10 Prozent vom errechneten Wert abweichen!

Werden vom Normalgewicht 10 Prozent abgezogen, so hat man das »Idealgewicht«. Das Idealgewicht sollten Männer anstreben, die krank, im Seniorenalter oder körperbehindert sind. Denn gerade in diesem Zustand belastet jedes überschüssige Pfund den Körper.

Fettsucht – eine »tödliche« Krankheit

Übergewichtige sind nicht nur ein unästhetischer Anblick, sondern sie besitzen auch eine geringere Lebensqualität als Normalgewichtige. So sterben Menschen, die schon in frühen Jahren übergewichtig waren, eher als solche mit Normalgewicht.

Statistiken der Lebensversicherungen belegen, daß sich die Lebenserwartung von Männern mit einem Übergewicht von 20 Prozent ebenfalls um 20 Prozent verringert. Dabei stellt Übergewicht für Männer ein größeres Gesundheitsrisiko dar als für Frauen! Dicke Männer sterben häufiger an Dickdarm-, Mastdarm- oder Prostatakrebs als Normalgewichtige.

Die überzähligen Kilos belasten den Bewegungsapparat. Es kommt zu vorzeitigen, mit Schmerzen und Bewegungsbeeinträchtigungen verbundenen Abnutzungserscheinungen der Wirbelsäule, des Hüftgelenks, der Knie und Beine – Krankheitsbilder, die der Arzt als Arthrosen bezeichnet.

Gleichzeitig führt die Adipositas bevorzugt zu Herz-Kreislauf- und Stoffwechselerkrankungen, wobei letztere das Arterioskleroserisiko erhöhen. Bluthochdruck, Diabetes mellitus, Gicht und Fettstoffwechselstörungen mit den möglichen Spätfolgen Herzinfarkt und Schlaganfall sind hier zu nennen.

Interessant ist, daß das Krankheitsrisiko nicht nur vom Ausmaß des Übergewichts, sondern auch von der Art der Fettverteilung im Körper abhängt.

So gibt es Männer, bei denen überschüssige Pfunde – genau wie bei der Frau – in der Hüft- und Oberschenkelregion *(gynoider Typ)* abgelagert werden. Bevorzugt speichern aber

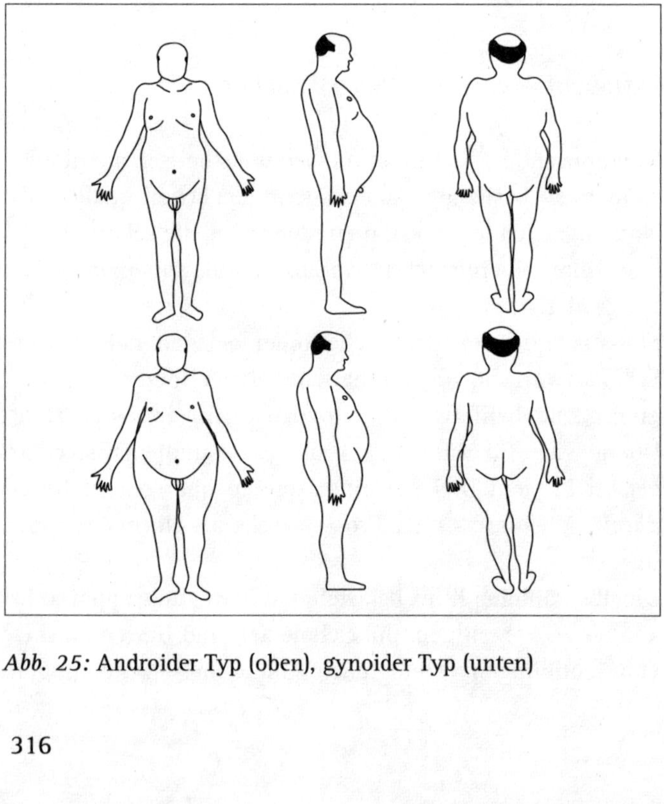

Abb. 25: Androider Typ (oben), gynoider Typ (unten)

Männer ihr Fett im Bauchbereich (*androider Typ*, »Bierbauch oder Mollenfriedhof«).
Nun wäre das aber gar nicht so wichtig, wenn die Wissenschaft nicht festgestellt hätte, daß Männer mit dem Fettverteilungsmuster »androider Typ« eindeutig häufiger an den mit Übergewicht verbundenen Krankheiten wie Bluthochdruck, Diabetes, Fettstoffwechselstörungen und ihren Folgeerkrankungen leiden als Männer vom »gynoiden Typ«.
Achten Sie deshalb besonders auf Ihr Gewicht, wenn Sie ein Mann vom »androiden Typ« sind und lassen Sie die Vorsorgeuntersuchungen regelmäßig von Ihrem Hausarzt durchführen! Leider wird Übergewicht immer noch mit Sprüchen wie »Dicke haben in Notzeiten etwas zum Zusetzen« oder »Dicke sind widerstandsfähiger gegen Krankheiten« verharmlost. Dabei haben wissenschaftliche Untersuchungen gerade das Gegenteil festgestellt.

Nahrungsfette sind die Dickmacher

Wer abnehmen will, muß neben einer Kalorienverringerung besonders auf eine Reduzierung des Fettanteils in der Nahrung achten.
Dies ergab eine Studie, in der 24 000 Übergewichtige über das Verhältnis Übergewicht und Ernährungsweise befragt wurden. Dabei fand sich keine deutliche Beziehung zwischen Kaloriengesamtaufnahme und Übergewicht. Jedoch waren Personen, die ihre Kalorien vorwiegend als Fett aufnahmen, wissenschaftlich eindeutig übergewichtiger, als jene, die die gleiche Kalorienmenge als Kohlenhydrate zu sich nahmen. Deshalb reicht eine Nahrungsverminderung zum Abnehmen allein nicht aus, wenn nicht gleichzeitig der Fettanteil reduziert wird.

Deshalb ist eine Analyse unserer täglichen Ernährung sinnvoll!

Richtig abnehmen – aber wie?

Die vielen im Handel befindlichen Schlankheitsmittel beweisen nur, daß es keines gibt, das richtig hilft, ausgenommen dem Hersteller. Und der Nutzen von »Wunderdiäten« ist ebenfalls zweifelhaft.
Eigentlich ist das Problem »Körpergewicht« eine Bilanzfrage: Wir halten unser Gewicht, wenn wir dem Körper mit der Nahrung nur die Energie zuführen, die er auch verbraucht. Wollen wir abnehmen, müssen die zugeführten Kalorien unter dem Energieverbrauch liegen. Das zwingt den Körper, die als Fett gespeicherte »Notreserve« anzugreifen, und wir nehmen ab.
Das ist natürlich leichter gesagt als getan. Doch einen Trost für uns Männer gibt es: Wir nehmen doppelt so schnell wie Frauen ab, weil wir mehr Muskeln haben, die Fette schneller verbrennen.

Die folgenden Hinweise sollen Ihnen beim »Abspecken« helfen:

- Machen Sie keine drastische Hungerkur, vor allem wenn Sie berufstätig sind! Das kann zu gesundheitlichen Schäden führen.
- Essen Sie regelmäßig weiter und überspringen Sie keine Mahlzeiten.
- Reduzieren Sie die tägliche Nahrungsaufnahme und ernähren Sie sich abwechslungsreich, z. B. mit Obst, Gemüse, Fisch.
- Achten Sie aber streng darauf, den Fettanteil als eigentlichen »Dickmacher« in Ihren Nahrungsmitteln zu reduzieren. Achten Sie dabei auch auf die sogenannten »versteckten« Fette, z. B. in der Wurst. Essen Sie mageres Fleisch und bevorzugen Sie Kohlenhydrate in Form von

Kartoffeln, Reis und Getreideprodukte und Ballaststoffe wie Gemüse und Vollkorn.

- Verringern Sie auch den Zuckerverbrauch und verwenden Sie zum Süßen Süßstoff. Statt Kaffeesahne sollten Sie lieber einen Schuß Magermilch nehmen.
  Achtung: Süßigkeiten enthalten häufig Zucker und Fette.
- Versuchen Sie die Salzaufnahme zu drosseln, denn Salz bindet Flüssigkeit im Körper und behindert eine Gewichtsabnahme.
- Trinken Sie ein bis zwei Liter pro Tag! Aber Vorsicht, in Getränken wie Limonaden, Cola usw. sind viele Kalorien enthalten. Bevorzugen Sie Mineralwasser!
- Reduzieren Sie den Alkoholgenuß, denn Alkohol ist kalorienreich.
- Treiben Sie zusätzlich regelmäßig Sport. Das hilft Fettvorräte abzubauen.
- Essen Sie viel Äpfel! Sie enthalten kalorienarme Ballaststoffe, die schnell satt machen. Außerdem stillt die enthaltene Apfelsäure das Hungergefühl. Auch Apfelsaft hilft! Achten Sie aber darauf, daß er keltertrüb ist, d. h. noch die Ballaststoffe (Pektine) enthält.
- Nehmen Sie sich vor Situationen in acht, wo man sich »etwas Gutes« gönnen will, im Urlaub, am Wochenende, an Feiertagen.
- Achtung! Stimmungsschwankungen und Depressionen, unter denen viele leiden, sind mit Heißhungergefühlen verbunden.

Haarprobleme – Sind Männer mit Glatze potenter?

Daran gibt es keinen Zweifel: Männer mit Glatze produzieren häufig mehr männliches Sexualhormon als andere Männer. Doch daß sie deshalb sexuell leistungsfähiger sind, ist wissenschaftlich nicht erwiesen.

Ein »haariger« Lebenslauf

Man kann sich jedes Haar als einen Faden von zusammengeflochtenen, verhornten Zellen vorstellen, das aus einem herausragenden Haarschaft und einer in der Kopfhaut befindlichen Haarwurzel besteht. Die Haarwurzel ist in der Kopfhaut in den Haarbalg (Haarfollikel), eine sackartige Röhre, eingebettet. Der Haarbalg endet in einer zwiebelartigen Verdickung, der Haarzwiebel, in die Blutgefäße und Nerven einmünden.
Im unteren Teil der Haarzwiebel befindet sich die Haarpapille, die für das Haarwachstum große Bedeutung besitzt. Wird die Haarpapille zerstört, kann das Haar nicht mehr nachwachsen. Auch eine zeitweilige Unterversorgung mit Nährstoffen oder eine nervöse Fehlsteuerung kann sich nachteilig auf das Haarwachstum auswirken.
Ein Haar wird vier bis sechs Jahre alt und durchläuft folgende Entwicklung:

- *Wachstumsphase* (Dauer 2 bis 6 Jahre): Hier werden von der Haarzwiebel in der Kopfhaut ständig neue Zellen gebildet, so daß das Haar im Monat durchschnittlich 1 cm wächst.

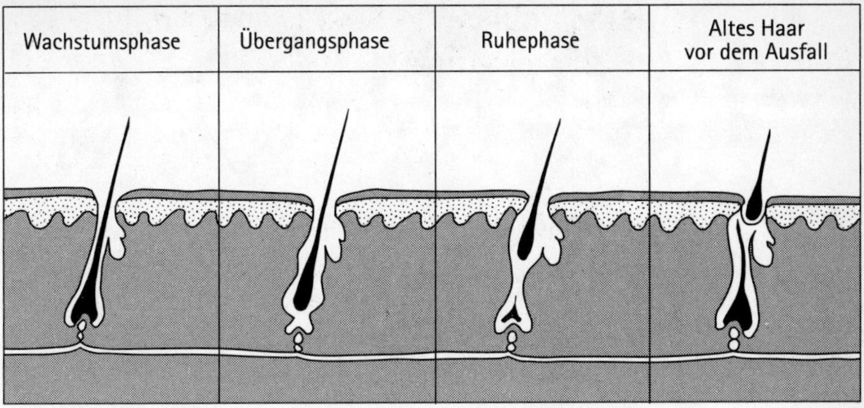

Abb. 26: Prinzip des Haarwechsels

- *Übergangsphase* (Dauer 2 bis 4 Wochen): Das Haarwachstum ist eingestellt.
- *Ruhephase* (Dauer 2 bis 4 Monate): Das Haar verbleibt als sogenanntes Kolbenhaar in der Kopfhaut, bis es durch ein nachwachsendes Haar abgestoßen wird.

Auf Grund dieser 3 Phasen besitzt der Mensch auf dem Kopf durchschnittlich 100 000 Haare und ein täglicher Verlust von 50 bis 100 Haaren ist normal. Ein deutlich stärkerer Haarverlust wird als Haarausfall (Alopezie) bezeichnet.

Haarkrankheiten des Mannes

Wenn man bedenkt, daß alle Kopfhaare im Monat insgesamt 1000 m wachsen, so ist das eine enorme Leistung, die aber sehr störanfällig ist.
Jede Beeinflussung dieses Vorganges – auch psychische Faktoren – wirkt sich auf Haarwachstum, -neubildung sowie auf die Haarqualität negativ aus.

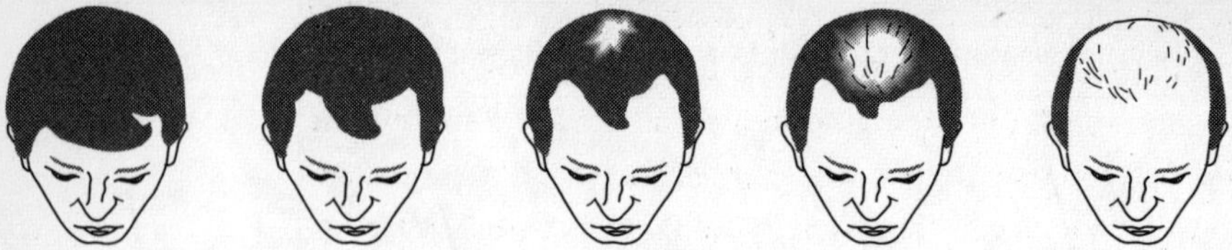

Abb. 27: Glatzenbildung beim Mann

Männer leiden vor allem unter der Glatzenbildung *(Alopecia androgenetica)*. Sie beginnt mit den »Geheimratsecken«, dann entsteht eine Tonsur und der Scheitel lichtet sich, bis nur ein hufeisenförmiger Haarkranz übrig bleibt.

Besonders drei Risikofaktoren, die über meist jahrelangen schubweise auftretenden Haarverlust zur Glatze führen, sind daran beteiligt:

- eine erbliche Veranlagung,
- das Alter und
- der Hormonhaushalt.

Über vierzig Prozent der Männer haben eine ererbte Veranlagung dazu, wobei die Neigung zur Glatze sowohl von der mütterlichen als auch väterlichen Seite stammen kann.

Von der Glatzenbildung sind

- ca. 12 Prozent der 25jährigen Männer,
- ca. 37 Prozent der 35jährigen,
- ca. 45 Prozent der 45jährigen und
- ca. 65 Prozent der 65jährigen Männer betroffen.

D. h., mit steigendem Alter wächst auch die Gefahr der Glatze. Große Bedeutung für Glatzenbildung besitzt das männliche Sexualhormon Testosteron. Denn Männer, die zuwenig davon produzieren – unter anderem Eunuchen –, be-

kommen keine Glatze. Die Wissenschaft hat festgestellt, daß bei Männern mit Veranlagung zur Glatze die Haarwurzeln in der Kopfhaut überempfindlich auf das körpereigene Testosteron reagieren. Kommen die Haarwurzeln in Kontakt mit Testosteron, bilden sie sich auf Grund entstehender Ernährungsstörungen zurück. Als Folge verändern sich die Entwicklungsphasen des Haares: die Wachstumsphasen werden kürzer und die Ruhephasen verlängern sich.
Die Haare selbst werden dünner, kürzer und sind weniger tief verwurzelt. Sie fallen aus, bis das Haarwachstum ganz zum Erliegen kommt.
Beim kreisförmigen Haarausfall *(Alopecia areata)* bilden sich – häufig bei Kindern und jungen Männern – durch Haarausfall münzgroße, kahle Stellen auf dem Kopf. Diese Haarkrankheit wird von körpereigenen Antikörpern verursacht, die die Haarwurzeln schädigen.
Häufig ist auch der diffuse Haarausfall *(Alopecia diffusa)*, bei dem die Haare am gesamten behaarten Kopfbereich langsam ausgehen.
Als Ursachen sind bekannt: Arzneimittel (Krebsmittel, Schilddrüsenhormone, blutfettsenkende, entzündungshemmende Mittel), Infektionskrankheiten, Schilddrüsenerkrankungen, Mangel an Mineralstoffen, Vitaminen, Proteinen, Streß und seelische Probleme.
Die Diagnose der Haarkrankheit erfolgt mittels des Trichogramms. Dazu reißt der Arzt ein Haarbüschel mit 30 bis 50 Haaren am Hinterkopf aus. Unter dem Mikroskop werden die Entwicklungsphasen der einzelnen Haare bestimmt (normal: ca. 90% in der Wachstums-, ca. 1% in der Übergangs- und ca. 10% in der Ruhephase).
Die Behandlung von Haarausfall ist schwierig und muß als Langzeittherapie durchgeführt werden. Während bei manchen Männern die Behandlung hilft, hat sie bei anderen keinen Erfolg, da oft mehrere körperliche und psychische Faktoren zusammenwirken.

Ein chirurgisches Verfahren, für das viel Werbung gemacht wird, ist die Haartransplantation. Dabei werden in 100 bis 200 kleinen Operationen mit örtlicher Betäubung jeweils 10 bis 40 Kopfhautstückchen mit intakten Haaren aus seitlichen Kopfpartien ausgestanzt und an den kahlen Stellen eingepflanzt. Ein langwieriger Prozeß, der den Verbraucher mehrere tausend Mark kostet. Wegen Komplikationen ist von der Einpflanzung künstlicher Haare abzuraten.
Die Behandlung des Haarausfalls ist langwierig und sollte als »abgestimmte Aktion« der gesamten Haarpflege betrachtet werden. Wer hier Erfolg haben will, muß Zeit und Geduld aufbringen!
Das Neueste auf dem Markt ist das an der Universität Helsinki entwickelte Haarwuchs- und Haarpflegeprogramm *Bioscalin*, dessen Wirksamkeit in medizinischen Studien nachgewiesen werden konnte. Dabei hat sich *Bioscalin* bei allen Formen des Haarausfalls bewährt.
Bioscalin besteht aus verschiedenen, in der Apotheke erhältlichen Haarkosmetika, mit sich ergänzenden haarwuchsfördernden und -pflegenden Substanzen.

Spezial-Haaraktivator:
Original Bioscalin forte enthält den neuen patentierten Wirkstoff Polyanion. Er stellt einen Wirkstoffkomplex von Mukopolysacchariden, speziellen Eiweißen, Kollagen, Aminosäuren, Vitaminen und antioxidativen Substanzen dar. In medizinischen Prüfungen an mehreren Universitäten wurde die Wirksamkeit von *Original Bioscalin forte* bei allen Formen des Haarausfalls nachgewiesen.
Dabei wurden folgende Ergebnisse erzielt:

- Steigerung der Anzahl wachsender Haare,
- Verminderung des Haarausfalls,

- Verlängerung der Lebensdauer der Haare und
- Steigerung der Gesundheit und Vitalität der Haare.

Original Bioscalin forte greift direkt an der Haarwurzel, dem Zentrum des Haarwuchses, an. Seine Wirkstoffe regulieren den gestörten Nährstoffaustausch an den Haarpapillen, verbessern die Energieversorgung und schützen vor negativen Umwelteinflüssen und Freien Radikalen. Sie geben dem Haar neuen Halt und Elastizität, pflegen nachhaltig die Kopfhaut und verbessern ihre Durchblutung.
Wichtig für einen Behandlungserfolg ist die kurmäßige Anwendung von *Original Bioscalin forte*, das täglich auf die Kopfhaut aufgetragen wird.

Haarshampoo:
Ganz wichtig bei Haarproblemen ist die Verwendung des richtigen Shampoos, vor allem wenn Sie die Haare öfters oder sogar täglich waschen.
Original Bioscalin Haar Shampoo ist hautfreundlich und enthält weder Alkali noch Cholesterin und Lanolin. Letztere Substanzen beeinträchtigen das normale Haarwachstum.
Original Bioscalin Haar Shampoo befreit nicht nur Haare und Kopfhaut von Schmutz, Fett, Hautabschilferungen und Mikroorganismen, sondern führt auch der Kopfhaut glättende und schützende Substanzen zu, die sonst beim Haarewaschen verlorengehen.

Haarelixier:
Um den normalen Haarwuchs zu erhalten, müssen die dafür verantwortlichen Zellen funktionstüchtig erhalten werden. Dazu gehört auch die Entfernung von alten Haar- und Hornresten aus den Haarbälgen, damit das Haar ungehindert nachwachsen kann. Diese Aufgabe erfüllt das *Original Bioscalin Haar Elixier.*

Haarwasser:
Bestimmte Naturstoffe wie die Vitamine Pantothensäure, Biotin und Niacin sowie Salicylsäure und Allantoin sind die Wirkstoffe im *Original Bioscalin Haar-Wasser.*
Sie besitzen für den Haarstoffwechsel eine große Bedeutung, regen das Haarwachstum an, kräftigen das Haar und sorgen für eine bessere Durchblutung der Kopfhaut.

Innere Anwendung:

1. Erfahrungen zeigen, daß Haarqualität und Haarausfall auch durch die Einnahme bestimmter Naturstoffe wie Vitamine (Pantothensäure, Biotin, B-Vitamine, antioxidative Vitamine), Goldhirse, Hefe (Selen) und Weizenkeimöl *(Original Bioscalin Haar Nährstoff Kapseln)* günstig beeinflußt werden können.
2. Die Zinkkonzentration im Haar ist hoch, denn Zink spielt eine große Rolle im Stoffwechsel des Cystins, der wichtigsten Aminosäure des Keratins. Keratin ist der Hauptbestandteil unseres Haares.
   Haarausfall kann auch ein Zeichen für Zinkmangel sein. Deshalb ist sowohl beim diffusen als auch beim kreisförmigen Haarausfall die Einnahme eines Zinkpräparates *(Unizink 50 Filmtabletten)* zu empfehlen.

Das können Sie bei Haarausfall selbst tun:

- Meiden Sie Sonnenlicht (UV-Strahlen). Freie Radikale beeinträchtigen die Haarqualität. Tragen Sie deshalb eine Kopfbedeckung!
- Ständiges Bürsten der Haare führt zu einer mechanischen Überbeanspruchung des Haares und damit zu Haarschäden.
- Benutzen Sie beim Haareföhnen nicht die höchste Heizstufe, denn Hitze schadet Ihrem Haar.

- Wenn Sie im Meer baden, bleiben kleinste Salzkristalle im Haar. Sie wirken wie Brenngläser und verstärken die schädliche Wirkung des Sonnenlichtes aufs Haar. Duschen Sie deshalb gleich nach dem Bad im Meer.
- Beim Baden im Pool wirken Chemikalien (Chlor, Zusätze gegen Algen usw.) aufs Haar. Deshalb hinterher gleich duschen!

Die Hautpflege des Mannes – Kein Luxus, sondern Notwendigkeit

Die Kosmetik, die Körper- und Schönheitspflege, galt früher als die Domäne der Frau.
Das ist überholt! Denn noch nie zuvor war unsere Haut so vielen Gefahren ausgesetzt, die auch den Mann zwingen, etwas für die Erhaltung und Pflege dieses wichtigen Organs zu tun.

Die Haut – ein »Multitalent«

Unsere Haut, die nur 1,3 mm dick ist, besteht aus drei Schichten mit unterschiedlichen Aufgaben:

Sie sollten zum Arzt gehen,
– wenn sich die Haut stark schuppt,
– bei starkem Juckreiz,
– bei Hautentzündungen,
– bei Hautausschlag,
– bei Bläschen und Pusteln.

- der *Oberhaut* mit ihren verhornten Zellen, die die äußere Schutzschicht bildet.
- der *Lederhaut*, die für Festigkeit und Elastizität sorgt, und
- dem *Unterhaut-Fettgewebe*, das das Körperinnere gegen Temperaturschwankungen schützt.

Vielseitig sind die Aufgaben, die das »Multitalent« Haut täglich erfüllen muß: Die Abgrenzung unseres Körpers gegenüber der Umwelt und die Aufnahme und Weiterleitung von Berührungsreizen vom zärtlichen Streicheln bis zum Schmerz.
Weiterhin regelt die Haut unsere Körpertemperatur, wehrt Krankheitserreger und schädliche Substanzen ab und wirkt als Puffer gegen Stoß und Druck.
Hinzu kommen Belastungen, die ständig auf die Haut einwirken und sie schädigen, wie Witterungseinflüsse, Medi-

kamente, Alkohol, Nikotin, Chemikalien, Industrieabgase, hautunverträgliche Textilien, Sonnenlicht (UV-Strahlen) und trockene Heizungsluft.
Dabei wird die Haut heute vielfach überfordert, was die erschreckende Zunahme von Hautkrankheiten eindeutig belegt.

»Hauttyp« und »aktueller Hautzustand«

In der Kosmetik wird heute zwischen dem »Hauttyp« und dem »aktuellen Hautzustand« unterschieden.
Es gibt die Hauttypen *normal, fett* und *trocken*, wobei in bestimmten Zonen, z. B. dem Gesicht, verschiedene Hauttypen gleichzeitig vorkommen *(Mischhaut)*.
Unser Hauttyp läßt sich nicht verändern, er ist genetisch bestimmt, d. h. wir bekommen ihn vererbt.
Was sich aber im Laufe unseres Lebens auf Grund von verschiedenen Faktoren ändert, ist der aktuelle Hautzustand.
Der aktuelle Hautzustand hängt in erster Linie von der Art und Menge des Hydrolipidfilms ab.
Der Hydrolipidfilm oder Säureschutzmantel besteht aus Wasser und Fettsubstanzen, die von den Schweiß- und Talgdrüsen produziert werden. Sie überziehen unsere Hautoberfläche wie ein Film und schützen sie vor Krankheitserregern, Austrocknung, Umwelteinflüssen und mechanischen Schädigungen.
In Zusammensetzung und Dicke kann sich der Hydrolipidfilm von Mensch zu Mensch stark unterscheiden.
Doch der Hydrolipidfilm der Haut ist störanfällig und verändert sich unter dem Einfluß verschiedener Faktoren. Neben dem Hauttyp sind hier Krankheiten (Verdauungsbeschwerden), äußere Einflüsse (Klimaanlagen, Heizungen, Temperaturschwankungen, Wind, Sonnenstrahlung, Luftschadstoffe), verschiedene Jahreszeiten, Lebensalter und

So finden Sie die richtige Creme! Emulsionen, Cremes oder Lotionen – Hautpflegeprodukte sind ein Gemisch aus Öl und Wasser. Auf das richtige Verhältnis kommt es an. Es muß zu Ihrem aktuellen Hautzustand passen. Tragen Sie das Mittel auf die gereinigte Haut auf! Nach drei Stunden kontrollieren: Glänzt die Haut? Der Ölgehalt ist zu hoch. Bemerken Sie ein Spannungsgefühl? Dann brauchen Sie ein fetthaltigeres Mittel.

Streß zu nennen. Hautärzte warnen: Wer zu häufig badet oder duscht, schädigt den Hydrolipidfilm der Haut. Die Haut trocknet aus und Krankheitserreger haben leichtes Spiel. Es dauert Stunden, bis dann der Hydrolipidfilm wieder voll »einsatzfähig« ist. Deshalb gilt: Liegen keine besonderen Gründe (schwere körperliche Arbeit, Sport, heißes Wetter) vor, dann das Duschen oder Baden auf zwei- bis dreimal wöchentlich beschränken. Achseln, Intimbereich und Füße täglich waschen!

Drei Hautzustände

In Abhängigkeit vom Zustand des Hydrolipidfilms der Haut werden heute folgende aktuelle Hautzustände unterschieden:

1. Der normale Hautzustand:
Er kommt selten vor. Die Haut ist hier seidig weich, kleinporig, samtig, straff, rosig, nicht zu fett und nicht zu trocken. Sie ist wenig empfindlich.

2. Der fett-feuchte Hautzustand:
Hier ist der Hydrolipidfilm stark ausgeprägt und führt zu glänzender, grobporiger, weiß-blasser Haut, die oft voll von Mitessern und anderen Hautunreinheiten ist.
Viele Männer leiden an unreiner Haut. Im jugendlichen Alter gilt die »Jung-Männer-Krankheit« Akne als unangenehmer Begleiter. Doch die Akne ist nicht nur ein dermatologisches Problem.
Besonders bei jungen Männern löst Akne Komplexe und Kontaktschwierigkeiten aus.
Bei Akne hat sich die Einnahme von Zink *(Unizink 50 Filmtabletten)* bewährt. Hier sollte *Unizink 50* über einen längeren Zeitraum eingenommen werden.

Der fett-feuchte Hautzustand, der sich in der Pubertät entwickelt, verschwindet mit zunehmendem Alter.

3. Der fettarm-trockene Hautzustand:
Dieser Hautzustand kommt heute am häufigsten vor!
Hier ist der Hydrolipidfilm so dünn und schwach ausgebildet, daß die Hautzellen nicht mehr geschützt sind.
Fettarm-trockene Haut bereitet häufig Probleme. Sie spannt leicht, juckt, wird schuppig und rauh, entzündet sich schnell und ist sehr empfindlich.
Mit zunehmendem Alter nimmt die Tätigkeit der Talg- und Schweißdrüsen ab. Die meisten Menschen leiden dann an fettarm-trockener Haut, der »Altershaut«. Diese Veränderung kann schon ab dem dreißigsten Lebensjahr einsetzen. Besonders deutlich ist die Abnahme des Wassergehaltes der Haut im Alter zu erkennen. Hebt man die Haut eines älteren Menschen an, so bleibt die Hautfalte bestehen. Dies ist bei einem jungen Menschen kaum möglich.

Lassen Sie sich beim Kauf von Kosmetika nicht vom ausländischen Namen, der Verpackung oder dem Preis beeindrucken. Entscheidend sind nur die darin enthaltenen natürlichen Wirkstoffe. Ab dem 1.1.1997 müssen die Inhaltsstoffe auf der Verpackung angegeben sein. Außerdem ist ein Haltbarkeitsdatum anzugeben.

Reinigen und Schützen

Durch die Hautreinigung sollen Hautschüppchen, Fett, Pflegemittelreste und Schmutzpartikel abgelöst werden.
Zur Hautreinigung werden Seifen heute nicht mehr verwendet. Sie zerstören den Hydrolipidfilm, lösen Feuchthalter und Fettsubstanzen (Lipide) aus der auf der Oberhaut befindlichen Hornschicht.
Besser geeignet sind sogenannte Syndets *(Ovacion Dusch- und Badegel)*. Das sind waschaktive Substanzen, die weder den Hydrolipidfilm der Haut zerstören, noch die Haut austrocknen. *Ovacion* enthält außerdem noch pflegende Substanzen, die der Haut Elastizität und Geschmeidigkeit verleihen.
Um den für die Haut lebenswichtigen Hydrolipidfilm funk-

tionsfähig zu erhalten, ist die tägliche Anwendung eines Schutz- und Pflegepräparates *(Ovacion Körperlotion)* notwendig. *Ovacion Körperlotion* versorgt die Haut nachhaltig mit Feuchtigkeit. Avocadoextrakte machen sie glatt und geschmeidig und Lindenblütenauszüge entspannen sie.

Eine große Tradition besitzt das Baden mit wertvollen ätherischen Ölen *(Frühmesner Badeöl).*

Frühmesner Badeöl pflegt nicht nur die Haut, sondern regt auch die Hautdurchblutung und den Hautstoffwechsel an, entfernt krankmachende Mikroorganismen von der Haut, beseitigt Körpergeruch und macht die Haut weich und glatt.

Körpergeruch erschwert Kontakte

Es gibt Männer, die trotz des eifrigen Gebrauchs von Wasser und Seife ständig unter Körpergeruch leiden.

Ursache ist meist übermäßiges Schwitzen, erkennbar an feuchten Händen, nassen Achseln und durchgeschwitzten Hemdkragen.

Neben bestimmten Krankheiten wie z. B. Schilddrüsenüberfunktion, Diabetes und Tuberkulose ist starke Schweißabsonderung auch den psychosomatischen Störungen zuzuordnen. Ausgelöst durch Streß, Hektik, Erschöpfung oder Angst, die auf einer Überfunktion des vegetativen Nervensystems beruhen.

Hier sollte als zuverlässige Hilfe ein Antitranspirans *(Original Murnauers Mineral DeoKristall)* zur Anwendung kommen, das Körpergeruch bis zu 24 Stunden stoppt.

Der Wirkstoff, das Mineral Ammonium-Aluminiumsulfat, führt zu einer Verengung der Ausführungsgänge der Schweißdrüsen, so daß weniger Schweiß an die Hautoberfläche dringt. Außerdem werden auf der Hautoberfläche bestimmte Bakterien abgetötet, die den geruchslosen frischen

Schweiß in übelriechende Produkte verwandeln und damit den Körpergeruch verursachen.
Gegen eine Langzeitanwendung von *Original Murnauers Mineral DeoKristall* gibt es keine Bedenken, da er sehr gut hautverträglich ist.
Die Anwendung ist einfach: *Original Murnauers Mineral DeoKristall* mit Wasser anfeuchten und damit die schweißbildenden Stellen, z. B. unter den Achseln, bestreichen. Nach Gebrauch den Kristall abtrocknen.
Wer Spray bevorzugt, kann das Ammonium-Aluminiumsulfat auch als *Original Murnauers Mineral Achsel Geruch Stop* anwenden. Bei vielen Männern ist die starke Schweißbildung nur an den Füßen ausgeprägt. Denn an unseren Fußsohlen befinden sich besonders viele Schweißdrüsen.
Hier sind regelmäßige Fußbäder mit Ammonium-Aluminiumsulfat *(Original Murnauers Mineral Geruch Stop Fußbad)* zu empfehlen. Wer es bequemer liebt oder für unterwegs, kann einen speziellen Spray *(Original Murnauers Mineral Fußgeruch Stop)* anwenden.

Ein gewinnendes Lächeln …

Was nützt das charmanteste Lächeln, wenn ungepflegte gelbbraun verfärbte Zähne zum Vorschein kommen. Doch hier sind viele Zahnpasten überfordert, denn bestimmte Nahrungsmittel wie z. B. schwarzer Tee führen zu gelbbraunen Zahnbelägen. Hier ist die Anwendung einer Spezialzahncreme *(Perlweiß, Das Schönheits-Zahnweiß)* angebracht. Sie entfernt auf schonende Weise hartnäckige Zahnbeläge, ohne den Zahnschmelz oder das Zahnfleisch zu schädigen.
Bei Rauchern sind hartnäckig gelbbraun verfärbte Zähne und Mundgeruch ein »Markenzeichen«. Hier ist eine speziell

entwickelte Zahnpasta *(Perlextraweiß, Das Raucher-Zahnweiß)* zu bevorzugen, die den Zähnen ihre natürliche weiße Farbe wiedergibt und Mundgeruch beseitigt.

Leider verlieren unsere Zähne, besonders mit zunehmendem Alter, auch Mineralstoffe, was auf Kosten ihrer Härte und Beißfestigkeit geht. *Perlmineralweiß, Das Vital-Zahnweiß* enthält Calcium und Fluorid, die beim regelmäßigen Zähneputzen in die Zähne eingelagert werden und so den Zahnschmelz stärken.

Sportverletzungen – Männer übertreiben gern!

Eigentlich soll der Freizeitsport Spaß machen! Doch daran habe ich meine Zweifel, wenn ich täglich die Jogger schweißüberströmt und mit verzerrtem Gesicht an mir vorbeihecheln sehe.
Als Ausgleich zur meist sitzenden Beschäftigung fahre ich Rad. Aber ich wage es kaum zu gestehen: Auf einem alten Drei-Gang-Rad, in »Normalkleidung«, ohne buntem Fahrerdreß mit enganliegenden Hosen, Helm und Brille. Natürlich bin ich für die komplett ausgestatteten »Profis der Landstraße« Luft, wenn sie, über die Lenker ihrer teuren Räder gebeugt, an mir vorbeirasen.
Dafür genieße ich die Landschaft, ohne mit den gefahrenen Kilometern meinen Mitmenschen imponieren zu wollen. Hat das Wettbewerbs- und Leistungsdenken – sehr zur Freude der Sportartikelhersteller – jetzt auch die Freizeit vereinnahmt?
Fast scheint es so, wenn man die wachsende Zahl von Sportverletzungen betrachtet. Oft verursacht von Untrainierten, die »aus dem Stand heraus« nach Höchstleistungen streben.

Ursachen von Sportverletzungen

Schätzungen sprechen von jährlich über einer Million Verletzungen bei Sport und Spiel in Deutschland. Zum Glück sind davon 75 Prozent leichte Verletzungen, die von den Sportlern erfolgreich selbst behandelt werden.
Viele Verbraucher, die beschließen Sport zu treiben, über-

»Wer Sport treibt, hat mehr vom Leben!« Das ist das Ergebnis von sportmedizinischen Untersuchungen.

schätzen ihre körperlichen Möglichkeiten bzw. sie unterschätzen die von ihnen gewählte Sportart. Die Folge ist oftmals eine Verletzung.

Schon 90 Minuten sportliche Betätigung pro Woche sind ausreichend, um die Gesundheit zu stärken und das Wohlbefinden zu verbessern.

Aber auch zu kurze Vorbereitung, z. B. mangelndes Aufwärmen, schlechte Ausrüstung oder ungünstige Witterungsbedingungen, steigern ebenfalls die Unfallgefahr.

Interessant ist auch die Statistik über Sportverletzungen: Am häufigsten »erwischt« es mit 52 Prozent die Füße und Beine. Dann folgen mit 27 Prozent die Arme und mit 15 Prozent Sportverletzungen des Kopfes. Als besonders unfallträchtig gelten Fußball, Hockey und Handball.

Akute Sportverletzungen

1. Prellung (Kontusion)

Sport ist bestens geeignet, um Streß abzubauen: Die im Alltag erlebte Anspannung wird vermindert und Probleme sind leichter zu bewältigen.

Es kommt durch Schlag oder Stoß zu einer Gewalteinwirkung auf Körperteile, wobei die Haut unverletzt bleibt. Dabei sind Blutungen unter der Haut, Zerreißen von Blutgefäßen und Schmerzen die Folge. Etwas später bildet sich der an der Hautverfärbung erkennbare Bluterguß.

2. Muskelzerrung

Sie tritt entweder gleich zu Beginn oder am Ende der sportlichen Aktivitäten auf. Denn als Ursachen einer Muskelzerrung gelten ungenügendes Aufwärmen oder starke Übermüdung der Muskulatur. Kennzeichnend ist ein krampfartiger Schmerz, verbunden mit einem zunehmenden Spannungsgefühl. Weiterhin sind Schwellung und kleine Blutergüsse im Muskel typisch.

Bewegung ist lebenswichtig, auch vorbeugend: Ein zu gering belasteter Kreislauf altert schneller und wird anfällig für die Zivilisationskrankheiten (Arteriosklerose, Herzinfarkt, Schlaganfall)

3. Muskelfaserriß

Hier kommt es im Gegensatz zur Muskelzerrung zu einem messerstichartigen spitzen Schmerz im betroffenen Muskel. Nach den noch zu besprechenden Sofortmaßnahmen sollte

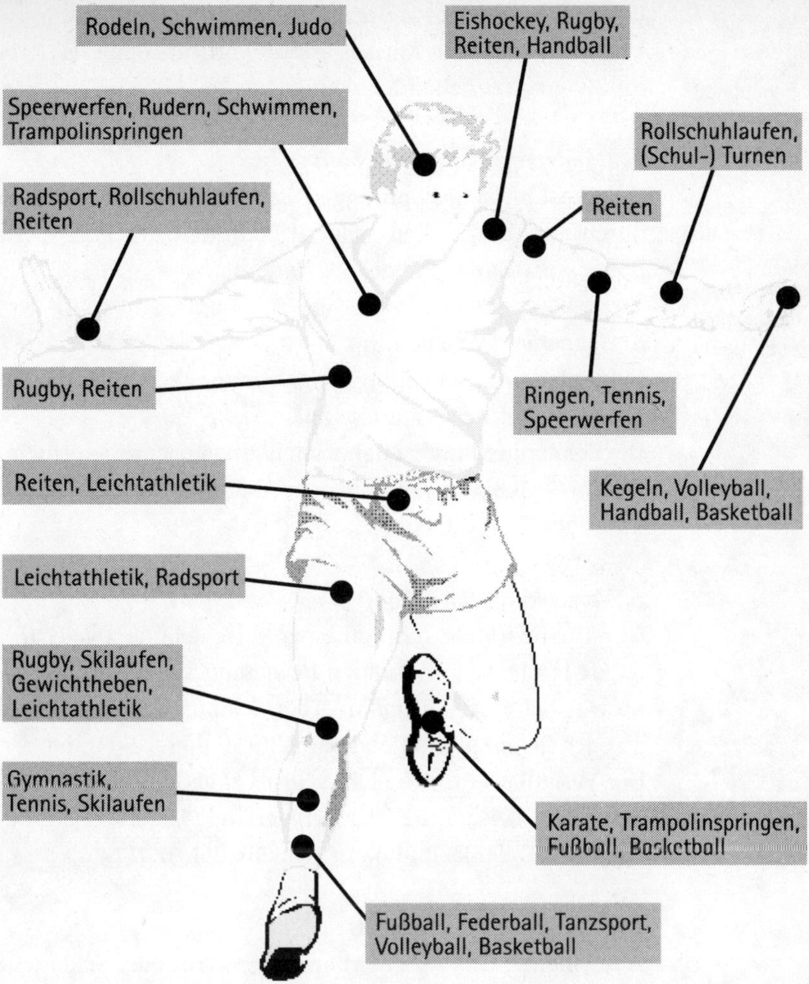

Abb. 28: Verletzungsschwerpunkte bei einzelnen Sportarten

der Arzt aufgesucht werden, um abzuklären, ob eine Muskelzerrung oder ein Muskelfaserriß vorliegt. Denn letzterer muß vom Arzt behandelt werden.

Untersuchungen ergaben, daß Männer, die regelmäßig Sport treiben, sexuell aktiver und leistungsfähiger sind als Männer ohne sportliche Betätigung.

4. Bänderzerrung (Distorsion)

Davon ist meist das Sprunggelenk betroffen, hervorgerufen durch ein »Umknicken« oder »Übertreten« des Fußes. Als Folge schwillt das Fußgelenk stark an.

5. Sehnenverletzungen

Sie treten als Sehnenprellung, -zerrung, Sehneneinrisse oder komplette Sehnenrisse auf.

Die Sehnenprellung ist dabei am häufigsten, ausgelöst wird sie durch Schlag oder Tritt. Hier sind kleinste Blutergüsse unter der Haut die Folge.

6. Verrenkung (Luxation)

Gewalteinwirkung führt zu einer Verschiebung zweier Gelenkteile über den normalen Bewegungsspielraum hinaus. So tritt bei einer Verrenkung der Schulter der Gelenkkopf aus der Gelenkpfanne und verbleibt in dieser Stellung.

Die Verrenkung sollte nicht selbst behandelt werden. Hier heißt die Devise: Möglichst schmerzfreie Lagerung des betroffenen Gelenks und dann schnell zum Arzt!

7. Knochenbruch (Fraktur)

Auch hier ist Gewalteinwirkung durch Tritt oder Schlag die Ursache mit der Folge einer Durchtrennung von Knochenstrukturen.

Schon ein regelmäßiges, langsam zu steigerndes Bewegungs-Ausdauer-Training, bei dem man in jedem Fall ins Schwitzen kommen sollte, wirkt gesundheitsfördernd!

Die Beschwerden sind so unterschiedlich wie die Brüche selbst: Schmerzen verschiedenster Intensität, begleitet von einem Knacken oder Knirschen im Knochenbereich; weiterhin Funktionsausfall, Schwellung, abnorme Stellung der Knochen; dazu oft noch Übelkeit und Schweißausbrüche. Beim offenen Bruch durchspießen Knochenteile die Haut,

was die Gefahr von Nerven- und Gefäßverletzungen sowie Infektionen mit sich bringt.
Auch hier gilt: Der Verletzte soll so schnell wie möglich zum Arzt! Vorher eventuell schienen und schmerzarm lagern. Der Verletzte darf keine Speisen und Getränke zu sich nehmen.
Bei Kreislaufschwäche (Schockgefahr) den Kopf tief und die Beine hoch lagern. Den Verletzten nicht allein lassen!

Geeignet sind hierfür Bewegungsarten, die über eine längere Zeit einen erhöhten Luftaustausch erfordern und große Muskelgruppen beanspruchen. Dazu gehören insbesondere Radfahren, Schwimmen und Dauerlauf.

8. Muskelkater

Schmerzen in den Muskeln, die in Ruhe, aber auch bei sportlichen Aktivitäten auftreten, werden als Muskelkater bezeichnet.
Meist tritt der Muskelkater 1 bis 2 Tage nach sportlicher Belastung auf. Oftmals lösen ein zu intensives Training oder ungewohnte Bewegungsabläufe die Schmerzen aus. Als Ursache werden kleinste Verletzungen in der Muskulatur angenommen.

9. Hautverletzungen

Am häufigsten sind durch Sturz ausgelöste Hautabschürfungen, durch die Fremdkörper und Mikroorganismen in den Körper eindringen können.

Ganz wichtig – schnelle und richtige Hilfe!

Von großer Bedeutung ist, daß eine Sportverletzung schnell und richtig behandelt wird, denn jede Verzögerung verlängert die Therapie um Tage.
Deshalb sollte man als Sportler seine »Erste-Hilfe-Ausrüstung« (Kühlkompresse, Kompressionsbinde, Salbe oder Gel) immer in erreichbarer Nähe haben.
Die bei Prellung, Muskelzerrung, Muskelriß und Bänderzerrung auftretenden Beschwerden werden durch eine Entzün-

dung – gekennzeichnet durch Schmerz, Schwellung, Bluterguß, Rötung und Erwärmung der betroffenen Stelle – hervorgerufen.
Deshalb kann man diese Sportverletzungen auch nach dem PECH-Schema erfolgreich behandeln.

Dabei bedeutet PECH:

P	E	C	H
Pause	Eis	Compression	Hochlagern

Durch die PECH-Sofortmaßnahmen soll erreicht werden:

- Hemmung der Entzündung
- Linderung der Schmerzen
- Rückbildung von Schwellung und Blutergüssen
- Wiederherstellung der Beweglichkeit

Hier die PECH-Sofortmaßnahmen im einzelnen:

1. Pause:
Es ist logisch, daß das verletzte Körperteil nicht mehr bewegt werden darf, um den Entzündungsprozeß in Grenzen zu halten. Also Ruhe und schmerzarme Lagerung sind hier ganz wichtig.

2. Eis:
Mit der sofortigen Anwendung von Kälte werden die Beschwerden einer Sportverletzung entscheidend gelindert bzw. ihre Ausbreitung unterdrückt. Kälte vermindert die Schmerzen, stoppt die Entzündung und Schwellung.
Als Kältequellen sind Eis bzw. kaltes Wasser überall vorhanden. Sie legt man als Eisbeutel oder als in kaltes Wasser getränkte Tücher auf die verletzte Stelle.
Doch beachten Sie bitte: Die Haut muß immer vor direkter Eiseinwirkung geschützt werden, indem Sie elastische Bin-

den, Papiertaschentücher oder Handtücher zwischen Eis und Haut legen. Knochen, die sich direkt unter der Haut befinden, wie z. B. die Kniescheibe, dürfen nicht unterkühlt werden, da dies Schmerzen auslöst.
Heute sehr beliebt als Kälte- oder Wärmequelle sind mit einem Gel gefüllte Kissen *(ColdHot Pack)*.
ColdHot Pack wird für den Bedarfsfall im Gefrierfach des Kühlschranks aufbewahrt und gibt bei einer Sportverletzung gleichmäßig Kälte an das verletzte Körperteil ab. *ColdHot Pack* ist wiederverwendbar!
Diese Kalt-Warm-Kompresse sollte heute in jedem Haushalt einsatzbereit vorhanden sein, da Zerrungen, Stauchungen und Prellungen nicht nur beim Sport, sondern auch im Haushalt oder in der Freizeit auftreten können. Außerdem kann man das *ColdHot Pack* auch als Wärmespender bei Muskelkater, chronischen Schmerzen, Rückenschmerzen und Hexenschuß einsetzen. Dazu *ColdHot Pack* ca. 5 Minuten in heißem – nicht siedendem – Wasser erwärmen und dann in ein Tuch gehüllt auflegen.
Kritisch beurteilt werden Kältesprays. Die Kühlwirkung ist nur kurz und dringt nur wenig ins Gewebe. Bei unsachgemäßer Anwendung kann es zu Erfrierungen kommen.

3. Compression:
Eine feste, aber elastische Binde (Idealbinde 8 bis 10 cm) gibt dem verletzten Körperteil Halt und stellt ihn weitgehend ruhig.
Außerdem stoppt der Compressionsverband die Blutung ins Gewebe und hemmt die Schwellung. Hierbei kann die Binde mit kaltem Wasser getränkt werden.
Die Binde nicht zu eng wickeln, um Abschnürungen zu vermeiden. Nach ca. 30 Minuten Binde lösen und das ganze Gebiet durchbluten lassen. Danach erneut verbinden. Bereits hier können Salben oder Gele *(Traumalitan 60 000 Gel und Salbe)* aufgetragen werden.

Traumalitan mit seinem Wirkstoff Heparin – einem Naturstoff – wirkt kühlend, entzündungswidrig und abschwellend und wird vom Verletzten als wohltuend empfunden. Außerdem beschleunigt *Traumalitan* die Beseitigung des Blutergusses.
Wird die Sportverletzung nicht bandagiert, ist *Traumalitan 60 000 Gel* zu verwenden, unter einem Verband sollte *Traumalitan 60 000 Salbe* zur Anwendung kommen.
Wenden Sie niemals in der akuten Verletzungsphase Einreibungen oder Salben an, die auf der Haut Wärme erzeugen (Rheumasalben)! Der durchblutungsfördernde und damit wärmeerzeugende Effekt verschlimmert die Entzündung.

4. Hochlagern:
Beim Hochlagern des verletzten Armes oder Beines für ca. 12 bis 24 Stunden kommt es zu einer Minderdurchblutung des verletzten Gebietes und gleichzeitig wird der Rückstrom des venösen Blutes aus diesem Gebiet verbessert. Das bewirkt eine Abnahme der Schwellung und eine schnellere Auflösung des Blutergusses.

Andere Sportverletzungen

1. Muskelkater:
Zur Vorbeugung als auch zur Behandlung des Muskelkaters gilt in Sportlerkreisen die Kombination von Magnesium und Vitamin E *(Magnesium Tonil Kapseln)* als bewährtes Mittel. Bis jetzt wurde der Muskelkater immer nur durch Wärmeanwendung therapiert.

2. Hautverletzungen:
Bei Hautverletzungen ist eine schnelle Reinigung und Desinfektion wichtig, um einer Infektion vorzubeugen. Hier be-

währt sich das Auftragen eines jodhaltigen Arzneimittels *(Betaisodona Lösung und Salbe).*
Betaisodona tötet schnell und zuverlässig in die Wunde eingedrungene Bakterien, Pilze und Viren ab und beugt so einer Infektion vor. Anschließend die Wunde mit einer sterilen Kompresse abdecken!
Bei Hautverletzungen muß immer an das Problem der Tetanusschutzimpfung gedacht werden. Eine Auffrischimpfung soll regelmäßig, spätestens alle 10 Jahre vorgenommen werden.

Wirksamer Schutz vor Sportverletzungen

Leistungssportler nehmen heute vor Wettkämpfen eiweißspaltende pflanzliche und tierische Enzyme in Form eines Naturheilmittels *(Wobenzym N Dragees)* ein.
Im Falle einer Sportverletzung halten diese Enzyme den Prozeß der Entzündung und Schwellung in Grenzen, fördern die schnellere Abheilung und verhindern die Gefahr von Spätschäden. Deshalb benutzen auch immer häufiger Breitensportler *Wobenzym N Dragees.*
Auch in der unterstützenden Behandlung von chronischen Sportverletzungen, z. B. beim Tennisarm (Epicondylitis), leistet *Wobenzym N* wertvolle Hilfe.

So können Sie sich selbst vor Sportverletzungen schützen

- Bevor Sie sich entschließen, Sport zu treiben, lassen Sie sich von Ihrem Arzt untersuchen. Er kann Ihnen Verbindliches über Ihre Leistungsfähigkeit sagen und Ihnen geeignete Sportarten empfehlen.
  So sollten Sie mit Übergewicht wohl besser nicht laufen,

weil das Ihre Gelenke zu sehr belastet. Wie wäre es dafür mit Schwimmen?

- Durch Aufwärmen vor dem Training können viele Sportverletzungen vermieden werden. So sind Laufen auf der Stelle oder das Trainingsfahrrad zu empfehlen und anschließend für zehn Minuten leichte Dehnungsübungen.
- Wenn Sie zwei- bis dreimal wöchentlich Sport treiben – nicht an zwei aufeinanderfolgenden Tagen –, wird der Körper schon ausreichend »durchgearbeitet« und es zeigen sich positive Auswirkungen auf die Gesundheit.
- Hören Sie auf die Signale Ihres Körpers und vermeiden Sie eine Überbeanspruchung.
- Denken Sie daran, daß Sport zu einem erhöhten Bedarf an Mineralstoffen und Vitaminen führt, den Sie in geeigneter Form (Mineralwasser, Vitaminpräparat) decken müssen.

Die Sauna – Ein Geheimtip nicht nur für Männer

> *»Den Tag, den Du in die Sauna gehst, wirst Du nicht älter!«*
> Russisches Sprichwort

Wissenschaftliche Untersuchungen belegen den gesundheitsfördernden Effekt der Sauna, vorausgesetzt, der Saunabesuch erfolgt regelmäßig einmal wöchentlich. Die Beliebtheit der Sauna basiert auf der angenehmen Vereinigung von Körperpflege, Entspannung, Geselligkeit, Infektionsprophylaxe und körperlicher Abhärtung.
Vielleicht kann der folgende Beitrag Sie überzeugen – so wie der Autor dieses Buches –, jede Woche einige Stunden für das Saunabaden zu reservieren. Ihr Körper wird es Ihnen danken!

Das Wort »Sauna« ist der finnischen Sprache entlehnt und heißt soviel wie »der Gang in die Sauna«.

Ein geschichtlicher Rückblick

Die Sauna ist keine Erfindung der Neuzeit. Schon die Kreuzritter lernten auf ihren Kriegszügen in den arabischen Ländern diese Annehmlichkeit kennen und führten sie in Mitteleuropa ein.
Mit der im 17. Jahrhundert aufkommenden Mode, »sich nicht mehr zu waschen«, geriet leider auch die Sauna in Vergessenheit.
Eine Renaissance in Deutschland erlebte sie auf der Olympiade 1936 in Berlin, als finnische Sportler eine Sauna benutzten und die Presse groß darüber berichtete.
Deutsche Soldaten, die während des 2. Weltkrieges in skan-

Für die Sauna benötigen Sie:
- Badeschuhe (Saunalatschen)
- Bademantel
- ein Handtuch
- ein großes Handtuch (Saunatuch)
- Duschge
- Körperlotion.

dinavischen Ländern eingesetzt waren, lernten diese Form des Badens schätzen und machten sie in Deutschland populär.
Heute besuchen ca. 7 Millionen Deutsche die öffentlichen Sauna-Bäder, nicht eingerechnet die Benutzer von Privat-Saunen.

Hinweise für das richtige Saunieren

Das Sauna-Bad ist ein trocken-heißes Raumbad, das im Wechsel mit Abkühlung durch kaltes Wasser und Luft benutzt wird.

Säuglinge und Kleinkinder unter 2 Jahren sollten nicht in die Sauna mitgenommen werden (Gefahr von Krämpfen der Atemmuskulatur).

Und so saunieren Sie richtig:
Nach dem Auskleiden zieht man die mitgebrachten Saunalatschen (Fußpilzgefahr) an, reinigt sich unter der Dusche, trocknet sich gut ab und betritt dann nackt den Schwitzraum.
Das ist ein mit Holz verkleideter Raum, der an den Wänden drei Stufen hat.

Ein Saunagang besteht aus
- Wärmephase
- Abkühlphase
- Ruhephase.

Als Wärmequelle dient meist ein Elektroofen, der Temperaturen zwischen 60 und 100 °C erzeugt. Doch Angst vor Verbrennungen braucht niemand zu haben, da die trockene Luft Wärme schlecht leitet, so daß auch hohe Temperaturen vom Körper gut vertragen werden.
Nun setzt oder legt man sich auf eine der drei Stufen, wobei auf der untersten die Temperatur am niedrigsten, auf der obersten am höchsten ist.

Die Verträglichkeit des Saunabadens ist nicht immer gleich!

Sauna-Anfänger sollten erst einmal die unterste oder mittlere Stufe benutzen, um sich an die Temperaturen zu gewöhnen.
Wichtig ist, aus hygienischen Gründen (Gefahr von Pilzinfektionen) in den Schwitzraum immer ein Handtuch – es gibt spezielle große Saunatücher – mitzunehmen, auf das man sich setzt oder legt.

Nachdem sich der Körper mit Hitze »aufgeladen« hat, beginnt er stark zu schwitzen. Hier können bis zu zehn Gramm Schweiß in der Minute rinnen.

Der Aufenthalt im Schwitzraum sollte zwischen acht bis 12 Minuten liegen, wobei die Regel gilt: Nur so lange, wie man sich wohl fühlt! Verspüren Sie die Hitze als Belastung, treten Beklemmungsgefühle, Unwohlsein oder Schwindel ein, dann sofort den Schwitzraum verlassen!

Nun folgt die Abkühlung durch eine kalte Dusche oder einen kalten Guß. Kühlen Sie auch Ihr Gesicht gut ab! Mutige benutzen abschließend das kalte Tauchbecken.

Durch die Erwärmung im Schwitzraum empfindet der Körper den »Kaltwasserschock« als angenehm und erfrischend.

Nach dem Abkühlen benötigt der Körper eine Ruhepause von ca. 20 Minuten, die man auf einer Liege (bei entsprechenden Temperaturen im Freien) oder mit einem warmen Fußbad verbringt.

Besonders wichtig ist die Ruhepause nach dem letzten Sauna-Gang, damit man nach dem Ankleiden nicht noch nachschwitzt.

In der Regel wird während eines Saunabesuches dreimal der Schwitzraum aufgesucht. Versuchen Sie hier keine Rekorde aufzustellen, Sie überfordern damit nur Ihren Kreislauf!

Den Abschluß des Sauna-Besuches bildet ein reinigendes Duschen. Danach trocknet man sich mit einem zweiten mitgebrachten Handtuch (nicht das »Schwitzhandtuch« benutzen) ab.

Da nach dem Saunieren die Haut ausgetrocknet ist, sollte der ganze Körper mit einer feuchtigkeitsspendenden Körpermilch *(Ovacion Körperlotion)* eingerieben werden.

Saunabaden führt zur Einschränkung der Harnausscheidung. Sie unterbleibt, wenn in der Ruhephase oder nach Beendigung des Saunabesuches der Flüssigkeitsverlust ausgeglichen wird. Geeignet sind Mineralwässer! Ungeeignet sind alkoholische Getränke!

Bringen Sie mindestens 3 Stunden Zeit in die Sauna mit und nehmen Sie sich auch danach nichts »Stressiges« vor.

Keine körperlichen Anstrengungen in der Sauna (Sport, Gymnastik)!

Das Dampfbad – eine Alternative

Vor und während des Saunabesuches keinen Alkohol trinken!

Während im Schwitzraum der Trockensauna die Temperaturen hoch (80 bis 110 °C) und die Luftfeuchtigkeit gering sind, finden wir im Dampfbad umgekehrte Verhältnisse. Durch den in das Dampfbad eingeblasenen Wasserdampf liegt die Luftfeuchtigkeit bei 95 Prozent und die Temperaturen bei maximal 50 °C. Höhere Temperaturen sind hier nicht möglich, da Wasserdampf ein viel besserer Wärmeleiter als trockene Luft ist.

Die Sauna ist keine Schlankheitskur! Der Gewichtsverlust ist nur ein Flüssigkeitsverlust, den der Körper nach der Sauna wieder ausgleicht.

Die hohe Feuchtigkeit und die niedrigeren Temperaturen im Dampfbad wirken insgesamt sanfter und schonender auf unseren Organismus. Deshalb ist das Dampfbad eine Alternative für die, die die hohen Temperaturen der Trockensauna nicht vertragen. Im Dampfbad dauert es eine ganze Weile, bis sich der Körper aufgeheizt hat. Deshalb kann man sich hier entsprechend länger aufhalten (15 bis 20 Minuten).

Auch wenn die Bächlein, die im Dampfbad über die Haut rinnen, sehr beeindruckend sind, so ist es doch vorwiegend Kondenswasser des Wasserdampfes, das an uns herabfließt.

Oft kombinieren auch Sauna-Besucher beide Varianten: Zwei- bis dreimal Trockensauna und zum Abschluß einmal das Dampfbad.

Bei einem Saunabesuch kann man einen halben bis anderthalb Liter Schweiß verlieren.

Die Wirkung der Sauna auf den Organismus

Im Schwitzraum steigt die Hauttemperatur innerhalb weniger Minuten auf 38 bis 42 °C und die innere Körpertemperatur auf 38 bis 39 °C.

Wenn Sie Durst haben, dann nur in der Ruhepause oder nach dem letzten Saunagang trinken!

Mit der Schweißbildung schützt sich der Körper gegen eine übermäßige Erwärmung.

Durch die Weitstellung der Blutgefäße der Haut wird die Hautdurchblutung und damit der Stoffwechsel der Hautzellen angeregt. Mit dem Schweiß werden verstärkt Natrium, Chlor, Kalium, Magnesium und Calcium sowie Milchsäure und Harnstoff ausgeschieden.

Gehen Sie nur abgetrocknet in den Schwitzraum!

Der Körper reagiert auf die Wärmeeinwirkung auch mit einer Erweiterung der inneren Blutgefäße, z. B. der Herzkranzgefäße.

Ruhepausen sind zum Ausruhen da, liegend oder sitzend.

Die Herzfrequenz (Herzschläge pro Minute) erhöht sich um 50 Prozent, was die Ausstoßmenge des Blutes aus dem Herzen in die Arterien um ca. 70 Prozent steigert. Durch die Erweiterung der Blutgefäße arbeitet unser Herz wirtschaftlicher. Atmung und Sauerstoffverbrauch nehmen während des Saunierens zu. Der systolische Blutdruck ist leicht erhöht, während der diastolische Blutdruck etwas sinkt.

Das kalte Tauchbecken darf nur von Herz-Kreislauf-Gesunden benutzt werden!

Die erhöhte Körpertemperatur führt zu wichtigen Veränderungen im Hormonhaushalt des Körpers, wobei die Konzentrationsveränderungen einzelner Hormone und ihre Folgen noch nicht endgültig geklärt sind. Doch schon wenige Stunden nach der Sauna liegen alle Veränderungen wieder im Normalbereich.

Die Belastung des Herzens in der Sauna entspricht einem schnellen Gehen!

Im Dampfbad sind die Reaktionen unseres Körpers denen in der Trockensauna ähnlich. Doch hier ist folgendes zu berücksichtigen: Trotz der niedrigeren Temperaturen stellt das Dampfbad eine höhere Belastung für den Körper dar. Durch die Sättigung der Raumluft mit Wasserdampf kann der Schweiß nicht mehr verdunsten, so daß die Körpertemperatur schneller als in der Trockensauna ansteigt.

Die gesundheitlichen Aspekte der Sauna

Das Saunabaden beeinflußt folgende Organe bzw. Organsysteme:

- Herz-Kreislauf-System
- Haut

Die Tabelle auf S. 351 kann nur als allgemeine Empfehlung gelten! Denn oft ist das Stadium einer Krankheit entscheidend, ob ein Saunabesuch ratsam ist oder nicht. Sprechen Sie deshalb mit Ihrem Arzt, vor allem über hier nicht aufgeführte Krankheiten!

- Nieren
- Atemwege
- Bewegungsapparat
- Immunsystem
- Körperdrüsen (Hormonhaushalt) und
- Psyche.

Dabei sind folgende Effekte nachweisbar:

- Training für Herz- und Kreislauf sowie der peripheren Blutgefäße
- Allgemeine Abhärtung und Leistungssteigerung
- Infektionsprophylaxe z. B. vor Erkältungen durch Anregung des Immunsystems
- Entspannung der Muskulatur durch Wärme, besonders wichtig für Sportler
- Linderung von Gelenkbeschwerden, wichtig für Rheumatiker
- Stimmungsaufhellung, seelische Entspannung, Aggressions- und Streßabbau und verbesserte Schlafqualität
- Hautpflege
- Stoffwechselanregung (Hormonsystem)

Die Behauptung, daß die Saunahitze die Spermienproduktion des Mannes beeinträchtigt, hat sich als unwahr erwiesen.

Dabei muß betont werden, daß diese angenehmen Wirkungen nicht allein durch die Saunahitze, sondern durch den starken Temperaturwechsel zwischen Erwärmungs- und Abkühlungsphase ausgelöst werden.
Passionierte Saunagänger berichten übereinstimmend über ein Nachlassen des körperlichen, geistigen und seelischen Wohlbefindens, wenn sie – z. B. aus beruflichen Gründen – gezwungen sind, ihre regelmäßigen Saunabesuche zu unterbrechen. Dies kann der Autor bestätigen!
Entnehmen Sie der folgenden Tabelle, ob das Saunieren für Sie empfehlenswert ist oder nicht. Oder ob Sie vorher erst mit Ihrem Arzt sprechen sollten:

Sauna ist zu empfehlen bei:	Saunaverbot bei:	Vorherige Arztrücksprache bei:
– Streß – depressiver Verstimmung – chronischen Erkrankungen der Atemwege wie Bronchialasthma, chron. Bronchitis – nicht akutem chronischem Rheumatismus – niedrigem Blutdruck (Hypotonie) – Muskelverspannungen und -schmerzen – Vegetativer Dystonie (nervöses Herz), auch Herzangst – Arthrosen (nicht akutes Stadium) – Schlafstörungen	– Infektionskrankheiten wie z. B. Erkältung – akuten Schüben bei chronischem Rheumatismus – Krampfanfällen, z. B. Epilepsie – Gefahr des Versagens von Herz und Kreislauf – schwerer Arteriosklerose, insbesondere der Herz- und Hirngefäße – frischem Herzinfarkt – Herzrhythmusstörungen – Schilddrüsenüberfunktion – nicht ausgeheilter Lungentuberkulose – Krebserkrankungen – Hautkrankheiten	– Bluthochdruck – Venenerkrankungen (Krampfadern, Thrombosegefahr usw.) – nach Krebserkrankungen – Nierenerkrankungen

Der Aufguß – Höhepunkt des Saunabesuches

Den Höhepunkt des Aufenthaltes im Schwitzraum der Trockensauna bildet der Saunaaufguß.

Keine ätherischen Öle direkt auf die heißen Steine tropfen!

Leider wird er meist falsch gemacht – auch von Saunabesitzern!

Das beginnt schon bei der Verwendung der ätherischen Öle. Manche glauben, daß jedes ätherische Öl oder alles, was riecht, für einen Aufguß geeignet ist. So werden leider auch manchmal Rheumareinreibungen oder sogar Kräuterschnäpse zum Aufguß benutzt. Da wir jedes Aufgußöl über die Atemwege auch in den Körper aufnehmen, besteht hier zumindest die Gefahr von Reizungen der Atemwege!

Wird der Aufguß nicht richtig durchgeführt, dann verlassen Sie lieber vor dem Aufguß den Schwitzraum!

Als ätherische Öle dürfen nur Minz-, Eukalyptus-, Fichten-

nadel- und Lavendelöl zur Anwendung kommen. Ihre Wirkung ist bekannt!
Manchmal werden ätherische Öle sehr preiswert angeboten. Doch hier ist Vorsicht geraten! Diese Öle können synthetisch oder verfälscht sein. Nur echte, d. h. naturreine Öle dürfen zum Aufguß benutzt werden. Sie sind in der Regel etwas teurer.
Nichts falsch machen können Sie, wenn Sie ein hochwertiges Saunaöl aus der Apotheke *(Saunaaufguß minzfrisch)* verwenden. *Saunaaufguß minzfrisch* ist eine ausgewogene Mischung von naturreinem Minz-, Fichtennadel-, Eucalyptus- und Lavendelöl.
Wie wird ein Aufguß richtig durchgeführt? Man gibt 4 bis 6 Tropfen *Saunaaufguß minzfrisch* auf eine Kelle Wasser und gießt diese Mischung in kleinen Portionen auf die heißen Steine des Aufgußofens und wartet, bis das Aufgußöl den ganzen Schwitzraum durchdringt.
Die ätherischen Öle bilden auf der Haut einen Film, desinfizieren sie und öffnen die Poren, was die Schweißabsonderung erhöht. Durch das Einatmen der Öle werden die Atemwege frei und Krankheitserreger abgetötet.
Hat der *Saunaaufguß minzfrisch* seine Wirkung entfaltet, kann man anschließend – in kleinen Portionen – noch ein bis zwei Kellen Wasser auf die heißen Steine geben. Wichtig ist, daß während des Aufgusses niemand den Schwitzraum betritt oder verläßt.
Ist der Aufguß beendet, danken die Saunagäste dem »Aufgießer« mit einem »heißen Dank!«

Hinweise für die Auswahl einer geeigneten Saunaeinrichtung

Haben Sie mehrere Saunaeinrichtungen in Ihrer Nähe, dann sollten Sie folgender Sauna den Vorzug geben:

Nehmen Sie nicht die erstbeste Sauna – überprüfen Sie ihre Vorzüge und Qualität.

1. Verkehrsruhige Lage
2. Der Besitzer achtet darauf, daß sich alle Gäste ruhig und rücksichtsvoll verhalten.
3. Es ist ein Schwimmbecken bzw. Tauchbecken vorhanden.
4. Sauberer bzw. hygienischer Zustand der Sauna, z. B. immer klares und frisches Wasser im Schwimmbecken ohne Haare und andere Bestandteile
5. Der Schwerpunkt des Saunabetriebes liegt im Badebetrieb und nicht im Gastronomiebereich
6. Das Vorhandensein einer Freianlage erhöht den Wert einer Sauna
7. Die Sauna ist nicht überlaufen, jeder hat seinen eigenen Umkleidespind.
8. Gute Ausstattung der Sauna (genügend Duschen, Toiletten, Föne, Ruhe- und Aufenthaltsräume, immer neue Zeitschriften, ein kleines, aber zweckentsprechendes Angebot an Speisen und Getränken wie z. B. Salate, Fruchtsäfte und Mineralwässer).

Literaturverzeichnis

Autorenkollektiv: *Kursbuch Gesundheit.* Verlag Kiepenheuer & Witsch, Köln 1990

Deresky, L. S.: *Liebe aus der Apotheke.* Ariston Verlag, Genf 1988

Klosterhalfen, H.: *Das sollten Männer wissen.* Trias Georg Thieme Verlag, Stuttgart 1994

Klußmann, R.: *Psychosomatische Medizin.* Springer Verlag, Berlin, Heidelberg 1992

Lang, K., Thüroff, J. W.: *Potenz: Wissenswertes für den Mann.* Piper, München; Chapmann & Hall, Weinheim 1994

Meyer, E.-A.: *Frauenkrankheiten natürlich heilen.* Knaur, München 1995

Meyer, E.-A.: *Jahreskalender für den Heilpflanzenliebhaber.* Landbuchverlag, Hannover 1989

Mylander, M.: *Der vitale Mann.* BLV Verlagsgesellschaft, München, Wien, Zürich 1989

Raab, W.: *Sexualfibel.* Gustav Fischer Verlag, Stuttgart, Jena, New York 1995

Rossmann, I.: *Vital ab 50.* Piper, München, Zürich 1990

Scheffer, M.: *Original Bach-Blütentherapie.* Jungjohann Verlagsgesellschaft, Neckarsulm, Lübeck, Ulm 1995

Wagner, H., Wiesenauer, M.: *Phytotherapie.* Gustav Fischer Verlag, Stuttgart, Jena, New York 1995

Weiß, R. F.: *Lehrbuch der Phytotherapie.* Hippokrates Verlag, Stuttgart 1991

Wenzel, P.: *Pflanzliche Arzneimittel.* Wort & Bild Verlag, Konradshöhe 1995

Zettler, G.: *So wirken Medikamente.* Wissenschaftliche Verlagsgesellschaft mbH, Stuttgart 1995

Verzeichnis der Naturheilmittel

Personen- und Sachregister